これからの
健康科学
第5版

公益財団法人京都健康管理研究会中央診療所
臨床研究センター
森下玲児【著】

金芳堂

は じ め に

　わが国の高齢化のスピードは著しく，2011 年度には世界一の超高齢化国家になった．総務省によれば，2016 年 12 月 1 日現在の 65 歳以上の高齢者は過去最高の 3,467 万 1,000 人で，全人口 1 億 2,691 万 8,000 人に占める割合は 27.3 ％となった．2020 年にはこの割合が 29.2 ％に達し，逆に年少人口の割合が低下してくると予測されている．高齢化による国民医療費の高騰，要介護者の増加，年金問題など医療保険制度も含めた健康の問題が社会的課題として重くのしかかってくることは間違いない．また，地球温暖化や環境汚染，社会のグローバル化などの要因によって，従来はある地域に限定的であった感染症の脅威が世界的に広がってきた．たとえばエボラ出血熱やデング熱，最近話題のジカウイルス感染症など，わが国でもその対策が喫緊の課題となっている．このような観点から，「健やかに老いる」ためにはどのようにすればよいか，従来の公衆衛生学や予防医学の範疇から，さらにより広く健康の問題を考える教科書として，この「これからの健康科学」という本にまとめた．現在から将来にかけて，問題意識を持って取り組むべき事項を，できるだけ幅広く記述したつもりである．

　平成 30 年 1 月　吉日

森下玲児

目　　次

はじめに

I　健康とは 1

1　健康についての考え方 1
2　健康科学の概念 4
3　世界保健機構の活動 5

II　統計からみた健康 11

1　平均寿命の延びと国民医療費の増加 11
　A．わが国の平均寿命　*11*
　B．国民医療費　*12*
2　少子化と高齢化社会 15
　A．出生率の低下と少子化　*15*
　B．長寿と高齢化　*17*
　C．死亡率　*18*
3　その他の人口動態統計 22
　A．婚　姻　*22*
　B．離　婚　*23*

III　ライフスタイルと健康 25

1　食事と健康 28
　A．食事と栄養学　*28*
　B．生活習慣病予防のための食事指導　*30*

2 運動による健康増進 43

A．生活習慣病の予防と運動　*43*

B．スポーツの功罪　*48*

C．ドーピングと健康　*50*

D．運動と突然死　*54*

3 喫煙と健康 56

A．たばこの歴史　*56*

B．たばこの害—疫学的調査　*57*

C．喫煙率の推移と問題点　*60*

D．喫煙の病態生理　*67*

E．喫煙の健康への影響　*69*

F．禁煙運動への取り組み　*71*

G．たばこと経済的損益　*73*

4 飲酒の効用と害 75

A．酒の歴史　*75*

B．アルコールの吸収と代謝　*75*

C．アルコールの効用とその害　*77*

5 ストレスと健康 82

A．ストレスの概念　*82*

B．ストレスと疾病　*82*

Ⅳ 環境と健康 91

1 国際化と健康 91

A．国際化と感染症　*91*

B．海外渡航時の健康管理　*97*

（付）ピル　*127*

目　次　iii

C．最近増えてきた食中毒　*137*

D．耳慣れない名前の感染症　*144*

2　紫外線の影響—オゾン層破壊の影響 ……………… *154*

3　大気汚染と健康 …………………………………… *157*

A．硫黄酸化物　*158*

B．窒素酸化物　*159*

C．炭素酸化物　*159*

D．光化学オキシダント　*159*

E．じん肺症—石綿（アスベスト）肺　*159*

4　放射線の人体への影響 …………………………… *161*

A．放射線の種類と線量単位　*161*

B．放射線による障害　*162*

C．放射線障害の臨床的特徴　*175*

D．放射線被曝と妊娠　*177*

E．放射線業務従事者の健康診断　*178*

F．放射線の効用　*179*

（付）電磁波の人体への影響　*180*

5　増えてきたアレルギー性疾患 …………………… *180*

A．アトピー性皮膚炎　*181*

B．アレルギー性鼻炎（花粉症）　*184*

C．気管支喘息　*184*

D．薬剤アレルギー　*185*

6　地球温暖化と健康 ………………………………… *186*

A．地球温暖化の原因　*186*

B．地球温暖化の影響　*187*

C．健康への影響　*189*

iv 目 次

D．温暖化防止のために **191**

（付）わが国における公害病の歴史 **194**

V 遺伝子と分子生物学 *195*

1 遺伝子診断 …………………………………………… *196*

2 がんと遺伝子 ………………………………………… *201*

3 遺伝子治療 …………………………………………… *202*

4 ヒトゲノムの解明と分子生物学の進歩 ……………… *204*

A．アルツハイマー病の遺伝子学的研究 **204**

B．肥満症ならびに糖尿病の病因解析 **206**

C．高血圧と遺伝子 **208**

D．寿命と遺伝子 **209**

E．遺伝子操作とその影響 **209**

VI メンタルヘルス *213*

1 アイデンティティの確立と社会的適応への訓練 … *213*

A．少年期のメンタルヘルス **213**

B．青年期のメンタルヘルス **225**

C．家庭内のメンタルヘルス **230**

2 精神疾患とカウンセリングおよび治療 ……………… *231*

A．パーソナリティ障害 **233**

B．社交不安障害 **235**

C．気分（感情）障害 **237**

D．その他の精神障害 **242**

（付）自殺 **250**

VII　学校保健　253

1　学校保健の意義と目的 …………………………… 254

2　学校保健の沿革 …………………………………… 254

3　学校保健の内容 …………………………………… 256

A．保健事業　*256*

B．感染症の予防　*262*

C．学校の環境衛生管理　*268*

D．学校における健康教育の充実　*270*

E．学校における安全教育の充実　*272*

F．学校給食の充実　*273*

G．高等教育機関の教育施設整備の充実　*274*

H．保健体育　*274*

VIII　将来への展望―健やかな生活を求めて　277

参考文献　*279*

日本語索引　*284*

外国語索引　*290*

I 健康とは

1 健康についての考え方

　第2次世界大戦後の大学は，戦地から復員してきた学生はもとより，栄養状態の極度に悪い環境で育った学生の間で，勉学意欲は旺盛であっても，その日の食糧を手に入れることに汲々（きゅうきゅう）とし，病気のために大学の授業に出られない学生が多数にのぼった．外地から復員してきたときに持ち帰ったマラリアや，当時はまだ国民病として年間5～6万人の死亡者を出していた結核対策などが急務であった．死亡学生や休・退学生の増加を憂慮し，保健管理の重要性を痛感した前京都大学保健診療所長・宮田尚之教授は，賛同者をつのって文部省（現文部科学省）に働きかけ，全国の国立大学に保健管理センター設置を実現した．さらに，1964年（昭和39年）10月に公立・私立大学も参加した社団法人・全国大学保健管理協会を設立した．宮田教授は退官を記念して上梓した「私の健康観」という著書の中で，健康について次のように述べている．

　健康（Health）とは，heal（治す）という動詞に"th"という接尾語を付けて名詞にしたもので，heal は古代英語の hoelan，あるいは hál（whole）という初めの音節からきている．つまり英語では whole，すなわち完全ということが基本で，不完全，つまり病気や傷害を完全にすることが治療であり，治療して完全な状態を健康というと述べている．

　健康という言葉は，フランス語では「Santé」，語源はラテン語の Sanus より変わったものといわれ，現在，英語の sane（正気の，まともな，分別のある）と同じ意味である．現在，各国で用いられている sanatorium

2　I　健康とは

（サナトリウム）や sanitation（衛生），sanitarian（衛生学者）などはみな同じ語源である．

　中国語では「健康」，漢字の「健」はいろいろの説があるが，一般には「鍵」という字と同じ意味があって，人間に鍵をかけた状態，つまり安全であって堅固であるという意味がある．

　1946 年に設立された世界保健機構（World Health Organization；WHO）の保健大憲章（Constitution of the World Health Organization）の前文で，「健康とは，身体的，精神的ならびに社会的に完全に良好な状態であって，単に疾病が無いとか虚弱でないということにとどまらない」（Health is a state of complete physical, mental and social well-being, and not merely the absence of disease or infirmity）と定義している．この前文では，「到達しうる最高水準の健康を享受することは人権，宗教，政治的信条，経済的ないし社会的地位にかかわりなく，あらゆる人びとが保有する基本的権利である」と述べている．

　同様の考え方は，1948 年（昭和 23 年）12 月 10 日，第 3 回国際連合総会において採択された「世界人権宣言」（Universal Declaration of Human Rights）の中でも明確に謳われている．すなわち，その第二十五条には，「すべての人は，衣食住，医療および必要な社会的施設などにより，自己および家族の健康および福祉に十分な生活水準を保持する権利，並びに失業，疾病，心身障害，配偶者の死亡，老齢その他不可抗力による生活不能の場合は，保障を受ける権利を有する」と謳っている．また，「各国の政府は国民の健康に対して責任を負うものであるが，その責任は，適切でかつ十分な保健施策および社会施策を供与することによってのみ果たしうるものである」としている．

　日本国憲法の第二十五条には，「すべての国民は健康で文化的な最低限度の生活を営む権利を有する」と謳っており，国民の健康が人権として捉えられている．

　2006 年 12 月 15 日の第 165 回臨時国会で成立し，12 月 22 日に公布・施行された新教育基本法においても，その第一条に教育の目的として「教育

は，人格の完成を目指し，平和で民主的な国家及び社会の形成者として必要な資質を備えた心身ともに健康な国民の育成を期して行われなければならない」として，心身の健康が教育の基本目的と規定している．

第166回国会（通常国会）において，学校教育法の一部改正がなされた．第二十八条において専門的知識をもって，教諭，養護教諭等と連携して，児童，生徒等の心理相談又は進路相談に応じ，指導及び助言を行う専門相談員を置くことができるようにする必要があるとしている．

学校教育法の第十二条には，健康診断，保健措置として，「学校においては，別に法律で定めるところにより，学生，生徒，児童および幼児並びに職員の健康の保持増進を図るため，健康診断を行い，その他その保健に必要な措置を講じなければならない」と規定している．

最近の社会的風潮として，健康への関心は極めて高く，さまざまな健康食品，健康器具，健康法が宣伝されている．しかし，健康の自己管理は極めて難しい問題である．はじめにも述べたように，わが国の高齢社会化へのスピードは早く，それに伴って予防医学の重要性は今後ますます増大する．生活習慣病（成人病）の予防は青年期，あるいはもっと早くから始めるほど効果があり，若年期からのより良いライフスタイルの確立，疾病や障害を有する弱者への対応を学ぶうえにおいても，健康教育の必要性は高い．すなわち保健管理の活動は，健康教育を基本とする健康の保持・増進，疾病の第一次的予防への対策を実行することであり，単なる疾病対策ではない．

生活習慣病の予防のため，たとえ健康診断や検査でたいした異常を認めなくても，ライフスタイルに問題があれば，なるべく早期にその改善をはかるように指導，助言することが重要になる．

最初に触れたように，最近は健康についての関心が高く，いろいろな健康法，健康情報誌が巷にあふれ，フィットネスクラブ，滋養強壮薬や健康食品をあつかう健康産業などが急成長している．その他にジョギング，ウォーキング，エアロビクスやヨーガ（yoga），気功法，ダンベル体操など，健康増進に役立つという思いで取り組んでいる人は多い．正しい知識と実

6　I　健康とは

行方法を学ぶことは大切なことである．現在，わが国において予防医学を
研究・調査する学会として「日本公衆衛生学会」，「日本総合健診医学会」，
「日本人間ドック学会」などがある．

2　健康科学（Health Science）の概念

　1985年（昭和60年）4月，わが国で日本健康科学学会が発足した．学
会の目的とするところは，「健康の理念の追究並びに健康科学に関する研
究，およびその応用，並びに会員相互の交流を計り，健康の維持増進に貢
献すること」となっている．

　わが国の医学界では治療医学が主流であるが，欧米で内科医の父とも称
されているウイリアム・オスラー（Sir William Osler, 1849-1919：Canadian-
American Physician）は，当初から「将来の医療は，病気の予防によって
健康を保持するという方向に進む」と述べており，今日の予防医学の重要
性を早くから指摘している．東京聖路加国際病院の日野原重明は，「健康
科学とは，疾病を中心とした臨床医学や薬学，健康を保持増進させる保健
学，体育学，成人病にたいする予防医学，健康教育学，看護学，さらには
社会学，心理学，倫理学，哲学，法学，経済学，工学，統計学のような全
ての分野を視野にいれた健康論であり，総合的学問体系でなければならな
い」と述べている．

　現厚生労働省は，1950年代後半から約40年間使用されてきた「成人
病」の名称に代えて，新たに1996年10月から「生活習慣病」という概念
を，保健医療の分野に導入した．これまで「早期発見，早期治療」の観点
で進められてきた成人病対策を，病気の予防に重点を置いた対策に転換す
るための第一歩となった．これまで成人病に対する対策としては，がん，
脳卒中，心臓病の三大成人病に対して，主に職場や地域での集団検診を中
心に進められてきた．一方，いわゆる成人病の発症には食生活，喫煙，飲
酒，運動，休養などの生活習慣が深く関与していることが裏付けられてい
る．生活習慣病への対策としては，上記の三大成人病のほかに糖尿病，高

血圧症，腎臓病などが対象となる．1997年2月の予防週間の実施要綱から名前を生活習慣病に変更した．ちなみに，英国では生活様式関連病，ドイツでは文明病，スウェーデンでは裕福病と呼ばれている．

3 世界保健機構（WHO）の活動

　第2次世界大戦中からWHO設立の構想があり，保健衛生の必要性が考えられてきた．1943年に連合国救済復興機関（通称UNRRA）が設立され，活動を開始した．1945年の国際連合（UN）設立のサンフランシスコ会議で，保健衛生に関する常設的機関の設立が提案された．1946年2月の国連総会で，世界保健衛生機関の設立が決議され，同年6月にニューヨークで設立会議が開かれ，64ヵ国が参加して1946年の第1回国連総会と同時に開催された第1回社会経済理事会において，保健衛生に関する常設専門機関を設置することが決定された．これを受けて同年7月，世界保健機関憲章が作成され，1948年4月7日に必要な批准数を得て発効した．

　国連には総会，安全保障理事会をはじめ6つの主要機関があり，社会経済理事会もその一つである．本部事務局はスイスのジュネーブに置かれている．わが国のWHOへの加入は1951年（昭和26年）5月16日である．WHOは世界の6地域にそれぞれ地域委員会，事務局が置かれている．地域事務局は西太平洋，東南アジア，東地中海，アフリカ，米国，ヨーロッパに置かれており，日本は西太平洋地域に属し，その事務局はマニラに置かれている．

　これまでにWHOが取り組んできた仕事は沢山あるが，天然痘撲滅はWHOが誇るべき成果の一つである．天然痘の患者発症例は，1977年にアフリカの南部ソマリアで発生した患者を最後に発生がなく，1980年に，国連によって天然痘撲滅宣言が行われた．

　また，ポリオについても2000年までに世界からポリオを一掃するという目標を掲げているが，2014年には74人の患者の報告がある．2016年4月現在，パキスタンで8人，アフガニスタンで2人の発症が確認されてい

る．世界的にはポリオの常在国はパキスタンとアフガニスタンの2ヵ国だけとなっている．ポリオ根絶の対策は，子どもへのポリオワクチンの接種につきる．

エイズ（後天性免疫不全症候群：acquired immunodeficiency syndrome；AIDS）も世界的な広がりがみられる．WHOもその予防に力を入れている．最近は先進国でのエイズ感染の勢いはやや収まる傾向にある．先進国での流行が落ち着きを見せている反面，アフリカをはじめアジア，中南米の発展途上国では増加傾向を示している．

2015年の国連合同エイズ計画（UNAIDS）による報告によれば，世界のエイズ感染者は，年間の新規感染者が2005年度の約490万人を最高に徐々に減少し，2015年度は約210万人となっている．15歳以下の子どもが15万人である．エイズが原因で死亡する人も，治療法の進歩や啓蒙運動によって年々減少し，2015年には110万人にまで減少している（表22）．成人が100万人，15歳以下の子どもが11万人といわれている．生存しているHIV（human immunodeficiency virus，ヒト免疫不全ウイルス）感染者は3,690万人と推定されており，うち成人が3,430万人で，女性が1,780万人を占めている．これらの感染者のうち約66％以上がサハラ砂漠以南の地域住民といわれている．最近はアジア地域での感染者が急増し，世界的にみてもその割合は増加している．最近の患者数や死亡者数の減少は，啓蒙運動の広がりや治療法の進歩によるところが大きい（表22）．

厚生労働省が2015年度までにまとめたわが国のエイズ動向調査によると，エイズ感染者（血液凝固製剤による感染者を除く）は1万7,909人，エイズ患者は8,096人であった（表23）．2015年度のエイズ感染者は1,006人，エイズ患者は428人である．

「たばこと健康」の問題もWHOの大きな課題となっている．WHOの統計では，最近の世界中での喫煙者は約12億5,000万人（男性約10億人，女性2億5,000万人）と推測しており，毎年世界中で約600万人が，喫煙が原因で死亡し，そのうち約60万人以上が非喫煙者の受動喫煙が原因で死亡しているという．2030年には年間約800万人に達する可能性が指摘

されている．厚生労働省の報告では，わが国では年間約 13 万人が，たばこが原因で死亡し，受動喫煙で約 1 万 5,000 人が死亡しているという．2016 年 8 月，国立がん研究センターが，わが国でたばこを吸わない人の受動喫煙による肺がん発症リスクが 1.3 倍高いという報告をした．その他の臓器のがん発症率も高く，慢性閉塞性肺疾患（COPD）や喘息の危険性も高い．

　平均喫煙率でいえば，男子では先進国より途上国の方が高く，女子では逆に先進国で高いという面白いデータがある．世界的には喫煙率は低下傾向にあり，わが国の男性の喫煙率は 2005 年に 40 ％をきった．厚生労働省の 2016 年度（平成 28 年）の「国民健康・栄養調査」によると，現在習慣的に喫煙している人は 19.8 ％で，男性が 31.1 ％，女性が 9.5 ％であった．男性の喫煙率は順調に低下しているが，女性ではここ数年 10 ％前後が続いている．喫煙が古くから習慣化している国では，肺がんによる死亡の多くは喫煙が原因である．中国の喫煙者は男性が 6 億 4,000 万人，女性が2,700 万人で，全世界の喫煙者の約 44 ％を占めるとされている．WHO では，現在の全世界の平均喫煙率 22 ％を，2025 年までに一律に 30 ％減らす数値目標を策定することを目指している．この目標を達成できれば，2025 年の平均喫煙率は 15.4 ％に下がるという．世界中で喫煙が原因で死亡する人は 600 万人，間接的に受動喫煙で死亡する人は 89 万人としている．2003 年に WHO 総会で採択され，2005 年に発効した「たばこの規制に関する世界保健機関枠組み条約」の果たしている役割は大きい．近年規制が強まるたばこの代替品として米国などで普及しだした電子たばこについて，米食品医薬品局（FDA）は 18 歳未満への販売を規制した．

　国際糖尿病連合（International Diabetes Federation；IDF）によれば，世界の糖尿病患者の数は 2015 年には少なくとも 4 憶 1,500 万人にのぼるとみなしている．前年より 2,830 万人増え，20～79 歳の成人の糖尿病有病率は 8.8 ％で，糖尿病関連の医療費は約 81 兆円（6,730 億ドル）に達し，全医療費の 5 ～20 ％になるという．

　厚生労働省が 2012 年（平成 24 年）11 月に実施した国民栄養調査によ

れば，日本人の糖尿病患者やその疑いの強い人は約 2,050 万人で，治療を受けている人が約 950 万人で，糖尿病の予備軍も含めると 2,050 万人にものぼるという．WHO と IDF は，糖尿病への関心を喚起するために，1991 年に制定，2006 年 12 月の国連総会で「世界糖尿病デー」を公認し，インスリンを発見した Frederick Banting の誕生日の 11 月 14 日をその日に定めた．糖尿病の素因遺伝子の研究や発症原因の追究も盛んに行われている．現在では一部の発展途上国での罹患率が 10 ％に達し，高いところでは 20 ％に達しているところもあって，今では糖尿病は第 3 世界の問題となっている．

WHO と国際連合国際児童緊急基金（United Nations International Children's Emergency Fund；UNICEF）の報告によれば，世界中で約 11 億人の人達が不十分な飲料水しか得られず，24 億人が不衛生な環境での生活を余儀なくされているという．5 歳未満の子どもの死亡数は 1990 年には年間 1,270 万人であったのが，その後事情が好転し，2015 年には約 56 万人にまで減少した．下痢性疾患での死亡は飲料水やトイレなど劣悪な衛生環境による．住環境の改善によってさらなる減少が期待できる．本症は赤痢，コレラ，腸チフス，サルモネラなどが代表的な疾患であり，インドをはじめ東南アジアで，最近新しいタイプのコレラ菌の報告もなされている．

結核は，わが国では最近少なくなったとはいえ，世界的には相変わらず感染症による死亡原因の上位を占め，WHO によれば人類の 3 分の 1（約 20 億人）が結核菌に感染しているという．2014 年度の年間の感染発病者数は全世界で約 960 万人にのぼり，毎年 110 万人近くが死亡している．地域別ではアジア・西太平洋地域で 56 ％を占めている．最近はエイズ患者の結核感染が注目されており，HIV 感染者の 3 分の 1 を占めている．2014 年に HIV と結核の合併した患者の死亡数は 39 万人とされている．多剤耐性結核の問題も深刻で，発展途上国での迅速検査法と治療法の導入が急がれている．

マラリアも熱帯，亜熱帯地域を中心として，世界の 40 ％の地域に広が

っており，米国立衛生研究所（NIH）やWHOなどで組織する「多国間マラリア・イニシアチブ（MIM）」によれば，2015年度の新規感染者は2億1,400万人で，そのうちマラリアが原因で43万8,000人が死亡している．患者の90％がアフリカ地域で，東南アジアが9％，東地中海地域が2％と，圧倒的にアフリカ地域，ことにサハラ砂漠以南に多く発生しているが，2000年から2015年の間に新規感染者は37％近く減少してきている．地球温暖化とともに西日本も罹患地域になる可能性が指摘されている．最近，新しいマラリア治療薬やワクチンの開発が進んでいる．

この他にWHOでは，ビタミンやミネラルなど栄養欠乏に起因する貧血や失明の予防，妊産婦や幼児死亡率の低減，安全な飲料水の確保，衛生環境面の整備，ハンセン病の撲滅など，多くの問題に取り組んでいる．また，国連婦人年に関連して「女性，健康，開発」をテーマに，女性の健康，経済的・社会的地位の向上にも取り組み，効果的なあらゆる面での開発や健康増進を実現すると強調している．

現在，WHOは「西暦2000年までにすべての人に健康を」という目標実現のために，Primary Health Care（PHC）という考え方を重視して活動してきた．PHCとは，1978年9月に旧ソ連のアルマアタ（現在のアルマトイ）で開催されたWHO・UNICEF（国際連合児童基金）共催のPHC国際会議で，アルマアタ宣言として採択されたものである．その骨子は，「自助と自決の精神に則り，地域社会または国が開発の程度に応じて，負担可能な費用の範囲内で，地域社会の個人または家族の十分な参加によって，彼らが普遍的に利用できる，実用的で科学的に適正でかつ社会的に受け入れられる手順と技術に基づいた，必要不可欠の保健サービスのことである」とまとめられる．つまり，PHCとは健康管理のための保健サービスの向上を目的とし，健康増進・疾病予防・治療・リハビリテーションサービスの実施など，地域社会に密着した保健問題を対象とするものである．

統計からみた健康

1 平均寿命の延びと国民医療費の増加

A．わが国の平均寿命

　図1からも明らかなように，わが国の1995年度（平成7年）の平均寿命は，阪神・淡路大震災とインフルエンザの流行による高齢者の死亡が増えたことにより男女ともにやや下がって，女性が82.85歳，男性が76.38歳であった．厚生労働省の最も新しい報告によると，日本人の平均寿命は女性が87.14歳，男性が80.98歳となっている．前年に比べ女性は0.15歳，男性では0.23歳延びた．平均寿命を国際的にみてみると，日本は男

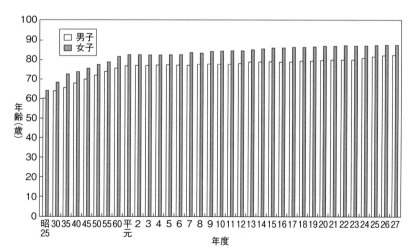

資料：厚生労働省「簡易生命表」「完全生命表」

図1　わが国における平均寿命の推移

女とともに世界に誇れる長寿国である．ちなみに男性の長寿国1位は香港の81.32歳，2位に日本80.98歳，3位にキプロスで80.9歳，4位にアイスランドで80.7歳，5位がスイスで80.7歳と続いている．女性では1位が香港の87.34歳，日本が2位で87.14歳，3位スペイン85.42歳，4位フランス85.4歳，5位韓国85.2歳と続いている．

　内閣府が公表した高齢社会白書「平均寿命の将来推計」によると，平均寿命は今後も延びると予想され，2060年には男性は84.19歳に，女性は90.93歳になるという．

B．国民医療費

　表1からもわかるように，平均寿命の延びと呼応して国民医療費の延びも著しい．厚生労働省によれば，2015年度の国民医療費は総額で41兆5,000億円になり，2014年度に比べ3.8％（1兆5,000億円）増加した．2017年9月に公表された2016年度の医療費の概算では，高額薬の価格値下げの影響か，前年度より2,000億円減の41兆8,000億円となっている．このまま減少することは期待できず，一過性の減少と捉えられている．表1の脚注にも触れたように老人医療費の対象年齢が70歳から75歳以上となり，さらに2008年4月からは，新しい医療制度として「後期高齢者医療制度」が導入され，75歳以上の高齢者を「後期高齢者」とよんで，独立したグループとして新しい保険システムに組み込んだ（ちなみに65歳〜75歳未満の人を「前期高齢者」とよぶ）．ただし65歳〜75歳未満でも「寝たきりなどの一定の障害がある」と高齢者医療制度の被保険者となる．この制度は，被保険者である高齢者が保険料を自分で納めることになる．後期高齢者という名称に抵抗感が強いということで「長寿医療制度」という名称に変更するという案もあるが，この制度の廃止を求める声もある．75歳以上の高齢者の医療費が，人口の高齢化が進むにつれて増大し，15兆2,000億円に達し，前年より約7,000万円ふえて36.6％に達した．一人当たりの医療費も75歳未満が22万円だったのに対して75歳以上では94万8,000円であった．わが国の国家財政がひっ迫するなかでの医療費

1　平均寿命の延びと国民医療費の増加　*13*

表1　国民医療費と老人医療費の推移（厚生労働省）

年度	国民医療費 （億円）	老人医療費 （億円）	国民医療費に占める 老人医療費の割合（%）
1986	170,690	44,377	26.0
1987	180,759	48,309	26.7
1988	187,554	51,593	27.5
1989	197,290	55,578	28.2
1990	206,074	59,269	28.8
1991	218,260	64,095	29.4
1992	234,784	69,372	28.7
1993	243,631	74,511	29.5
1994	257,908	81,596	30.4
1995	269,577	89,152	33.1
1996	284,542	97,232	34.2
1997	289,417	102,786	35.5
1998	295,823	108,932	36.8
1999	307,019	118,040	38.5
2000	301,418	111,997	37.2
2001	310,998	116,560	37.5
2002	309,507	117,300	37.9
2003	315,375	116,523	37.0
2004	321,111	116,000	36.1
2005	331,289	116,000	35.1
2006	331,276	113,000	34.1
2007	341,360	113,000	33.1
2008	348,084	114,000	32.8
2009	360,067	120,000	33.4
2010	374,202	127,000	33.9
2011	378,000	133,000	35.2
2012	384,000	137,000	35.7
2013	393,000	142,000	36.1
2014	400,000	145,000	36.3
2015	415,000	152,000	36.6

（厚生労働省資料：最近の老人医療費は75歳以上）

の大幅な増加を抑えるために，前にも触れた糖尿病患者の増加を抑えることを主な目的として，2008年4月から新しく「特定健診」（通称メタボ健診）がはじまった．この制度は40歳〜75歳未満の医療保険加入者（妊婦などを除く）を対象に，生活習慣病によるメタボリックシンドローム（内臓脂肪症候群）に当てはまる予備軍を早期に発見して，生活習慣の改善を指導して究極的に医療費の伸びを抑えることにある．国民一人当たりの医療費も32万7,000円となり，前年度の31万4,000円から約1万3,000円の増加となっている．これを年齢別にみると，前にも触れたように75歳以上の高齢者一人当たりの医療費が94万8,000円となり，前年度より1万7,000円増えて総額を押し上げた．医療サービスに対する国家の経済的負担が耐えられなくなってきており，高齢化が進むなかで社会保障制度をどの年齢層が支えるかということで，高齢者の自己負担が今後ますます増えるものと予想される．そして医療技術，器具，薬剤の費用は高額化の一途をたどり，先端医療の恩恵とコスト・ベネフィットという面から見れば，患者自身がどの程度まで医療費を負担するかが大きな社会問題となりつつある．新しい社会保障制度の一体改革が模索され，年金制度，国民健康保険制度，薬価制度，診療報酬体系，高齢者医療制度および医療提供体制の見直しが行われている．2000年4月から介護保険制度が導入された．この制度は市町村を保険者とした画期的な制度で，いわゆる「社会的入院」を減少させ，在宅介護に移行することが大きな目標としてスタートした．在宅ケア体制の未整備，家庭内介護の負担増という問題点も浮き彫りになっている．少子高齢化社会に向かって増大する一方の高齢者の医療費を，すべての国民が公平に支える制度を確立するとともに，予防，健康増進から治療まで，さらには寝たきり要介護者に対するサービスなど，生涯を通じての総合的な国民医療の，より良い方向性の実現を目指す努力とみられている．

　その国の健康状態は，直ちに平均寿命に反映される．例えば，ロシアについて考えると，1985年にソ連共産党書記長に就任したゴルバチョフは，その政権時代に反アルコール・キャンペーンを展開した．その結果，ロシ

ア国民の平均寿命は延びた．1987年に男性64.9歳，女性74.3歳になり，1980年に比べてそれぞれ3.5歳，1.3歳延びた．しかし，1991年のソ連崩壊後急速に低下し，1994年のロシアの平均寿命は男性57.5歳，女性71.0歳まで下がった．WHOの世界保健統計2016によると，2016年5月19日現在の平均寿命は男性70.5歳，女性76.3歳と持ち直している．平均寿命の低下の背景には，医薬品不足に代表される医療サービスの低下や，飲酒の影響などが指摘されている．アフリカのシエラレオネでは，ダイヤモンド採掘権の争奪で内乱状態が続き，平均寿命は2016年度で男性49.3歳，女性50.8歳と短い．内紛の続くアフリカ諸国の平均寿命はおしなべて短い．このように，政治や経済と健康との関連は極めて高いことがわかる．

2　少子化と高齢化社会

A．出生率の低下と少子化

　総務省が住民基本台帳に基づいてまとめた2017年（平成29年）1月1日現在のわが国の総人口は，1億2,682万人（男性6,171万人，女性6,512万人）で，前年に比べて約21万人（0.16％）減少した．東日本大震災と東京電力福島第1原発事故の影響で東北地方での減少が目立つ．2016年度に国内で生まれた子どもの数は，前年より2万6,553人少ない97万6,979人，女性1人の生涯出生数の指標となる「合計特殊出生率」（15歳から49歳までの女子の年齢別出生率を合計したもので，1人の女子が仮にその年次の年齢別出生率で一生の間に生むとした時の平均子ども数）は1.44で，2015年には1.46とわずかに上昇していたのが，今回は0.01ポイント低下した．2016年度の都道府県別出生率が高いのは，①沖縄県（1.95），次いで②島根県（1.75），③宮崎県，長崎県（1.71），⑤鹿児島県（1.68）と続き，逆に低いのは①東京都（1.24），②北海道（1.29），③京都府，宮城県（1.34），⑤千葉県（1.35）の順になっている．

　国連の世界人口推計によると，欧米や日本など，主に先進国で高齢化（65歳以上人口の割合を高齢化率と呼ぶ）が進んでいる．わが国では，

①出生率の長期的な低下，②世界的な長寿，③終戦直後に生まれた，いわゆる「団塊の世代」（1947～49年生まれ）が高齢世代に突入するなどの理由により，2025年には高齢化率が30％になると予想されている．つまり超高齢化社会となり，認知症の人や，いわゆるロコモティブシンドロームといって運動器の障害で寝たきりの人が増え，介護の需要も増えてくる．当然ながら後期高齢者医療費も増えることになる．「団塊の世代」が生まれた頃を第1次ベビーブーム時代と呼ぶが，当時は年間約270万人の子どもが産まれた．最近の年間出生数の2.7倍である．国立社会保障・人口問題研究所が2012年（平成24年）3月に公表した将来推計人口の予測によれば，2015年には65歳以上の高齢化率が26.7％，2025年が29.8％，2035年は32.6％，2055年には38.1％になると予測している．

　わが国の総務省によると，2016年4月1日現在，外国人も含めた15歳未満の子ども人口は，1,605万人（男子822万人，女子782万人）であり，1982年以来35年連続の減少を記録した．その結果，総人口に占める子どもの割合も12.6％となった．2014年版の国連人口統計によると，内紛が続くアフリカ諸国や中東諸国では平均寿命も短く，その結果，子どもの比率も高い傾向にある．比率が高い国はインド（30.8％），米国（19.2％），フランス（18.5％）英国（17.7％）である．日本は中国（16.5％），スペイン（15.1％），韓国（14.3％），イタリア（13.8％），ドイツ（13.1％）よりも低い水準にある．中国は一人っ子政策の影響で生産労働人口の減少と高齢化の危惧が高まり，最近政策の見直しが行われた．少子高齢化は労働力の縮小として現れ，経済活動も衰退する危険性が指摘されている．

　日本政府も平成6年に少子化問題に取り組む「今後の子育て支援の政策（エンゼルプラン）」を策定し，平成11年には具体的実施計画（新エンゼルプラン），平成15年には「子ども・子育て応援プラン」，平成24年には地域の子ども・子育て支援法の制定を行った．2015年（平成27年）4月からその具体的な実施がスタートした．

B．長寿と高齢化

　総務省統計局が発表した 2015 年 10 月 1 日現在の国勢調査データによれ
ば，65 歳以上の老年人口は約 3,342 万 2,000 人で，総人口に占める割合
が 26.7 ％となり，高齢化が一段と進行した．2017 年の敬老の日を前に，
厚生労働省が発表したわが国の 100 歳以上の高齢者は 6 万 7,692 人にのぼ
り，前年より 2,132 人も増加した．今年度中に 100 歳になる人は約 3 万人
を超えるという．100 歳以上の高齢者が多い都道府県別では東京が最多の
5,835 人，次いで神奈川 3,737 人，大阪 3,559 人と続いている．人口 10
万人当たりの人数が多いのは，①島根県 97.54 人，②鳥取県 92.11 人，③
高知県 91.26 人となっている．おおむね中国・四国が多い．逆に少ない順
に①埼玉県 32.09 人，②愛知県 35.01 人，③千葉県 37.83 人となっている．
女性が 88 ％を占めている．

　出生率の低下と寿命の延びは，わが国の高齢化を一段とスピードアップ
し，来世紀には世界一の超高齢化国になると考えられている．高齢化すな
わち長寿ということであるが，世界の長寿村としてよく知られるのは，①
旧ソ連のコーカサス，②パキスタンのフンザ，③南米エクアドルのビルカ
バンバ，④新疆ウイグルから中央アジアに至るシルクロード沿い，⑤中国
の広西巴馬（パーマ）の 5 ヵ所であるが，戸籍制度の不備な山村などが主
である．世界中の学者がその秘密を探るため気候，食事，生活習慣などの
調査を行った．きれいな空気，乳製品の摂取量が比較的多いこと，野菜や
果物の摂取が多いこと，ストレスの少ない生活環境などが指摘されている．
紀元前二世紀頃に秦の始皇帝の命を受けた徐福が日本に不老長寿の薬を求
めて来たという伝説があるが，決定的な長寿の秘訣というものもなさそう
である．日常的，個人的な生活習慣の改善，健康診断による病気の早期発
見，治療ということに落ち着くのかもしれない．

　わが国では，沖縄県で長寿の人が多かった．その理由として，①漬物が
ない，②黒ブタなどの肉を茹でて脂肪を抜いた料理をよく食べる，③一年
中気候が暖かいので野菜が豊富にとれ，保存する必要がない，④食塩の摂
取量も少ない，⑤海藻類の摂取量も多い，ことなどが挙げられている．食

塩の摂取量については，1日当たり平均8g以下と少ない．2015年度におけるわが国の平均摂取量は9.7gである．食塩摂取量と胃がんとの関係はよく知られている．しかし，最近は沖縄県で長寿の人が減りつつある．食習慣の変化がその要因に挙げる人もいる．

C．死亡率

　死因統計のための分類は，WHOの「疾病及び関連保健問題の国際統計分類第10回修正」（International Statistical Classification of Diseases and Related Health Problems, 10th Revision：ICD-10」によって行われる．ICDはこれまで何回か修正が行われ，1995年度からは「ICD-10」が適用されている．

　図2には主要死因別にみた，人口10万当たりの死亡率の年次推移を，図3には悪性新生物の主な部位別男女の死亡率を示した．

　2011年（平成23年）の死亡数は東日本大震災の影響もあって若年層でも増えて125万3,500人となり，前年より約5万6,500人多くなった．その後は高齢化の影響もあって増加し，2016年（平成28年）は130万7,765人と戦後で最も多くなった．都道府県別で出生数から死亡数を引いた自然増減数も軒並みマイナスとなり，増減率がプラスになっているのは沖縄県の4,910人のみであった．減少率の高いのは，いずれもマイナスで①秋田県9.5％，②高知県7.7％，③山形県6.9％，④岩手県6.8％，⑤青森県6.7％の順番になっている．

　現在のわが国における三大死因は，①悪性新生物（がん）37万2,801人（人口10万対の死亡率は298.2），②心疾患19万7,807人（同158.2），③肺炎11万9,206人（同95.3），④脳血管疾患10万9,233人（同87.4），⑤老衰9万2,759人（同74.2）となっている．

　男性は，①悪性新生物，②心疾患，③肺炎の順になっており，女性では①悪性新生物，②心疾患，③老衰の順番である．がんによる死亡を部位別にみると，男性は①肺がん（5万2,415人），②胃がん（2万9,836人），③大腸がん（2万7,014人），④肝臓がん（1万8,500人），女性は①大腸

がん（2万3,063人），②肺がん（2万1,405人），③胃がん（1万5,673人），④乳がん（1万4,013人）となっている．

わが国では近年，乳児死亡率（生後1年未満の死亡）は著しく低下し，そのためにわが国の平均寿命は順調に延びてきたといえる．しかしながら，世界的には毎年多くの乳児が死亡し，その約98％は発展途上国で起こっている．新生児死亡率（生後1ヵ月未満の死亡・新生児1,000人当たり）に関するWHOのWorld Health Statistics2016（世界保健統計2016）によれば，日本は0.9で，ルクセンブルク（0.9）やアイスランド（0.9）と肩を並べている．アジア諸国ではシンガポール（1.0），韓国（1.6），マレー

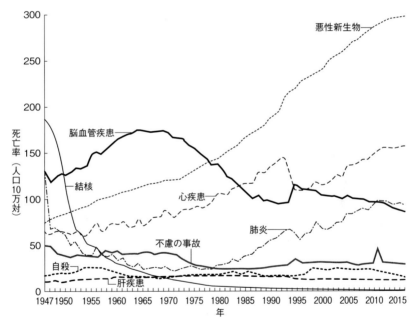

図2 主な死因別にみた死亡率（人口10万対）の年次推移

注：1）平成6・7年の心疾患の低下は，死亡診断書（死体検案書）（平成7年1月施行）において「死亡の原因欄には，疾患の終末期の状態としての心不全，呼吸不全等は書かないでください」という注意書きの施行前からの周知の影響によるものと考えられる．
　　2）平成7年の脳血管疾患の上昇の主な要因は，ICD-10（平成7年1月適用）による原死因選択ルールの明確化によるものと考えられる．

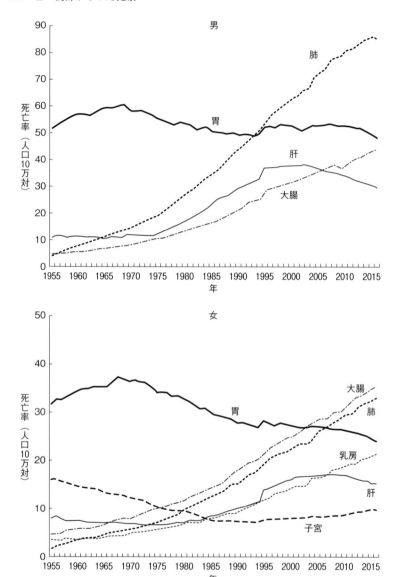

図3 悪性新生物の主な部位別死亡率（人口10万対）の年次推移

シア（3.9），中国（5.5）などとなっている．世界の平均値は 19.2 で，アフリカ諸国は 30〜50 の範囲に入る国が多い．衛生的で安全な出産，そのための熟練助産師の確保，感染症に対する適切な対応，衛生環境の整備なども含めた経済的援助によって，死亡率は大幅に低下させることが期待できる．わが国の新生児死亡率（出生 1,000 人当たり）については 1900 年には 79.0，1960 年には 17.0，1970 年以降は 10 未満で推移し，2009 年には 1.2 まで低下し，近年は前述のように 1.0 を切っている．

　はじめにも触れたように，高齢者が増加して風邪やインフルエンザがもとで，肺炎や気管支炎で死亡するケースが増えた．インフルエンザはもともと危険性の高い感染症で，高齢者や乳幼児，あるいは慢性肺疾患，心疾患，糖尿病，腎不全，妊産婦，エイズのようなハイリスク群では肺炎になる可能性が高い．1976 年，予防接種法でインフルエンザの予防接種は定期接種となった．これは一種の「社会防衛」の考え方によるものである．しかし，1994 年の予防接種法改正で対象疾患からはずされ，勧奨接種に改められた．65 歳以上の人や，60〜65 歳の人でも心臓，腎臓や呼吸器などに重い疾患を有する人は予防接種を受けることが望ましい．

　第 1 次大戦末期の「スペイン風邪」は，世界規模の大流行によって多くの死亡者を出した．このインフルエンザ・ウイルスは変異を繰り返しながら，世界各地で周期的に大流行を引き起こしている．わが国では 1950 年代後半にアジア風邪，1960 年代後半には香港風邪の大流行を経験している．その後もソ連型，香港型と変異を重ねて周期的に流行し，毎年数千人から数万人がインフルエンザに関連した病気で死亡している．最近では 2009 年に新型インフルエンザ（A/H1N1 2009）がパンデミック（世界的大流行）を引き起こし，多くの患者発生がみられた．しかしその翌年には終息し，2010/11 シーズンからは，この型のインフルエンザは通常のインフルエンザになったと考えられている．A/H1N1 による 2009/10 シーズンでは 20 歳未満に大部分の患者分布がみられたが，死亡したのは慢性疾患を有する高齢者に多かった．エディンバラ大学集団保健科学センターの Harish Nair 博士らの報告によれば，世界で 5 歳未満の子どものうち約

22 Ⅱ 統計からみた健康

9,000万人が毎年季節性インフルエンザにかかり，インフルエンザ関連の肺炎で約100万人が入院し，約11万1,500人が死亡しているという．そのうちの90％以上が発展途上国での死亡であるという．新型インフルエンザによる死亡は，2010年5月までに米国で約1万2,000人，英国で約460人，わが国では2017年5月までに200人余りに過ぎない．このことは医療制度の相違によって，わが国では症状があれば早期に受診・迅速診断を受け，適切な抗インフルエンザ薬の投与を受けたこと，さらにはワクチン接種，手洗いやマスクの着用励行，学校での適切な学級・学校閉鎖など，予防面での充実も見逃せない．インフルエンザに対する対策は，感染しないことがもちろん大事なことであるが，予防としては，インフルエンザワクチンの接種である．欧米諸国では高齢者や乳幼児など，ハイリスク群に対してワクチンの接種を勧告し，接種費用を公費負担にしている国も多い．たとえば，米国では65歳以上の高齢者の接種については，1993年から定期接種として個人負担なしで実施しており，2009年度の65歳以上高齢者の接種率は約67％に達している．英国は74％，フランスも71％で，他のEU諸国も66％以上であり，南米のチリ，メキシコなどは88％にも達している．現在では副作用の少ないワクチンが使われており，高齢者や老人施設の入居者では，予防接種を受けることが望ましい．わが国の高齢者のインフルエンザワクチンの接種率は，公費負担があるにもかかわらず約50％台に低迷している．

3 その他の人口動態統計

A．婚　姻

　厚生労働省の統計によれば，婚姻数は1945年代の後半から1955年頃にかけて約70万件前後で推移してきたが，戦後生まれの若者が結婚しだした1970年には100万件を突破した．しかし，1975年には94万件に減少し，1987年からは毎年漸減し，2013年には66万613組，2014年64万3,740組，2015年63万5,156組，2016年62万523組と，徐々に減少し続けて

いる．しかも平均初婚年齢が男女ともに上昇し，2016年の資料によると，夫が31.1歳，妻が29.4歳と晩婚化が目立ってきている．未婚率の上昇と晩婚化は当然のことながら出生率の低下につながり，将来に向けての社会保障制度の見直し議論を呼ぶことになる．50歳まで一度も結婚をしたことがない人の割合を「生涯未婚率」と呼ぶが，2015年度は男性23.37％，女性14.06％となっている．1970年には男性1.7％，女性3.33％であった．少子化の要因は明らかである．

B．離　婚

　表2に示したように，2016年の離婚数は21万6,805組で，2015年度の22万6,215組より9,410組減った．これらの数字は統計を取り始めた1899年（明治32年）以降，2002年の28万9,836件をピークに漸減傾向にあるが，最近はほぼ横ばいである．結婚後離婚に至るまでの同居期間別の構成割合を1975年（昭和50年）と比較すると，同居期間にかかわらず減少傾向にあるが，20年以上の占める割合は相変わらず多く，3万7,604組であった．いわゆる「熟年離婚」は，1975年には全体の約6％だったが，1985年には2万組を超え，2005年以降は4万組前後が続いていた．しかし最近は3万7〜8,000組を維持している．戦後，民主主義と男女平等の社会となり，夫婦の関係は法的には対等になった．1980年代以降「家庭内離婚」，「熟年離婚」，「ぬれ落ち葉族」といった夫婦関係の微妙な変化を示す言葉が頻繁に聞かれる．結婚・出産後も勤務を続ける女性も増え，女性が経済的な自立能力を高めてきたことも，夫婦関係が変わってきた一因になっている．ちなみに先進国で離婚率（人口1,000人当たりの離婚件数）が高いのは，①ロシア4.7，②米国3.2，③スウェーデン2.8，④韓国2.3，⑤イギリス2.1，⑥フランス1.9，⑦日本1.8となっている．

表2 離婚件数の年次推移

年　度	離婚件数
1950 年（昭和 25 年）	83,689
1955 年（昭和 30 年）	75,267
1960 年（昭和 35 年）	69,410
1965 年（昭和 40 年）	77,195
1970 年（昭和 45 年）	95,937
1975 年（昭和 50 年）	119,135
1980 年（昭和 55 年）	141,689
1985 年（昭和 60 年）	166,640
1990 年（平成 2 年）	157,608
……	……
2000 年（平成 12 年）	264,246
2001 年（平成 13 年）	285,917
2002 年（平成 14 年）	289,836
2003 年（平成 15 年）	283,854
2004 年（平成 16 年）	270,804
2005 年（平成 17 年）	261,917
2006 年（平成 18 年）	258,000
2007 年（平成 19 年）	254,832
2008 年（平成 20 年）	251,136
2009 年（平成 21 年）	253,353
2010 年（平成 22 年）	251,378
2011 年（平成 23 年）	235,719
2012 年（平成 24 年）	235,406
2013 年（平成 25 年）	231,383
2014 年（平成 26 年）	222,107
2015 年（平成 27 年）	226,215
2016 年（平成 28 年）	216,805

資料：厚生省・人口動態統計

III ライフスタイルと健康

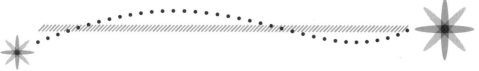

　2000年度（平成12年）から，生活習慣病の予防を目標にし，全ての国民が健康で明るい生活が送れるような社会を目指した健康づくり運動として「健康日本21（21世紀の国民健康づくり運動）」がスタートした．2006年度の見直しによって，表3に挙げたように生活習慣病の予防を目標にした具体的な提案がなされている．がん，心臓病，脳卒中，糖尿病などのいわゆる生活習慣に基づく疾病を2010年までにある程度まで克服することを目標にしたものである．2007年（平成19年）4月に「健康日本21」の取り組みの成果に対する中間評価報告書が発表され，2011年（平成23年）10月に最終評価の概要が公表された．9分野（①栄養・食生活，②身体活動・運動，③休養・こころの健康づくり，④たばこ，⑤アルコール，⑥歯の健康，⑦糖尿病，⑧循環器病，⑨がん）のうち，59項目を選んだ．59項目を次の基準で評価（中間評価）したものである．(A)目標値に達した，(B)目標値に達していないが改善傾向にある，(C)変化なし，(D)悪化している，(E)評価困難の5段階である．目標値を達成した「A」は16.9％（10項目）にすぎず，「B」が25項目（42.4％），「C」が14項目（23.7％），「D」が9項目（15.3％），「E」が1項目（1.7％）であった．その骨子は，①男女ともに20歳代で他の年代に比べて脂肪エネルギーの比率が高く，野菜の摂取量が少なく，朝食欠食率が高い．体重維持のための運動不足がみられる．②食塩摂取量には改善がみられたが，肥満，脂肪エネルギー比率や野菜の摂取量については，改善がみられない．③身体活動として

26　Ⅲ　ライフスタイルと健康

表3　21世紀における健康づくり運動「健康日本21」（第2次）の目標

Ⅰ．平均寿命と健康寿命の延伸：平均寿命の増加分を上回る健康寿命の増加
Ⅱ．がん検診受診率の向上とがんによる死亡率の低減：受診率50％以上
Ⅲ．生活習慣の改善：
　（A）食生活：
　　①成人の食塩摂取量を1日8g以下に減らす
　　②成人の1日当りの平均野菜摂取量を350g以上にする
　　③20，30歳代男性の朝食欠食率を15％以下にし，小学生では三食の割合
　　　を100％に近づける
　　④成人（20〜40歳代）の1日脂肪エネルギー比率を25％以下に減らす
　　⑤カルシウムの摂取量を増やす
　　⑥肥満者の割合を成人男子（20〜60歳）で28％，成人女子（40〜60歳）
　　　で25％減らす
　　　肥満児の減少と，若年女子で極端なやせを減らす
　　⑦特定検診受診率の向上と，いわゆる生活習慣病を減らす
　（B）たばこ：
　　①喫煙がおよぼす健康への影響についての十分な知識を普及する：成人の
　　　喫煙率12％未満
　　②未成年者の喫煙をなくす
　　③分煙を徹底し，受動喫煙を減らす
　　④禁煙希望者に対する支援プログラムをすべての市町村で受けられるよう
　　　にする
　（C）アルコール：
　　①未成年者の飲酒をなくす
　　②一日平均3合（日本酒）を超す多量飲酒者を男性で13％以下，女性で
　　　6.4％以下に減らす
　　③適正な飲酒量は1日平均1合程度という知識を普及させる
　（D）運動：
　　①一日の平均歩数を65歳以下の男性で9000歩以上，女性で8500歩，65
　　　歳以上で男性7000歩以上，女性で6000歩にそれぞれ増やす
　　②一回30分以上の運動を週2回以上で1年以上継続している人の割合を
　　　増やし，運動の習慣化をめざす
　（E）休養・こころの健康：
　　①直近の一ヵ月間にストレスを感じる人を減らし，職場でのストレステス
　　　トの実施
　　②十分な睡眠と休養がとれていない人を15％以下に減らす
　　③年間自殺者を減らす
　（F）歯の健康：
　　①間食として甘い食べ物や飲み物を1日に3回以上飲食する習慣を持つ幼
　　　児を減少させる
　　②80歳以上の人で20本以上の歯を維持する割合を50％以上に増やす
　　③歯周病の予防に努める

運動量が少ない．高齢者においては外出など，積極的活動の気運がみられる．④中高年の喫煙率が低下し，受動喫煙への対策も進んでいるが，世界的にみると不十分な状態である．⑤多量飲酒者の減少は認められなかったが，未成年者の飲酒率は，男女ともに低下している．⑥睡眠については問題ないが，ストレス解消にアルコールに頼るなどの傾向がみられる．⑦自殺者は減少しているが，50歳以降と，20〜40歳代の働き盛りの年代に自殺者が増える傾向にあり注意する必要がある．⑧うつ病などメンタルヘルスの障害による長期休職者の増加に注意が必要である．⑨むし歯の減少率は幼児で目標を達成，学童期のむし歯予防にも成果が上がっている．成人の歯周病予防も成果があった．今後も8020運動（80歳で自分の歯が20本残存）の継続が必要である．⑩糖尿病予備軍の増減には顕著な変化はみられない．⑪健診受診者の方が腹囲・体重が減少，血糖・血圧・血中脂質（中性脂肪）の数値が改善した．⑫腎透析患者の減少には，より一層の努力が必要である．⑬カルシウム摂取量を増やし，朝食欠食率を改善することが必要である．この「健康日本21」では，当初は2010年までに成人の喫煙率を半減するという目標が挙げられていたが，いろいろな方面からの反対があり削除された．今回もまた数値目標は盛り込まれず，「すべての禁煙希望者が禁煙する」というスローガンを掲げるにとどまった．喫煙による健康への影響が，肺がん以外の臓器でのがん発症や虚血性心疾患，脳血管障害，慢性閉塞性肺疾患，歯周疾患などの要因とされ，たばこが原因で死亡する人数が年間13万人と推測されていることから考えても非常に残念なことである．WHOは喫煙による健康被害防止のため，たばこの消費削減を目指す「たばこ規制枠組み条約」（FCTC：Framework Convention on Tobacco Control）を2005年2月27日に発効した．条約に参加しているのは，2011年現在172ヵ国，それと欧州連合（EU）が批准している．喫煙が原因とみられる死亡者は世界で2014年現在，年間約600万人にのぼるとみられており，そのうち60万人は受動喫煙によるものと推計している．2030年までに喫煙による年間死亡者数は800万人にも達すると警告している．わが国ではたばこが原因で年間約13万人が死亡し，うち受

動喫煙による死亡は約1万5,000人（男性4,500人，女性1万500人）といわれている．

2015年に民間団体が主導して健康寿命を延ばし，医療費を抑制することを目標とした「日本健康会議」が発足した．その主とする目的は，①生活習慣病の重症化の予防，②糖尿病の重症化と人工透析の抑制，③指導者の養成である．ちなみに2013年（平成25年），日本人の健康寿命は男性71.11歳，女性75.56歳で，いずれも世界1位となっている．

ちなみに健康寿命とは，心身ともに自立し，健康的に生活できる期間のことである．

1 食事と健康

A．食事と栄養学

「医食同源」という言葉がある．これは病気の治療も普段の食事も，ともに人間の生命を養い，健康を維持するためのもので，その源は同じであるとする考えを述べたものである．つまり，健康にとっていかに食事が重要なことであるかという証左である．平安時代は京都の貴族でも食事は1日2食であった．次第に食事の回数が増え，寺院が3食になったのは永平寺の開祖・道元が中国から帰ってきて，永平寺で始めたのが各地に普及したといわれている．江戸前期の儒学者で，「大和本草」，「養生訓」などを著わした貝原益軒も，食べ物は楽しく，ゆっくりよく嚙んで，食べ過ぎないようにと説いている．

いかに健康を維持し，増進し，長寿を保つことができるか，これを解決することができれば健康づくりという目標はほぼ達成される．

人間が生きていく上で最も重要なものは，衣食住のうちの食，毎日の栄養，すなわち食事である．かつてわが国の栄養問題といえば「不足」の栄養学であったが，最近では農業技術の進歩，食品加工産業の技術的進歩，食品流通機構の発達・整備，食生活の改善への努力などとあいまって，食糧は豊富になり，むしろ「過剰」の栄養学といってもよい時代になった．

必要なエネルギー量は，カロリー量で表示されるが，性別，年齢，身長，体重，生活活動強度，すなわち仕事量によって決まる．成人の標準的なたんぱく質，脂質，糖質の所要量を示すと次のようになる．

　①たんぱく質：エネルギー産生量は 4.0 kcal/g で，必要量は体重 1 kg 当たり 1.1〜1.2 g であり，平均的必要量は男子で 70 g，女子で 60 g である．総エネルギー量の約 15 ％に相当する．

　②脂質：エネルギー産生量は 9.0 kcal/g で，必要量は総エネルギー量の 20〜25 ％が適正比率である．

　③糖質：エネルギー産生量は 4.0 kcal/g で，必要量は総エネルギー量の 60〜65 ％が目安である．

　食事中に含まれるコレステロールの適正量は 500〜600 mg が望ましいが，高コレステロール血症の人では 300 mg 以下に抑える必要がある．

　エネルギーの単位は，14.5℃の水 1 g を 1℃上昇させる熱量をもって 1 cal と定義し，これを 1,000 倍したのが 1 kcal である．ジュール（Joule）という単位も用いられ，ジュールは 1 ニュートン（1 kg の物体に働くとき，1 m/秒² の加速度を生じさせる力）の力が物体を 1 m 動かすときの仕事量のことで，1 kcal は 4.184 ジュールに当たる．

　体内で作られたエネルギーは，生命維持のために使われる．すなわち，呼吸作用や心臓による血液循環，さらには食物の消化や吸収など，生命維持と生活活動に必要なエネルギーとして使われる．体内に取り込まれた栄養素のうち過剰になったものは，脂肪は脂肪のまま，糖質はブドウ糖を経てグリコーゲンと脂肪，たんぱく質はアミノ酸を経てグリコーゲンと脂肪となって蓄積され，貯蔵エネルギーとなる．したがって，貯蔵エネルギーの大部分は脂肪ということになる．体内に脂肪が過剰に蓄積すると肥満になる．一方，栄養摂取が不足してくると体内の貯蔵エネルギーがまず使われ，グリコーゲンが分解されてブドウ糖になって利用され，次いで体脂肪が遊離脂肪酸とグリセロールに分解されて利用される．さらに不足状態が続くと，組織や臓器のたんぱく質が分解してアミノ酸になり，エネルギーとして使われる．体内で産生されたエネルギーは主として ATP（アデノ

シン-三-リン酸）という生体エネルギーに転換して使われる.

　糖質はブドウ糖となり，嫌気的分解による解糖作用によりピルビン酸になる．ピルビン酸は酸素の多い好気的条件下では，アセチル CoA からTCA サイクルに入り，電子伝達系と呼ばれるエネルギー産生系で，効率よく 38 個の ATP を産生する．嫌気的条件下では解糖が旺盛になり，ピルビン酸は乳酸になる．この時の ATP 産生は 2 個にすぎないため，エネルギー効率としてはよくない．呼吸機能に障害があり，また運動，循環器系統に障害があると，体内の酸素不足によって乳酸が蓄積することになる．乳酸の蓄積は疲労につながる.

　脂質は脂肪酸に分解され，β-酸化を受けてエネルギーを産生しながらアセチル CoA を経て TCA サイクルに入り，さらにエネルギー産生を増やす.

　たんぱく質はアミノ酸になり，アミノ酸の炭素組成は脂質や糖質の経路に入り，エネルギーを産生する．一方，アミノ基は尿素や尿酸を生成する過程でエネルギーに変換される．体内での生理的熱量は前述したように糖質 4，脂肪 9，たんぱく質 4 kcal である.

B．生活習慣病予防のための食事指導

　いわゆる成人病は生活習慣，すなわちその人のライフスタイルと深い関わりがあるため，最近では生活習慣病という名称が使われるようになった．生活習慣病は若年期から始まることがわかってきたが，その予防のためには適正体重の維持，血圧の管理，適度の運動，節煙・禁煙，節酒など生活習慣の改善はもちろん，定期的な健康診断の受診による自己の健康状態の把握，疾病の早期発見や早期治療が必要である．しかし，それにも増して心身ともに健全な状態を保持するために，日常の適正な食事が重要となる.

　われわれが健康を維持・増進して長寿を全うすることは，健康づくりの究極の目的である．われわれの生活において，衣食住のいずれもが大切なことはもちろんであるが，その中でも食事，すなわち栄養の摂取は生命維持にとって基本的に重要なことである．第 2 次大戦後は食糧難が続き，栄養失調の人を見ることも珍しくなかった．このような，いわゆる「負の栄

養事情」から，昨今では「過剰の栄養事情」へと時代は移ってきた．

　厚生労働省の国民栄養調査によれば，日本人の1日当たりエネルギー摂取量ならびに総脂肪，動物性脂肪の摂取量は，表4に示すように最近は減少する傾向にある．食べ過ぎの傾向は改善されつつあるものの，心臓病，脳卒中など生活習慣病の発症と深い関わりのある脂肪，ことに動物性脂肪と塩分を取り過ぎないよう心がける必要がある．厚生労働省，農林水産省，文部科学省が連携して，生活習慣病を防ぐため，食生活改善のため努力している．農林水産省が2016年（平成28年）6月に公表した食生活の指針（改訂版）を表5に挙げた．日常の生活活動に見合ったエネルギーを摂り，一家団欒，楽しく食事をして，健康寿命を延ばすように努める．食べ過ぎに気をつけて肥満を予防することが大切であるが，そのためには習慣的に運動を行い，食事制限でないエネルギー消費を心がける．多種類の食品を摂ることによって栄養バランスを保ち，炭水化物，脂肪，たんぱく質，ビタミン，ミネラル，食物繊維など，身体に必要な栄養素を過不足なくとることが大切である．そのために，表6に示したような6つの食品群を，もれなく組み合わせて食べることが望ましい．健康の基本はあくまで正しい食生活にあり，健康食品やサプリメントに頼るようなことは避けるべきである．

　いずれにしても自分の日常生活に見合ったエネルギー摂取を心がけ，過剰摂取による肥満を防ぐことは，心臓病，糖尿病などの生活習慣病を予防する上で大切である．

　脂肪は長期にわたって不足すると，脳卒中や高血圧を起こしやすくなり，反対に過剰になると脂質異常症，心臓病，糖尿病などの原因となる．1日に摂取することが望ましい総エネルギーに占める脂肪エネルギーの割合は，成人の場合で20～25%，発育の盛んな青少年や，激しい運動や仕事で多量のエネルギーを必要とする人の場合では，25～30%が適当である．「健康日本21」でも成人の脂肪摂取割合を25%以下に抑えるように提言している．

　以前のわが国の食事内容と比較して，徐々に総脂肪，ことに動物性脂肪

32　Ⅲ　ライフスタイルと健康

表4　日本人の栄養摂取量（全国1人1日当たり）

	昭和50年 ('75)	55 ('80)	60 ('85)	平成2 ('90)	7 ('95)	10 ('98)
エネルギー kcal	2,226	2,119	2,088	2,026	2,042	1,979
たんぱく質						
総　量　g	81.0	78.2	79.0	78.7	81.5	79.2
動物性　g	38.9	39.2	41.1	41.4	44.4	42.8
脂　　肪						
総　量　g	55.2	55.6	56.9	56.9	59.9	57.9
動物性　g	26.6	26.9	27.6	27.5	29.8	29.2
炭 水 化 物　g	335	309	298	287	280	271
カルシウム　mg	552	539	553	531	585	568
鉄　　　mg	10.8	10.4	10.8	11.1	11.8	11.4
食　　塩　g	13.5	12.9	12.1	12.5	13.2	12.7
ビ タ ミ ン						
A　　IU	1899	1986	2188	2567	2840	2701
B_1　mg	1.39	1.37	1.34	1.23	1.22	1.16
B_2　mg	1.23	1.21	1.26	1.33	1.47	1.42
C　　mg	138	123	130	120	135	125

	11 ('99)	21 ('09)	25 ('13)	26 ('14)	27 ('15)
エネルギー kcal	1,967	1,876	1,873	1,863	1,889
たんぱく質					
総　量　g	78.9	68.6	66.0	67.7	69.1
動物性　g	42.3	36.1	34.2	36.3	37.3
脂　　肪					
総　量　g	57.9	52.5	55.0	55.0	57.0
動物性　g	29.0	26.0	28.1	27.7	28.7
炭 水 化 物　g	269	263	262	257	258
カルシウム　mg	575	503	527	497	517
鉄　　　mg	11.5	8.0	7.9	7.4	7.6
食　　塩　g	12.6	10.3	9.8	9.7	9.7
ビ タ ミ ン					
A　　IU	2803	541(注)	544	514	534
B_1　mg	1.18	1.71	0.80	0.83	0.86
B_2　mg	1.43	1.50	1.16	1.12	1.17
C　　mg	129	128	123	94	98

（注）ビタミンA：レチノール（RE）当量（μg）
資料：厚生の指標・国民衛生の動向：国民健康・栄養調査

表5　食生活指針（平成 28 年 6 月）

○食事を楽しみましょう
○1日の食事のリズムから，健やかな生活リズムを
○適正な運動とバランスのよい食事で，適正体重の維持を
○主食，主菜，副菜を基本に，食事のバランスを
○ごはんなどの穀物をしっかりと
○野菜・果物，牛乳・乳製品，豆類，魚なども組み合わせて
○食塩は控えめに，脂肪は質と量を考えて
○日本の食文化や地域の産物を活かし，郷土の味の継承を
○食料資源を大切に，無駄や廃棄の少ない食生活を
○「食」に関する理解を深め，食生活を見直してみましょう

表6　栄養バランスのための食品群分類

第1群　魚，肉，卵，大豆製品：主として良質たんぱく質の供給源
第2群　牛乳，乳製品，小魚，海藻：主としてカルシウムの供給源
第3群　緑黄色野菜：主としてカロチン（重要な色素．体内で分解してビタミンAとなる）の供給源
第4群　その他の淡色野菜，果物：主としてビタミンCとミネラルの供給源
第5群　穀類，いも類，砂糖類：主として糖質性エネルギーの供給源
第6群　油脂：主として脂肪性エネルギーの供給源

の摂取量が増加していたが，最近は総脂肪の摂取量が 55 g 以下，動物性脂肪の割合も 30 g 以下に低下，安定化してきている（表4）．

　植物性の油や魚類の脂肪は多価不飽和脂肪酸を多く含んでおり，動脈硬化を予防する作用があるのに対し，動物性の脂肪は一般に飽和脂肪酸とコレステロールを多く含んでおり，過剰に摂取すると血清コレステロールを上昇させ，動脈硬化を促す原因となる．

　多価不飽和脂肪酸については，1978 年に行ったデンマークのディエルベルグ（J. Dyerberg）らの疫学的研究でその効能が認められた．その研究によると，グリーンランドのイヌイット（エスキモー）の死因調査の結果，彼らの虚血性心疾患による死亡率は，欧米に比べて極端に低いことが明らかになった．その栄養学的調査から，予想に反して総カロリーに占め

る脂肪の割合は 30〜40 ％と高く，このような高脂肪食にもかかわらず血清中の総コレステロール，中性脂肪のみならず，いわゆる悪玉コレステロールである LDL コレステロール（low density lipoprotein，低比重リポタンパク）の低値が明らかになった．その原因として，脂肪の量の問題ではなく質の問題であることが示唆された．血漿中総脂質に占める多価不飽和脂肪酸（polyunsaturated fatty acid：PUFA）の構成成分として，エイコサペンタエン酸（eicosapentaenoic acid：EPA）やドコサヘキサエン酸（docosahexaenoic acid：DHA）が著しく高いことがわかった．また，血小板膜のリン脂質の組成が異なっており，血液凝固能が低く，血栓性疾患である心筋梗塞，脳梗塞などがイヌイットでは起こりにくいのではないかと報告した．EPA は多価不飽和脂肪酸であり，炭素数 20 で二重結合が 5 個含まれる．メチル基末端から最初の二重結合までの炭素原子数により，n-3 系と n-6 系に分類されており，n-6 系の基本的脂肪酸はリノール酸で，アラキドン酸に代謝される．n-3 系の基本的脂肪酸はリノレン酸で，代謝されて EPA になる．n-3 系の多価不飽和脂肪酸の作用機序として①血小板凝集能の抑制，②血液粘着能の低下，③血漿中フィブリノーゲンの低下などが考えられている．実際に n-3 系多価不飽和脂肪酸の摂取量と脳卒中や血栓性脳梗塞の発症リスクの低下との関連が認められる．人の体内で EPA は合成されないので食品から摂取する必要がある．ちなみに EPA や DHA を多く含む食品としては，回遊魚であるイワシ，サンマ，アジ，サバなどが挙げられる．わが国におけるがん予防の指針として，国立がんセンターのがん予防の 12 ヵ条を表 7 に掲げた．

　2015 年に米国の農務省（USDA）が「米国人のための食生活改善ガイドライン（Dietary Guidelines for Americans）2015」を発表しているが，米国人の 3 分の 2 以上が BMI（Body Mass Index）25 以上の過体重の状態にあり，今回のガイドラインはその改善のための指針である．表 8 にその概要を示したが，がんの予防というのではなく，肥満の防止にその重点がおかれている．ここでトランス脂肪酸について解説しておく．動脈硬化症の予防を期待して，抗酸化食品や抗酸化ビタミン（ビタミン C や E）

表7　国立がんセンターの癌予防のための食生活：12ヵ条

(1)　バランスのとれた栄養を摂る
(2)　毎日変化のある食生活を
(3)　食べ過ぎを避け，脂肪はほどほどに
(4)　お酒はほどほどに
(5)　タバコは少なめに
(6)　適量のビタミンと繊維質の物を摂る
(7)　塩辛いものはひかえる
(8)　偏食，同じものを繰り返して食べることを避け，いろいろな食物をバランスよく食べるようにする
(9)　規則正しい食事をとり，よくかんで食べる

表8　米国における食生活指針 (2015 年)

食生活の改善
(1)　野菜，果物，前粒穀物などを中心にして，1 日当たりの摂取カロリーを減らす
(2)　低脂肪またはゼロ脂肪の乳製品，魚介類，豆類，果物など，低カロリー食の摂取量を増やす
(3)　糖類の含まれる飲料，スナック菓子類の摂取を制限する
(4)　飽和脂肪による総摂取カロリーは，その 10 ％未満とする
(5)　低脂肪の肉や海藻類を推奨
(6)　食塩の 1 日摂取量を 5.8 g 未満とする
(7)　アルコールの摂取は，男性は 1 日 2 杯，女性は 1 日 1 杯までの適量に抑える

資料：2015 年：米国農務省 USDA

の摂取や，動脈硬化を促進する犯人と考えられる血液中のホモシステインの濃度を下げる作用のある葉酸やビタミン B_6，B_{12} などが注目されてきた．しかし，最近のエビデンス（評価）を重視したメタ分析―信頼性の高い論文を多く集めて分析する手法―によると，その効果を否定する結論が増えてきた．動脈硬化の原因として脂肪の摂り過ぎが問題となるが，「リノール酸神話」が崩壊し，n-3 系脂肪酸の EPA や DHA を多く含む食品が見直されるようになったことは前に触れた．赤ワイン，ココアやお茶に含まれるポリフェノールも話題になったが，最近はトランス型の脂肪酸と動脈

硬化との関連が注目されている．天然の不飽和脂肪酸では，そのほとんどすべての二重結合がシス型であるが，商品価値の高い飽和脂肪酸を作るために，水素添加によるトランス型脂肪酸への変換が行われるようになった．このようなトランス型脂肪酸が動脈硬化や心臓病を誘発する要因になるということで，2003 年頃からデンマーク，米国，カナダなどでは，トランス型脂肪酸の含有量を 1 ～ 2 ％未満にするように勧告をだしている．ショートニングやマーガリンなどに比較的多く含まれている可能性がある．トランス脂肪酸を多く含む食品を規制することは可能だが，同時にトランス脂肪酸の摂取量を実際に減らすには食生活そのものの改善が重要となる．厚生労働省が，国民の健康の維持・増進，生活習慣病の予防を目的に定めている「日本人の食事摂取基準（2015）」では，脂質に関しては総脂質と飽和脂肪酸，多価不飽和脂肪酸について目標量や目安量の基準が定められているが，トランス脂肪酸については食品事業者による自主規制に委ねられている．日本では 2005 年に厚生労働省が警告を発したという状況である．

　最近，わが国においても大腸がんが増加しているが，その原因として食事の洋風化によって，脂質の摂取量が増加してきたことも関係している．わが国伝統の日本食は，食物繊維が豊富な低カロリー食であったが，最近では特に若者や子ども達の間でファーストフードやスナック菓子，レトルト食品など低繊維食が好んで食べられるようになったことも原因の一つと考えられている．食物中の脂肪は腸内の胆汁酸や脂肪酸の濃度を高め，その結果，腫瘍の増殖を促進すると考えられている．

　食物繊維の定義としては，一般的には「人間の消化酵素では加水分解を受け難い植物であり，大腸では一部腸内細菌によって加水分解を受ける物質である」とされている．成人では男女ともに，一日当たり 18～20 ｇ の摂取が望ましい．

　一般的な食物繊維の効用として考えられることは，①食物繊維は咀嚼を十分に行う必要があり，②唾液の分泌を増やし，③咀嚼は脳を刺激して満腹感をもたらして肥満を防止する，④食物繊維は胃の中で膨満し，腸管への食物移動を抑え，膨満感を持続して食事摂取の抑制と肥満防止を助ける，

⑤前にも記したが脂肪の摂りすぎなどによって増えた胆汁酸の増加によって，大腸内で変化したがんのプロモーター（発がん促進物質）となる二次胆汁酸を吸着して体外への排泄を促進し，その結果として大腸がん，脂質異常症，胆石症を予防する働きがある，⑥腸内での食物通過時間を短縮するほか，便容量を増加させることによって便秘を予防する，⑦大腸でビフィズス菌など，身体にとって良い菌を増殖させ，免疫力を亢進させる，というような作用が考えられている．

　食物繊維は栄養分が全くないというわけではなく，大腸内で細菌によって分解され，短鎖脂肪酸（アセテート，プロピオネート，ブチレート）をつくり，吸収されてエネルギー源になり，さらには肝臓でのコレステロールの正常化作用を有する．

　食物繊維はセルロース，ヘミセルロース，ペクチン様物質，ガム，粘質物，アルガール（アガールやカラギーン）など多くの多糖類と，非多糖類であるリグニンからなっている．食物繊維は水に溶けやすいか否かによっても分類することができる．

　食物繊維は正常な消化管機能を維持するばかりでなく，多くの病気を予防する作用があることがわかってきた．水溶性繊維（ペクチン，グアーガム，大麦やオートブレン）は，大量に摂取すると血中コレステロールの低下作用がある．一方，穀物や野菜に多く含まれるセルロース，ヘミセルロース，リグニンのような不溶性繊維は，一般に血中コレステロール濃度に影響を与えない．表9に水溶性繊維の効用をまとめた．

　水溶性繊維の作用機序として，胆汁酸と脂肪を吸着し，上部小腸におけるミセル形成を抑える．その結果，コレステロールや脂肪酸の化学的性質，

表9　水溶性線維の効用

(1)　胆汁酸，脂肪の吸着とミセル形成の抑制によるコレステロール産生低下作用
(2)　胆汁酸排泄の促進
(3)　短鎖脂肪酸の増加とコレステロール生合成への影響
(4)　満腹感による食欲抑制と低エネルギーによる肥満防止

38　Ⅲ　ライフスタイルと健康

ならびにリポたんぱくのサイズが変化する．また，水溶性繊維は糞便とともに胆汁酸の排泄を促し，コレステロールと胆汁酸代謝に関与して，肝臓でのリポたんぱくの分泌に影響を与え，その結果としてコレステロールの低下作用がみられる．さらには腸内細菌によって発酵してガスを発生し，短鎖脂肪酸を増加させ，腸管から吸収された短鎖脂肪酸は門脈に入り，肝臓のコレステロール生合成に影響を与える．

　しかし，有益なことばかりではなく，食物繊維にはミネラルやビタミンを吸着する性質があるので注意する必要がある．

　食物繊維の大腸がん予防効果の機序を表10にまとめておいたが，最近の国立がんセンターの報告では，その効果についてのエビデンスは確認されなかったという．繊維の多い食品を食べることによって，便通を良くして発がん物質との接触時間を短縮すること，発がん物質を希釈する効果などが期待されてきた．繊維の効用という面から野菜を栄養面からみると，ミネラル，ビタミン，食物繊維，水分を多く含む食品である．野菜繊維はダイエタリーファイバー（dietary fiber）として最近注目されてきている．ビタミンA（カロテン）やビタミンCも豊富なものが多い．

　わが国では，1950年頃には1日50gもの食物繊維を摂取していたのが，その後どんどん減少し，2015年（平成27年）度の総量は14.5g，うち水溶性が3.4g，不溶性が10.6gである．食物繊維の摂取量は成人で20〜25g（10g/1,000kcal）が望ましいとされていることはすでに述べた．

　野菜は栄養的な特徴から，淡色野菜と緑黄色野菜とに分けられる．その定義は以下のような特徴に基づいてなされている．

　(a)淡色野菜；100g中にカロテンを600μg〔ビタミンAとして330国際

表10　食物繊維の大腸がん発症予防効果

(1)　食物の腸管通過時間の短縮
(2)　発がん物質と腸粘膜との接触時間の短縮
(3)　水分吸着による発がん物質の希釈作用
(4)　短鎖脂肪酸の産生と腸内pH低下
(5)　便秘予防効果

単位（I.U.）〕以下しか含まないものをさす．ナス，キュウリ，キャベツは淡色野菜の代表である．（μg＝マイクログラム＝百万分の1g）

(b)緑黄色野菜；ニンジン，カボチャ，ピーマンなど色の濃い，β-カロテンの含有量が600μg以上の野菜を呼ぶ．

最近，食品中に存在する突然変異原物質が多数知られるようになった．それに拮抗する物質も，日常摂取する野菜や果物のような食品中に含まれていることもわかってきた．たとえば，食道がんの発生率が極端に高い地区が報告されており，中国河南省・林県地区もその一つで，山間部に位置する同地区での発生率は，世界的平均の百倍といわれている．この地方での調査から，原因は食生活にあるらしいとされ，緑黄色野菜の摂取が少なく，発がん性物質を産生するカビがはえた食品を多く食べていたという．人参色素のβ-カロテンやビタミンEなどを多く摂取させたところ，食道がんや胃がんの発生を抑制する効果があったという．

しかしその一方で，フィンランドでの最近の介入実験で，β-カロテンの投与が悪性新生物，脳血管疾患，心筋梗塞の予防に何の効果も及ぼさなかったという報告もなされている．逆に喫煙者で肺がんリスクが20〜30％高くなったという結果がでて，介入試験そのものが中止された．

カルシウムの摂取量が不足すると骨軟化症，骨粗しょう症などをきたす．日本人のカルシウム摂取量は1日所要量の600mgに達せず，平均517mg（2015年）にすぎない．西欧諸国では約2倍の1,000mg以上をとっている．成人が1日に必要とするカルシウム量は，体重1kg当たり10mgである．ことに成長期の子どもではこの倍量が望ましい．すなわち乳児のカルシウム所要量は400mgであるが，成長期の子どもでは600〜1,000mgを必要とする．

カルシウムの摂取量は表4ならびに図4からも明らかなように，「日本人の栄養所要量」による1日所要量の600mgに達していないことはすでに述べた．ちなみに米国の成人女性の所要量は，1日当たり800mg，妊婦や授乳婦では1,200mgとされているが，多くの米国女性はその所要量を満たしていないという結果が報告されている．

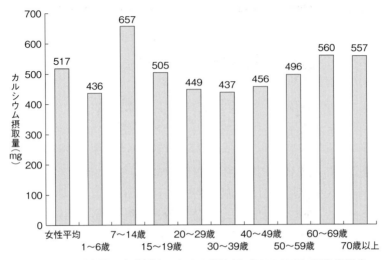

図4 わが国女性：年代別カルシウム摂取量（2015年度）厚生労働省

　カルシウムの最良の補給源は牛乳であり，180 ml の牛乳には約 200 mg のカルシウムが含まれている．その他，チーズ，ヨーグルト，小魚，海藻などにも豊富に含まれている．わが国で乳汁や乳製品の摂取量が少ないことが，全体的な摂取不足の要因となっている．最近はカルシウム不足になると，情緒不安定になることもわかってきた．

　最近の子どもはちょっと転んでもすぐ骨折するといわれる．カルシウム不足もその原因の一つで，清涼飲料水の摂りすぎで，添加されているリン酸によりカルシウムが奪われ，骨の脆弱性が増すといわれる．女性は男性に比べて骨塩量が少ないため，骨粗しょう症は女性に多い．女性は閉経後女性ホルモンの分泌が減り，60歳頃から急激に骨粗しょう症が多くなる．女性ホルモンはカルシウムを体内に保持し，蓄える働きがある．また，活性型ビタミンDの合成を助け，腸からのカルシウムの吸収を助ける働きがある．さらに，尿中へのカルシウムの排泄を抑える働きもある．

　骨粗しょう症の予防には，閉経後の女性ではエストロゲン補充療法もあるが，基本的にはバランスの良い食事を心がけて予防に努める．すなわち，偏食を避け，良質のたんぱく質，カルシウム，ビタミンDの多い食品を

表11　カルシウムの多い食品

(1)　乳製品：牛乳 200 ml（約 200 mg），チーズ 20 g（約 126 mg），ヨーグルト 200 g（約 220 mg）

(2)　大豆製品：とうふ 100 g（約 120 mg），がんもどき 50 g（約 135 mg），納豆 40 g（約 1 パック）（約 36 mg）

(3)　小魚：いわし丸干し 1 尾（約 420 mg），しらす干し 20 g（約 106 mg）

(4)　緑黄色野菜：小松菜 100 g（約 290 mg）

積極的にとるようにする．適当な日光浴や運動は，骨におけるカルシウムの蓄積，ひいては骨を丈夫にするために重要である．表11 にカルシウム含有量の多い食品を挙げた．日常的に摂取しやすい代表的な食品は，牛乳をはじめとする乳製品，小魚などであることはすでに述べた．一般的に高齢者では腸からのカルシウム吸収率が低下するので 1 日の摂取量を多めに（800 mg 以上）するのがよい．

　ビタミンやその他のミネラルをバランス良く補給することも大切である．ビタミンとは，微量で栄養を支配する有機化合物で，三大栄養素とは異なり，生体内の代謝を含むいろいろな生理現象の潤滑油的な役割を果たし，生体内では合成されないので外部から摂取しなければならない必須栄養素である．人では全部で 15 種類のビタミンが知られているが，それ以外に小動物や微生物にとって発育や生理機能に必要なビタミン様の物質が数種類知られている．ビタミン C は人以外の動物の多くはその体内に合成系を有する．

　ビタミンは水溶性と脂溶性とに分けられる．水溶性ビタミンとしてはビタミン B_1，B_2，B_6，B_{12}，C などがあり，脂溶性ビタミンとしてはビタミン A，D，E などがある．

　先に述べたビタミン D については，以前から魚類，ことに肝油（レバー）に豊富に含まれているとされてきた．特に，アジ，マイワシ，ウナギ，カツオ，カレイ，キビナゴ，サバ，サワラ，マダイ，ヒラメ，ブリ，キハダマグロなどには含有量が多い．きのこ類では，特に椎茸やきくらげにビタミン D の含有量が多い．天然栽培したものでは，室内栽培されたきの

こ類よりその含有量が多い．これは栽培中に浴びた日光の紫外線によって，プロビタミン D から生成するためと考えられている．

　ビタミン D の活性は，牛乳や母乳中にはあまり認めない．たとえば，1 日に 1 リットルの牛乳または母乳を飲んでも，ビタミン D の生物効力値（代謝物を含めたビタミン D としての効果のある値）は 130 国際単位（I.U.）にしかならず，乳幼児の栄養所要量である 1 日 400 I.U. にははるかに及ばない．したがって，乳幼児には早いうちからビタミン D 強化調製粉乳や総合ビタミン薬を補給することが必要である．

　近年，日本人全体の栄養状態が著しく改善され，夜盲症（ビタミン A 欠乏），くる病（ビタミン D 欠乏），脚気（ビタミン B_1 欠乏），壊血病（ビタミン C 欠乏）など，典型的なビタミン欠乏症はほとんど見られなくなった．しかし，ビタミン欠乏の問題が全く無くなったわけではなく，疲労感，食欲不振，倦怠感，易感染性など，いわゆる不定愁訴的な症状を訴える人に，潜在性のビタミン欠乏症をみることがある．極端な偏食，行き過ぎたダイエットなどが原因のこともある．厚生労働省の国民栄養調査によると，わが国のビタミン摂取量はほぼ充足していることになっているが，これはあくまでも国民全体としてみた平均的な話であって，外食による偏食，朝食抜き，インスタント食品やファーストフードなど食習慣の乱れ，甘いものの摂りすぎ，ダイエット，調理時間の手抜きなどが指摘されている現状では，安心するわけにはいかない．

　塩分のとりすぎは高血圧症の原因となる．わが国の食事の性質上，欧米諸国に比べて食塩の摂取量はどうしても多くなる．1955 年頃までの漬け物には塩分が 15 ％も含まれていたが，最近では 4 ％程度に減少しているといわれる．しかし，インスタントラーメン 1 個中に食塩は 5 g も含まれている．米国では 1 日 6 g 以下の摂取量を推奨しているが，わが国における食塩摂取量は 1987 年（昭和 62 年）までは減少してきたが，図 5 に示すようにその後は増加に転じ，また最近（2015 年）では 9.7 g と減少傾向にあり，喜ばしいことである．前に述べた「日本人の食事摂取基準（2015）」によれば，食塩の一日摂取量は男性で 8.0 g 未満，女性で 7.0 g 未満を目

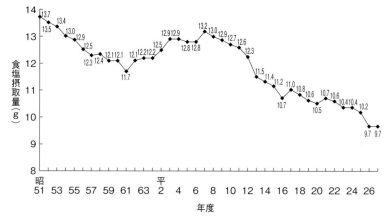

図5　わが国における食塩摂取量の年次推移

標にしている．日本高血圧学会ガイドラインでは6.0g未満，WHOの目標は5.0g未満となっている．米国では高血圧の食事療法の一つとしてDash食（Dietary Approaches to Stop Hypertension）が，高血圧の改善に有効として注目されている．その骨子は，増やすべき栄養素としてカリウム，カルシウム，マグネシウム，食物繊維，たんぱく質であり，減らすべき食品成分として飽和脂肪酸とコレステロールが挙げられている．

2　運動による健康増進

A．生活習慣病の予防と運動

　体力や身体の適応力を高めて生活習慣病を予防するには，年齢や体力に応じた運動メニューで行うことが大切である．運動の効果であるが，例えば，糖尿病では運動による体重減少と肥満の解消，インスリン感受性の改善，血中カテコラミンの減少と天然降圧物質である血中プロスタグランジンやタウリンの増加などが期待できる．高血圧に対しては，筋力トレーニングのような運動では降圧効果は期待できず，ウォーキングや自転車などの有酸素運動が適している．運動の強さとしては，最大心拍数の50〜60

％が最適とされており，心拍数でみると安静時心拍数と最大心拍数の中間，大体1分間に110程度で実行する．そのためには1日1万歩を目標に，継続的にウォーキングを続けるのもよい．継続的な運動は中性脂肪やLDLコレステロールを低下させ，いわゆる善玉コレステロールと呼ばれるHDL（high density lipoprotein, 高比重リポたんぱく）コレステロールを上昇させる．

WHOはがんや糖尿病など慢性的な非伝染性疾患で死亡する人の世界各国でのデータを発表している．それによると運動不足が原因と考えられる疾患で死亡する人は，世界で毎年530万人に達するという推計をしている．これは喫煙が原因で死亡する人に匹敵する数である．わが国でも年間約6万人の人が運動不足による疾患が原因で死亡しているという．

最近の論文によれば，2013年度に運動不足に起因すると思われる疾患による経済的損失は，医療費が約5.6兆円（538億ドル），生産力などの損失が約1.4兆円（137億ドル），合計約7兆円（675億ドル）と試算している．

WHOは週に150分程度の活発な運動をすることを推奨しているが，この基準をクリアしている人は，世界中の成人の23％，子どもでも80％程度であるという．運動することのメリットは，肥満に伴う糖尿病（2型）や心臓疾患などの予防に貢献するばかりでなく，認知症の予防にも有効であるという．BMI 22.5〜25.0の「標準体重」の死亡リスクが最も低く，肥満度が上がるほど死亡率が高くなる．オリンピックや世界選手権など，競争を主とするスポーツイベントのみならず，わが国の国体や高校総体など裾野を広げる運動を通じて，子どもの頃から「スポーツの楽しさ」を実感する動機付けが大切である．その意味において2012年度から中学校の新学習指導要領で，保健体育の選択科目の武道・ダンスが必修科目になったことは，武道の授業中の事故を心配する意見もあるが，楽しんで行うのであればよいことだと思われる．

厚生労働省の諮問機関である厚生科学審議会地域保健健康増進栄養部会によれば，健康づくりの第一歩として「一日六十分の歩行」を提言してい

る．体操や散歩など日常的に体を動かしている高齢者ほど，腹筋やバラン
ス感覚などの運動能力が高いことは旧文部省がまとめた1998年度の体
力・運動能力調査でもわかっている．

　ジョギングのエネルギー消費量は，成人男子で1 km走ると体重1 kg
当たり1 kcal，成人女子で0.9 kcalと計算される．生命維持に必要最小限
のエネルギー需要量（これは消化・吸収や体温の産生・放出などの余分な
エネルギーは使用しないように，空腹状態で臥位，室温20〜23度で測定
する）を基礎代謝量というが，安静にして生活するだけで基礎代謝量の約
1.2倍のエネルギーを使う．そして，日常生活をする上で必要な活動に要
するエネルギーを，生活活動エネルギーと呼ぶ．そのエネルギーは，体内
の糖質と脂質とを燃焼して調達される．安静時には1分間に体重1 kg当
たり3.5 mlの酸素を消費する．これを「安静時酸素摂取量」という．酸
素摂取量はVolumeのVと，分時の・（ダット）にO$_2$を添えてV・O$_2$で
表す．安静時V・O$_2$を基準にして，その倍数を表すメッツ（metabolic
equivalent：Met）もよく用いられる．表12に主な運動のMetを示したが，

表12　Metによる運動強度

歩く；分速 met	走る；分速 met		水泳（ゆっくり）	8.0
60 m 3.0	120 m	7.5	なわとび；	
70 m 3.5	130 m	8.5	（ゆっくり）	8.0
80 m 4.0	150 m	10.0	（はやく）	11.0
95 m 5.0	180 m	12.0	ゴルフ	4.5
110 m 6.0	200 m	14.0	サイクリング（時速）；	
	300 m	20.0	10 km	3.5
エアロビック・ダンス；			15 km	5.0
（軽く） 4.5			20 km	8.0
（中等度） 6.0			庭の草むしり	4.5
（強く） 8.0			芝刈り	5.5
ラジオ体操： 4.5			スコップ雪かき	6.0
階段；登り 7.0			子どもの世話	3.0
下り 3.0				

46　Ⅲ　ライフスタイルと健康

1 Met とは，体重 70 kg の成人が 1 分間に体重 kg 当たり 3.5 ml の酸素を摂取するに等しい運動量，つまり静かに座っている時に消費するエネルギーと定義されている．

　最大酸素摂取量は，心臓が最大収縮力で，かつ最大脈拍数で 1 分間以上運動を続け，5〜10 分間程度でへばるような強い運動強度（最大運動 maximal exercise）で運動している状態で測定する．最大脈拍数は，おおむね [220 − 年齢] で推定できる．最大酸素摂取量は 1 分間当たりの酸素量（リットル）か，体重 kg 当たり 1 分間の酸素量（ml）で表され，年齢が 1 歳高くなるごとに約 1 ％ずつ低下していく．最大酸素摂取量（$V \cdot O_2$ max）の体重比は，$V \cdot O_2$ max/wt で表される．運動中の脈拍数を測ることにより，その人がその運動強度における $V \cdot O_2$ max に対する百分率（%$V \cdot O_2$ max）を知ることができ，運動の処方箋を作成するときに，その人の最大能力に対する相対的運動強度を選ぶ目安として役に立つ．

　$V \cdot O_2$ max を向上させるスポーツ種目としては，有酸素運動（aerobic exercise）が有効である．運動強度を上げていくと，それに伴って心拍数，換気量，CO_2 排泄量が急激に増加しはじめる．急に増加し始めた点，つまり直線からはずれて上昇し始めた運動強度を無酸素性作業閾値（anaerobic threshold, AT）と呼ぶ．AT を超える強い運動では，酸素不足となり嫌気的代謝が行われ，血中乳酸は漸増し，自覚的にも苦しくなる．このような運動では有酸素能力はあまり養われない．有酸素能力は肺のガス交換機能，心拍出量，骨格筋の酸素利用能などが関係するが，この能力を向上させる運動とは，AT より低い強度の持続運動である．ジョギング，ウォーキング，水泳，ゴルフ，サイクリング，エアロビック・ダンスなどの長時間持続できるスポーツがこれに相当する．トレーニング効果からみた健康に役立つスポーツとは，有酸素運動の要素が強いスポーツを，$V \cdot O_2$ max の 50〜70 ％程度の強度で，1 回 15〜60 分，1 週間に 3 回を目標に行うのがよい．

　たとえば，マラソンを 2 時間 10 分で走ると 20 Met になる．ヘモグロビン 1 g は 1.36 ml の酸素と化学的に結合する能力を持っているので，ヘ

モグロビン量 15 g/dl の血液であれば，100 ml の血液では 20.4 ml の酸素と結合することができる．しかし，ヘモグロビン量 9 g/dl の貧血患者では 12.1 ml の酸素しか結合できないことになり，軽度の貧血であっても組織レベルでは低酸素状態（hypoxia）になる．動脈血の酸素分圧は 100 mmHg であり，組織レベルでは約 40 mmHg である．そして終末酸化機構であるミトコンドリアでは 1 〜 2 mmHg の分圧まで低下する．また酸素 – ヘモグロビン解離曲線の変化によって，肺胞内の酸素分圧（PO_2）が多少低下しても，動脈血中のヘモグロビンの酸素飽和度はあまり変化せず，組織は低酸素状態におちいらないような機構になっている．すなわち，酸素分圧 40 mmHg 前後ではヘモグロビンからの酸素放出が促進されるように働く．

　運動トレーニングによって，健康人では心臓の最大 1 回拍出量および冠動静脈酸素較差を増加させ，$\dot{V} \cdot O_2$ max を増加させることができる．その結果，トレーニング後の運動量は $\dot{V} \cdot O_2$ max の低いレベルで行うことができ，また，少ない心拍数，低い血圧，および低い心筋酸素需要で間に合うようになる．

　運動不足では心拍出量，動静脈酸素較差に影響する因子の低下，すなわち，心機能の低下，筋毛細血管の減少，筋肉内ミトコンドリア含有量の低下などの変化をきたす．さらに詳しく述べると，運動不足により骨格筋毛細血管の密度が減少し，このことが毛細血管壁に存在するリポプロテインリパーゼ（LPL）の減少をきたし，骨格筋での中性脂肪の異化の減少と，それに伴う HDL コレステロールの産生を抑制するようになると考えられている．さらに骨格筋でのインスリン感受性を低下させ，高インスリン血症に引き続いて起こるインスリン非依存性糖尿病の発症原因になる．また，高インスリン血症は尿中のナトリウム排泄の抑制，平滑筋細胞の肥大化を促進し，高血圧の誘因となる．

　適度の運動は骨塩量を増加させ，骨粗しょう症の予防に役立つことはすでに述べた．宇宙飛行士が長期間，無重力の飛行を続けた後では骨塩量が減少し，地球上に帰還したときに歩行が十分できないことはよく知られて

いる．運動は①動的・等張性運動と②静的・等尺的運動に大別され，前者にはウォーキング，ランニング，サイクリング，水泳などがあり，後者には重量挙げ，腕立て伏せなど，瞬間的な運動がはいる．

1）高血圧に対する運動療法：$\dot{V}O_2$max の 50〜70％程度の運動を選ぶ．運動の種類も静的（static）運動ではかえって血圧が上昇することがあるので，前に述べたように動的（dynamic）運動としてウォーキング，ジョギング，水泳などを選ぶべきである．軽い運動では，運動の最中の収縮期血圧はほとんど上昇しないが，強い運動では 50〜60 mmHg も上昇する．そして軽い運動では拡張期血圧が低下する．$\dot{V}O_2$max の 50％で 60分，週 3 回を目標に，10 週間継続して行う．

2）糖尿病に対する運動療法：インスリン非依存性糖尿病（2 型糖尿病）に対しては，食事療法を中心に運動療法を補助療法として利用する．運動により糖の利用が促進され，食後の高血糖が抑制される．また，インスリン感受性を高めることで血糖降下作用をもたらす．有酸素運動を $\dot{V}O_2$max の 40〜60％で 30 分以上，週 3 回を目標にする．この際のエネルギー消費量は 200〜300 kcal である．

3）肥満に対する運動療法：肥満の場合も，基本的には食事療法が中心になるが，体脂肪の減少には運動療法が欠かせない．内臓脂肪の蓄積がいろいろな合併症を引き起こすことはよく知られている．最近，NIH が肥満の治療として，減量の目標を治療開始前の体重から 10％減らすとしている．有酸素運動を $\dot{V}O_2$max の 40〜60％で，1 回 30 分以上，週 3 回以上が望ましい．

4）脂質異常症に対する運動療法：食事療法と共に，長時間の有酸素運動を継続的に行う．中性脂肪，総コレステロールの減少，ことに LDL コレステロールの低下と，HDL コレステロールの増加が期待できる．

B．スポーツの功罪

スポーツには効果と弊害の両面がある．効果としては，前に述べたように健康増進，体力づくり，治療，社会復帰へのリハビリテーションなどが

あり，弊害としては記録向上のあまり過度のトレーニングによるスポーツ障害，特に学童期の健全な発育を障害する可能性などが考えられる．スポーツ障害としては，①内科的障害，②外科・整形外科的障害に大別される．内科的障害には表13に記したように，(a)緊急を要するもの，(b)緊急を要しないものに分けられる．

　若い女性スポーツ選手にしばしばみられるのが，体重維持のための極端な食事制限である．その結果，摂食障害（鉄欠乏性貧血を含む），無月経，骨粗しょう症をきたすこともあり，女性アスリート3徴候（female athlete triad；FAT）と呼ばれる．スポーツ障害の原因となりやすい．

　外科・整形外科的な障害については，外傷が最も普通にみられるものである．外傷（injury）とは，1回の強い外力によって生じる身体の異常で，靱帯の損傷，腱の断裂，関節の捻挫，脱臼，亜脱臼などがあり，その外力の大きさ，方向，働く部位，そのときの関節や四肢の位置関係などによってさまざまな病態がみられる．

　障害（disturbance）とは，外傷の場合に比べて1回の外力の大きさは小さいが，同じ部位に何回も繰り返し働くことによる反応であり，一種の過使用症候群（overuse syndrome）である．過使用症候群には腰痛，膝痛，肩痛などがある．たとえば，テニス肘，野球肘，水泳選手肩，ランナー膝，跳躍選手膝，疲労骨折，膝蓋骨軟化症，扁平足障害，母趾種子骨障害，絞

表13　内科的スポーツ障害

緊急を要するもの	緊急を要しないもの
突然死（不整脈） その他の心臓病 熱中症 気胸 運動誘導喘息 過呼吸症候群 起立性低血圧 脳血管障害	貧血 無月経 疲労 骨粗しょう症 その他の慢性疾患の悪化

扼性症候群（手根管症候群，足根管症候群など），脊椎分離症などがよく
みられる．中学・高校生，ことに女子に過剰なスポーツによる疲労骨折や，
オーバートレーニング症候群と呼ばれる弊害も指摘されている．

外傷や障害の予防としては，ストレッチング，リハビリアイシング，マ
ッサージなどが重要である．

C．ドーピングと健康

近年，スポーツで良い成績を得るために，頻繁に使用されるようになっ
た薬物の問題がある．いわゆるドーピング問題であるが，このような薬物
を乱用することによる健康への影響が心配され，それを規制するための措
置が重視されるようになった．国際オリンピック委員会（IOC）がドーピ
ング検査を始めたのは1968年のオリンピックからで，その後もいろんな
競技会で薬物の使用が問題となっている．1999年に世界アンチ・ドーピ
ング機構（World Anti-Doping Agency；WADA）が誕生し，同年3月に
は禁止薬物や検査の手順，違反した場合の処分についての統一ルールが作
られた．2005年10月の第33回ユネスコ総会において国際アンチ・ドー
ピング条約が採択された．分子生物学の進歩によりWADAでは遺伝子操
作による運動能力の向上という新たなドーピング問題に直面し，その対応
も盛り込んだ．表14にWADAが禁止薬物としてリストに挙げている最
新の項目と物質を示した．10年以上前からラトビアの製薬会社が生産し，
本来は狭心症の治療薬であるメルドニウム（Meldonium）が，持久力や疲
労回復に有効であることが判明した．その薬物を使用したとして，ロシア
の女子テニス選手が処分され，リオデジャネイロ・オリンピック出場が不
可能になった．メルドニウムについては，2016年1月1日からWADA
の禁止薬物として掲載されていた（表14，S4）．これとは別に，2015年
11月以降，WADAの独立委員会が，ロシアの陸上競技や重量挙げなどの
競技団体で，組織ぐるみの禁止薬物使用，隠蔽，検体のすり替えなどが問
題視され，WADAをはじめとして国際オリンピック委員会（IOC），スポ
ーツ仲裁裁判所（CAS），国際陸上競技連盟をはじめとする各国際競技連

2 運動による健康増進 *51*

表14 国際オリンピック委員会が禁止している薬物（WADA2016年）

常時禁止される物質と方法（競技会（時）と競技会外）
禁止物質
　Ｓ0：無承認物質
　Ｓ1：たんぱく同化薬
　　1．たんぱく同化男性化ステロイド薬（AAS）
　　2．その他のたんぱく同化薬
　Ｓ2：ペプチドホルモン，成長因子，関連物質および模倣物質
　　1．エリスロポエチン（EPO）受容体作動薬
　　2．低酸素誘導因子（HIF）安定薬［コバルトおよびFG-4592等］；および HIF活性化因子［アルゴン，キセノン等］
　　3．男性における絨毛性ゴナドトロピン（CG）および黄体形成ホルモン（LH）およびそれらの放出因子［ブセレリン，ゴナドレリン，リュープロレリン等］
　　4．コルチコトロピン類およびそれらの放出因子［コルチコレリン等］
　Ｓ3：β2作用薬：吸入ホルモテロール，吸入サルブタモール，吸入サルメテロールなど
　Ｓ4：ホルモン調節薬および代謝調節薬
　　1．アロマターゼ阻害薬：アナストロゾール，レトロゾール，エクスメスタンなど
　　2．選択的エストロゲン受容体調節薬（SERMs）―ラロキシフェン，タモキシフェン，トレミフェン
　　3．その他の抗エストロゲン作用を有する薬物―クロミフェン，シクロフェニル，フルベストラント
　　4．ミオスタチン機能を修飾する薬物―ミオスタチン阻害薬
　　5．代謝調節薬；AMP活性化プロテインキナーゼ（AMPK）の活性化薬，インスリン類およびインスリン模倣物質，メルドニウム，トリメタジジン
　Ｓ5：利尿薬および隠蔽薬
　　1．隠蔽薬：利尿薬―ループ系，アイアザイド系，カリウム保持性，プロベネシドなど
使用禁止薬物
　Ｓ6：興奮薬
　　1．特定物質でない興奮薬―アンフェタミン，メタンフェタミン（ヒロポン），エチルアンフェタミン，コカインなど
　　2．特定物質である興奮薬―ベンズフェタミン，カチン，メチルエフェドリン，エチレフリン，ペモリンなど
　　　カテコラミンβ作動薬―アドレナリン（エピネフリン）など
　Ｓ7：麻薬：ジアモルヒネ（ヘロイン），モルヒネ，メサドン，オキシコドン，ペンタゾシン，フェンタニルおよび誘導体など）
　Ｓ8：カンナビノイド類―大麻，ハシシュ，マリファナ，カンナビノイド様物質など

（次ページにつづく）

＊＊＊Ⅲ　ライフスタイルと健康

> Ｓ9：糖質コルチコイド―糖質コルチコイドの経口使用，静脈内使用，筋肉
> 　　内使用または経直腸使用はすべて禁止
> 特定競技において使用制限される薬物
> 　Ｐ1：アルコール；航空スポーツ，アーチェリー，自動車，パワーボート
> 　Ｐ2：β遮断薬；アーチェリー，自動車，ビリヤード，ダーツ，ゴルフ，射
> 　　撃，スキー／スノーボード，水中スポーツ
> 禁止方法
> 　Ｍ1：血液および血液成分の操作
> 　　（1）酸素運搬能の強化―自己血，同種血，異種血又はすべての赤血球製
> 　　　　剤をいかなる量でも循環系へ投与または再投与すること
> 　　（2）酸素摂取や酸素運搬，酸素供給を人為的に促進すること
> 　　（3）血液あるいは血液成分を物理的あるいは化学的手段を用いて血管内
> 　　　　操作すること
> 　Ｍ2：化学的および物理的操作
> 　　（1）ドーピング・コントロールで採取された検体の安全性及び有効性を
> 　　　　変化させるために改ざん又は改ざんしようとすることは禁止
> 　　　　これらには尿のすり替え，尿の改質などが含まれるが，これらに限
> 　　　　定するものではない
> 　　（2）静脈内注入および／または6時間あたり50 mLを超える静脈注射
> 　　　　は禁止
> 　Ｍ3：遺伝子ドーピング
> 　　（1）核酸のポリマーまたは核酸類似物質の移入
> 　　（2）正常あるいは遺伝子を修飾した細胞の使用

盟（IF）などの折衝を経て，ロシア選手のリオデジャネイロ・オリンピック参加が制限された．スポーツと国威発揚，競技団体や個人の利害が関わって，この問題は今後も続くと思われる．

　表14に2016年度，WADAの禁止薬物を表示したが，詳細については解説書を参照されたい．概略について簡単に解説を加える．

　「Ｓ0」という項目が設けられているが，禁止表のどのセクションにも該当しないもので，例えば承認前の治験中の薬物，企画段階の薬物，開発が何らかの理由で中止された薬物，獣医用の医薬品の使用などがその対象となり禁止されている．たんぱく同化ホルモンやその類似作用を有する薬物は，身体能力や筋肉の成長を増強する作用がある．使用量が大量で長期間投与されると，異常行動や身体的副作用を引き起こすことがある．市販の強精剤，ドリンク剤にはメチルテストステロンを含有しているものが多

いので注意が必要である.

　ペプチドホルモン，成長因子（遺伝子組み換えの増殖因子も含まれる）
は使用できない．ペプチドおよび糖たんぱくホルモンとその同族体として
副腎皮質刺激ホルモン（ACTH）は，副腎における男性ホルモンの分泌を
促進するので禁止されている．ヒト胎盤性ゴナドトロピン（HCG）は，
男性ホルモンのテストステロン分泌を促進するので禁止，ヒト成長ホルモ
ン（HGH）は筋肉増強作用があるため禁止されている.

　β2遮断薬は気管支喘息の治療薬として広く使用されている．しかし
salbutaline（サルタノール），terbutaline（ブリカニール）を吸入で使用
することは許されている．その際，診断書を提出しなければならない．サ
ルブタモールの尿中濃度が1,000 ng/mlを超えた場合は，たんぱく同化薬
陽性とみなされる．「S4」の代謝調節薬のなかに，前に述べたメルドニ
ウムも含まれている.

　利尿薬および隠蔽薬は，高血圧の治療に用いられる一般的な薬物である.
利尿薬は体重の調節や，利尿作用によって薬物の濃度を希釈することを目
的とし，隠蔽薬として使用される恐れがあるため全て禁止されている．つ
まり，検査用サンプル尿の比重を低下させ，禁止薬の検出を妨害する作用
があるためである．隠蔽薬としては，尿酸排泄薬として痛風の治療に用い
られるプロベネシドは，禁止薬の腎臓からの排泄を抑制するため指定物質
になっている.

　覚醒薬以外の興奮薬は，一般薬に多く使用されているので注意が必要で
ある．エフェドリン類は市販の感冒薬全てに含まれている．特に漢方薬
（葛根湯など）には麻黄が含まれて，これらにはエフェドリンが含まれて
いるので注意が必要である.

　ダンリッチ点鼻薬は，鼻の充血をとる薬として使用されているが，メチ
ルエフェドリンが含有されている．メチルエフェドリンは気管支拡張作用
があり，風邪薬を服用するときには，含まれている成分に十分注意する必
要がある．プリビナのような点鼻薬は使用可能である.

　昇圧薬として低血圧症にしばしば用いられるエチレフリン（エホチー

ル）は禁止されている．メチルフェニデートが，わが国ではリタリンがナ
ルコレプシーに，注意欠陥多動性障害（ADHD）にコンサータが用いら
れている．カフェインは競技中，競技直前の使用は避けたほうが良い．
PL 顆粒の服用については，チームドクターに相談してから用いるべきで
ある．

　麻薬性鎮痛薬として，麻薬のほかに準麻薬のペンタゾシン，レペタンな
ども禁止されているので注意する．局所麻酔薬として，局所注射で使用さ
れる場合は問題ないが，診断書が必要となる．

　血液ドーピングとしては，輸血やエリトロポエチンの使用は禁止されて
いる．

D．運動と突然死

　突然死とは，予期しない突然の死亡をいうが，瞬間的な死亡例から発症
後 24 時間以内に死亡するケースまでを含む場合が一般的である．WHO
の定義では「瞬間死または急性症状発現後 24 時間以内の死亡で，非自然
死を含まないもの（外傷などによるものでない）」とされている．その頻
度はわが国では年間 7 万人以上といわれるが，正確な統計はない．突然死
の原因疾患としては，①大血管系疾患（心筋梗塞，心筋症，大動脈破裂，
肺梗塞など），②脳血管系疾患（脳内出血，脳梗塞，くも膜下出血など），
③呼吸器系疾患（肺炎，気管支喘息，COPD など），④消化管系疾患（胃・
十二指腸潰瘍，肝硬変，マロリー・ワイス症候群など），⑤その他（就寝
中，入浴中，排便中など）が挙げられる．ちなみに高齢者では，突然死の
約 25 ％が入浴中に発生する．

　年齢別にみると，10 歳未満では乳幼児突然死症候群（Sudden Infant
Death Syndrome；SIDS）が最も多く，全乳幼児死亡原因の約 10 ％を占
めている．1997 年（平成 9 年）には 538 人であったのが徐々に減少し，
2008 年（平成 20 年）168 人，2013 年（平成 25 年）には 125 人となって
いる．しかしながら 0 歳児でみると，依然として乳児死亡原因の第 3 位を
しめている．心筋疾患は，若年者では約 50 ％，青少年齢層では 70 ％を占

める. 高齢者になるとその大部分が虚血性心疾患による. 心電図で心室頻拍, 高度房室ブロックなどがみられる場合は, 常に特別な配慮が求められる. 基礎心疾患を伴う致死性不整脈としては, 陳旧性心筋梗塞後や拡張型心筋症にみられる持続性の心室頻拍が最も多く, 基礎心疾患を伴わないものとしては Burgada 症候群や QT 延長症候群がある. 最近は遺伝子診断（LQT 1 〜 3）によって, ある程度予防が可能となった.

　スポーツ中の突然死は突然死全体の 1 ％程度, すなわち, 年間約 700 〜 800 人程度と思われる. 種目別にみると, 中・高齢者ではゴルフ, 登山, ゲートボールなど, 中年では剣道, スキー, ランニング, 水泳, ダンス, 体操などである. 突然死は日常的な活動中に起こることはいうまでもない. ことにスポーツ中の突然死といえども, 過労や精神的ストレス, 睡眠不足などが誘因になっている場合が多いので, 普段から体調には十分注意する必要がある. 緊急を要する心肺停止の人を救う方法を救急蘇生法と呼ぶが, 突然の心停止や, 事故などで大量出血した際の血圧低下による出血性ショックなどに対応できる日常の訓練が必要である. 一般の人ができる救急蘇生術には, (1)心肺蘇生法, (2)止血法が含まれる. 心肺蘇生術には, ①気道の確保, ②人工呼吸, ③心臓マッサージが含まれ, 止血法には, ①直接圧迫法, ②止血帯法, ③間接圧迫法がある. 通常は米国心臓協会（AHA）および米国医師会（AMA）が 1974 年以来, 6 年ごとに JAMA 誌（米国医師会雑誌）上に発表しているガイドラインが参考になる. 一般の人は一次救命処置（Basic Life Support；BLS）を行うが, その手順は日本医師会によると次のようになっている.

①呼びかけに反応がなければ 119 番に通報し, 自動体外式除細動器（Automated External Defibrillator；AED）を要請する.

②気道を確保し, 呼吸と脈を確認する.

③心肺蘇生術を開始し, まず人工呼吸を並行して行う.

④胸骨圧迫による心臓マッサージと人工呼吸を並行して行う.

⑤ AED が到着したら, すぐに電源を入れ, 音声の指示に従って実施する. AED は, 心電図の波形を自動的に解析する機能を有し, 除細動が必要

という指示が出た場合には通電する．最近わが国でも公共の施設や学校，病院などに小型の赤いブースが取り付けられているのを目にするが，その使用法についての基礎的知識が必要である．突然死の予防として次のような点が挙げられる．①原因疾患または異常（生活習慣病など）の予防，早期発見とその管理・治療．②誘因の排除（ストレス，過労など）．③喫煙や大量飲酒を控え，適度の運動を実施するなどの相談と助言．

3 喫煙と健康

A．たばこの歴史

　人類は有史以前から喫煙していたとされるが，旧大陸（ヨーロッパ，アジア，アフリカ）には，たばこは存在しなかったといわれる．

　1492年，コロンブス（Christopher Columbus, 1446?〜1506?）は，キューバ島の住民が喫煙習慣を持っていることを知った．その時，一束の乾燥したたばこ葉がコロンブスに贈られた．以来，たばこ葉はスペイン，ポルトガル，フランス，英国へと運ばれ，喫煙習慣は世界中に広がった．

　わが国へは室町時代末期（天亀〜天正）に，ポルトガル人の渡来によって伝えられ，桃山時代（慶長）には早速栽培が始められている．その後，1865年には明治政府によって，早くもたばこ印紙税が徴収され，1904年には日本たばこ専売局が創設され，これは後に日本専売公社となった．外国からのたばこの輸入も増え，日本は外国のたばこ会社にとって大きな市場の一つとなった．明治維新以降，日本は西洋文化の波にさらされたが，最初の頃はもっぱらキセルによる刻みたばこが主流であった．しかし，その後の紙巻きたばこの消費の伸びは著しく，今では日本と中国は，アジアの中でも飛び抜けて紙巻きたばこの消費量が多い国となっている．他のアジア諸国ではそうでもない．

　元来，たばこは現在のような嗜好品でなく，紀元前のメキシコのマヤ人やアステカ人にとっては，火や煙が太陽信仰と結びつけられ神聖視されていたように，信仰的な風習によって用いられていたと考えられている．喫

煙用に栽培されている葉煙草はナス科の植物，ニコチアナ属のニコチアナ・タバクム（Nicotiana tabacum L.）で，主なアルカロイドとしてニコチン（nicotine）を含んでいる．喫煙用のたばこはその形態により，シガレット（紙巻きたばこ），シガー（葉巻たばこ），パイプたばこ，刻みたばこに分けられる．また，無煙たばこ（smokeless tobacco），嚙みたばこ（chewing tobacco），嗅ぎたばこ（snuff tobacco）がある．最近は電子たばこの普及が目覚ましく，世界市場の規模は約35億ドル（約3,500億円）に達しているという．これらの喫煙の中で生産量，消費量が圧倒的に多いのがフィルター付きシガレットである．WHOは危機感を覚え，2014年8月に電子たばこに関する報告書を発表し，未成年者への販売の禁止や，公共施設の屋内での使用を禁止するよう勧告している．わが国では，日本たばこ産業（JT）がニコチン入りの電子たばこ「プルーム」を発売しているが，ポッド（カートリッジ）に入ったタバコ葉を加熱する製品である．国内ではニコチン入り電子たばこは薬事法上販売できず，たばこ葉を用いた電子たばこのみが販売可能となっている．WHOの勧告もあり，最近はその規制が厳しくなりつつある．例えば，シンガポールでは電子たばこを所持しているだけで罰則を受ける．米国でもアメリカ食品医薬品局（FDA）が2016年5月に電子たばこを規制すると発表した．FDAによると，米国では2015年までに300万人の中・高校生が使用し，本格的な喫煙への習慣づけが懸念されるからである．

B．たばこの害―疫学的調査

　喫煙により発生する煙は，たばこから直接肺に吸い込まれる主流煙と，高温で燃えたたばこからでる副流煙，さらに主流煙が肺から吐き出された呼出煙とに分けられる．

　「たばこと健康」の問題はWHOの大きな課題となっている．WHOの統計では，毎年，世界で少なくとも600万人が，たばこが原因で死亡しているという．そのうち60万人は受動喫煙によるものと推測している．2030年までに喫煙による年間の死亡者数が800万人に到達すると警告し

ている．喫煙が古くから習慣となっている国では，肺がんによる死亡の90％は喫煙が原因であるといわれていることはすでに述べた．

たばこが人体に有害ではないかということは，たばこがヨーロッパにもたらされた16世紀前半からいわれており，その後，1900年頃から主に死亡統計によって，肺がん，慢性呼吸器疾患，循環器疾患などと喫煙との関連性が示唆されてきた．現在では，喫煙が肺がんの発生要因として重要であるばかりでなく，口腔内がん，喉頭がん，膵がん，肝がんなどとの関係も示唆されている．

WHOでは，WHO発足40周年である1988年4月7日を第1回世界禁煙デーとし，その後，毎年5月31日を世界禁煙デーと決めた．世界禁煙デーには毎年理念を集約したスローガンを掲げてきた．そのスローガンは次のとおりである

1988年：たばこか健康か―健康を選ぼう

1989年：プラスされる女性喫煙者の害

1990年：子どもに無煙環境を

1991年：公共の場所や交通機関は禁煙に

1992年：たばこの煙のない職場：もっと安全にもっと健康に

1993年：ヘルスサービス―たばこのない世界を開く窓

1994年：メディアとたばこ―健康のメッセージをひろめよう

1995年：たばこコントロールの経済学―想像以上に大きいたばこの損失

1996年：スポーツや芸術を通じて，たばこのない世界をつくろう

1997年：手をつなごう！　たばこのない世界をめざして

1998年：無煙世代を育てよう

1999年：たばこに，サヨナラ

2000年：たばこは人を死に至らしめるので，たばこの宣伝にはだまされない

2001年：他人の煙が命を削る．受動喫煙をなくそう

2002年：スポーツにたばこは無用，きれいにしよう

2003 年：たばこと無縁の映画やファッションへ　行動を！

2004 年：たばこと貧困：その悪循環から逃れよう

2005 年：たばこに向かう保健医療専門家—行動と対策を

2006 年：たばこはどんな形や装いでも命取り

2007 年：無煙環境は人類を救う

2008 年：若者をたばこから守ろう

2009 年：明瞭な有害表示を義務付けよう

2010 年：たばこ会社は女性を狙っている

2011 年：たばこの規制に関する世界保健機関枠組条約

2012 年：たばこ産業の干渉を阻止しよう

2013 年：たばこの広告，販売促進，スポンサーシップを禁止しよう

2014 年：たばこ税の引き上げを！

2015 年：たばこ製品の不正な取引をなくそう

2016 年：無広告の警告表示でタバコをなくそう

2017 年：たばこ：成長への脅威

　米国では米国がん学会の助成を得て，紙巻きたばこと肺がんとの関係が1954 年にはじめて報告された．そして 1956 年頃からフィルター付き紙巻きたばこが急増し，たばこの健康への影響が指摘されるようになり，米国公衆衛生局と英国内科医師会の報告書が出されてからは，低タール・低ニコチンの銘柄が次第に重視されだした．とくに 1965 年から 1970 年代にかけて生産量が増加し，女性向き新銘柄の発売もなされるようになった．

　喫煙による健康障害については，WHO も熱心に取り組んでいることは前項で触れたが，その専門委員会はたばこの害として，①肺がん，②肺気腫，③虚血性心疾患，④その他の循環器系疾患，⑤その他の健康異常（胃・十二指腸潰瘍，口腔内がん，喉頭がん）を列挙している．

　たばこと疾病との関連性を研究する方法論としては，疫学的方法が多く用いられる．次のような方法が一般的によく用いられる．

　a．記述疫学（descriptive epidemiology）

死亡統計から，例えば，肺がんが増加しているかどうかを検討する．紙

巻きたばこの消費量の増加と肺がんの増加との間の関連性を調べる相関調査（Correlation Study）などである.

ｂ．分析疫学（analytical epidemiology）

①患者―対照試験（Case-Control Study）：喫煙者と非喫煙者の肺がんの発生率を比較する方法である.

②コホート研究（Cohort Study）：あらかじめ喫煙状況, すなわち1日当たりの喫煙量によってグループ分けをした集団を何年間か追跡調査し, 喫煙状況別（1日喫煙量あるいは総喫煙量）に, ある疾患の発生率や死亡率を観察・集計して比較する方法である. わが国では平山らによって, 1966年から1982年まで, 40歳以上の成人26万5,118人を対象にしたコホート調査が行われている. その結果, 前に述べた各種臓器のがんのみならず, 慢性呼吸器疾患や虚血性心疾患などの循環器疾患との関連が明らかになった. すなわち, 17年間の観察期間中に5万5,523人が死亡し, そのうちがんによる死亡は1万4,740人, 心臓死は8,798人であった. 心臓死とさまざまなライフスタイルの諸因子との関係では, 喫煙が圧倒的に虚血性心疾患による死亡と関連していることが明らかになった. また, 緑黄色野菜の摂取が虚血性心臓死の防御因子であることも示唆された.

③無作為化制御比較試験（Randomized Controlled Trial；RCT）：無作為割付けによる検診群と対照群での検討である.

Ｃ．喫煙率の推移と問題点

ａ．わが国における喫煙率の推移

表15に, わが国における男女の喫煙率の年次推移を, 日本たばこ産業（JT）による調査の成績と, 厚生労働省・国民栄養調査による成績を合わせて表示した. 両者の間にはかなりの相違がみられるが, 最近の調査では両調査の喫煙率の差異は縮まってきている. いずれの調査によっても, わが国の喫煙率は男性では減少傾向にあるが, 女性ではほぼ横ばいである. 若い女性で増加傾向がみられるのが懸念される.

2010年10月1日からたばこの値段が引き上げられ, その影響で2011年

3 喫煙と健康 *61*

表15　わが国の喫煙率の年次推移 （パーセント）

日本たばこ産業調査			厚生労働省・国民栄養調査		
	男	女		男	女
1965 年	82.3 %	15.7 %	——	——	——
1970 年	77.5 %	15.6 %	1986 年	59.7 %	8.6 %
1975 年	76.2 %	15.1 %	1987 年	55.4 %	9.5 %
1980 年	70.2 %	14.4 %	1988 年	56.1 %	9.4 %
1985 年	64.6 %	13.7 %	1989 年	55.3 %	9.4 %
1990 年	60.5 %	14.3 %	1990 年	53.1 %	9.7 %
1991 年	61.2 %	14.2 %	1991 年	50.6 %	9.7 %
1992 年	60.4 %	13.3 %	1992 年	50.1 %	9.0 %
1993 年	59.8 %	13.3 %	1993 年	44.8 %	8.9 %
1994 年	59.0 %	14.8 %	1994 年	44.8 %	9.1 %
1995 年	58.8 %	15.2 %	1995 年	52.7 %	10.6 %
1996 年	57.5 %	14.2 %	1996 年	51.2 %	9.8 %
1997 年	56.1 %	14.5 %	1997 年	52.7 %	11.6 %
1998 年	55.2 %	13.3 %	1998 年	50.8 %	10.9 %
1999 年	54.0 %	14.5 %	1999 年	49.2 %	10.3 %
2000 年	53.5 %	13.7 %	2000 年	47.4 %	11.5 %
2001 年	52.0 %	14.7 %	2001 年	45.9 %	9.9 %
2002 年	49.1 %	14.0 %	2002 年	43.3 %	10.2 %
2003 年	48.3 %	13.6 %	2003 年	46.8 %	11.3 %
2004 年	46.9 %	13.2 %	2004 年	43.3 %	12.0 %
2005 年	45.8 %	13.8 %	2005 年	39.3 %	11.3 %
2006 年	44.4 %	18.8 %	2006 年	39.9 %	10.0 %
2007 年	42.8 %	17.6 %	2007 年	39.4 %	11.0 %
2008 年	39.5 %	12.9 %	2008 年	36.8 %	9.1 %
2009 年	38.9 %	11.9 %	2009 年	38.2 %	10.9 %
2010 年	36.6 %	12.1 %	2010 年	32.2 %	8.4 %
2011 年	33.7 %	10.6 %	2011 年	32.4 %	9.7 %
2012 年	32.7 %	10.4 %	2012 年	34.1 %	9.0 %
2013 年	32.2 %	10.5 %	2013 年	32.2 %	8.2 %
2014 年	30.3 %	9.8 %	2014 年	32.2 %	8.5 %
2015 年	31.0 %	9.6 %	2015 年	32.2 %	8.2 %
2016 年	29.7 %	9.7 %	2016 年	31.2 %	8.5 %
2017 年	28.2 %	9.0 %	2017 年	——	——

8月の時点での喫煙者人口は減った．厚生労働省の 2016 年喫煙率は男女合わせて 19.8 %，男性の喫煙率は 29.1 %（前年比 2.4 %減），喫煙者は約 1,222 万人，女性の喫煙率は 8.6 %（同 0.9 %減），喫煙者は約 560 万人となっている．

図6にJTが調査したわが国男女の年代別喫煙率の推移を示した．この

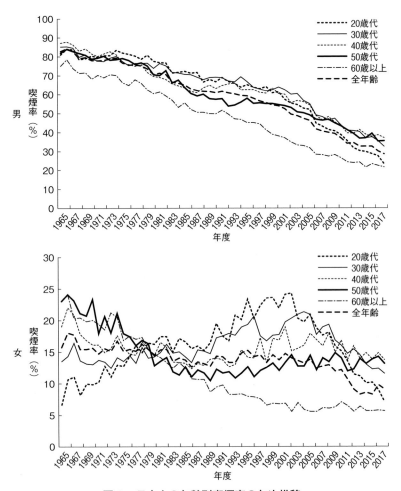

図6　日本人の年齢別喫煙率の年次推移

（資料　日本たばこ産業による）

図からも明らかなように，若い女性の喫煙率はあまり減っていない．成長期の大事な時期からの喫煙がいかに身体に悪影響を及ぼすか，また妊娠，出産，あるいは胎児に対する悪影響などについても，きっちりと教育する必要がある．喫煙者の70％以上は禁煙を望んでいるが，実行する人は80％で，1年続くのは20〜30％にとどまる．禁煙により肺がんの危険率は，10年で3分の1近く，心筋梗塞は15年で非喫煙者並みに減るといわれる．禁煙による体重増加は平均2.3kgで，これによる健康上の問題はないといえる．わが国における2015年度の紙巻きたばこの販売量は約1,092億本（前年比2.8％減）と，年々減少している．

b．諸外国における喫煙率の推移

　わが国の男女の喫煙率を欧米諸国の喫煙率と比較すると，男性はギリシャやフランスを除く欧米諸国より高く，女性は欧米諸国より低い．WHOによる2014年12月31日現在の主要国の喫煙率は，米国では男性20.5％，女性は15.3％，英国は男性21.6％，女性16.8％，フランスは男性32.3％，女性24.3％，ドイツは男性29.0％，女性20.3％，イタリアは男性24.5％，女性14.8％である．日本の男性は32.2％，女性8.5％である．アジアでは中国男性の喫煙率が高く52.9％，女性は2.4％である．韓国男性も43.9％と高く，女性の喫煙率は極めて低いという特徴的な傾向は同じであった．しかし，欧米先進国では近年喫煙率の低下が著しい．主要国で男性の喫煙率が高いのは，①ロシア（53.3％），②中国（52.9％），③韓国（43.9％）などが目立ち，女性では，①チリ（31.0％）②ギリシャ（25.7％），③フランス（24.3％）と続いている．世界には約11億人の喫煙者がいて，途上国の喫煙者は約8億人，その大部分の7億人が男性である．先進国の喫煙者が約3億人で，男性が2億人，女性が1億人である．先進国では女性の喫煙率が高い．中国には全世界の32％，3億5,000万人の喫煙者がいて，その大部分の92％が男性で，女性は約2,700万人（7.7％）に過ぎない．またインドでも喫煙者（男性約2億8,000万人，女性2,900万人）の増加が著しい．このようにアジアの大国で喫煙者の多いのが目立つ．先進国で喫煙率の低下をみる一方で，中・低所得国家

でたばこの消費が伸びているのは，大手たばこ会社の販路が途上国に向けられているためともいわれている．

　中国は1982年に喫煙条例を制定し，たばこ税を2倍に引き上げている．1998年には病院や学校，映画館など，主な公共施設では全面禁煙とし，1999年にはたばこの公共広告が一切禁止され，2000年にはたばこのパッケージにタール・ニコチン量を表示することを義務づけた．2003年11月にはWHOの「たばこ規制枠組み条約」に署名，2005年10月に発効した．2008年の北京オリンピックを機に公共の施設での喫煙の取締りが強化された．北京では厳しい禁煙条例「北京市喫煙管理条例」を検討しており，2022年の冬季五輪の成功に向け，喫煙大国首都のイメージを改めようと躍起になっている．中国はたばこの生産量，消費量が世界の3分の1を占め，たばこの税収は全体でダントツの一位を占める．例えば中国煙草総公司によれば，たばこ業界の2012年度の税収・利益は前年に比べて16％増加し，8,650億元（約15兆円）に達したという．対照的に香港はアジアでも最も喫煙率が低い地域に入り，2007年1月1日に禁煙都市宣言をした．2008年の喫煙率は11.8％に過ぎず，喫煙対策も進んでおり，禁煙条例に違反すると厳しい罰金が科せられるので，旅行などで滞在する際には注意が必要である．

　全世界で年間600万人という多くの人が，たばこが関連する疾病で死亡するということは前にも触れた．2030年の関連死亡者数は年間300～350万人と予測されている．これらの死亡の72％は発展途上国の人たちであるという予測がなされている．世界の葉たばこ生産国は，第1位が中国（314万8,547トン），第2位がブラジル（85万673トン），第3位がインド（83万トン），第4位が米国（34万5,837トン），第5位がインドネシア（26万200トン）の順になっている．

　世界のたばこ企業の売り上げとなると米国がトップ，ついで英国，第3位に日本の「日本たばこ産業；JT」が入っている．アジアでの喫煙率は，男性が約60％，女性は約5～10％ということはすでに述べたが，米国は自国内でのたばこ販売を規制する一方で，外国，ことにアジア地域への米

国製たばこの売り込みを続けていることが問題にされている．WHO は，最近たばこ規制枠組み条約の強化を目指しており，密造たばこの不正販売や密輸を厳重に取り締まるように各国が合意したという．世界各国で不正販売や密輸によって年間 500 億ドル（約 4 兆 1,000 億円）の税収が失われ，若年層に廉いたばこが出回って，健康被害の恐れが増えることを心配している．

c．未成年者喫煙率の推移とその対応

米国疾病管理センター（Centers for Disease Control；CDC）では「若年者危険行動調査」（Youth Risk Behavior Survey System；YRBSS）の 2015 年度データを集計・分析した．現在や将来にわたって健康に与える影響を，青春期に限ってみられる問題点を評価するものである．①不慮の事故や交通事故，②喫煙，③アルコールや薬物の使用，④性行動，⑤食生活，⑥身体活動，⑦肥満，過体重を避ける適正体重の維持などの項目に対するアンケート形式での調査結果である．この調査は 1991 年から開始され，2015 年までに合計調査の数は 1,700，延べ 380 万人が対象になってきた．今回は全米 37 州に所属する学校区，主として公立校から，9～12 学年の生徒 1 万 5,425 人（回答率 71～87 %）を対象とした．この調査の喫煙率を調べた結果によれば，これまでに一度でも喫煙をしたという「生涯喫煙」の生徒は，1991 年が 27.5 %，1997 年が 36.4 %であった．しかし 2015 年には男子が 33.8 %，女子が 30.7 %とやや高くなった．現在喫煙中（調査以前 30 日間で 1 日以上）の生徒は 1991 年の 12.7 %から 1999 年には 36.4 %に上昇したが，2015 年には男子 11.8 %，女子 9.7 %に減少した．頻繁に喫煙する生徒（調査以前 30 日間で 20 日以上）も，1991 年の 12.7 %から 1999 年の 16.8 %に上昇したのが，2015 年には男女ともに 3.5 %以下に低下した．

また，CDC が「Behevioral Risk Factor Surveillance System（BRFSS）」に報告しているデータによれば，2011 年（約 40 万人）と 2015 年（45 万人）の分析から，18 歳から 24 歳の喫煙率は 2012 年が 19.6 %，2013 年が 19.0 %（男子 21.6 %，女子 17.2 %）であった．中・高校生ともに低下

傾向がみられるが、最近は電子たばこや無煙たばこの使用が増える傾向にある。

　世界的に「若年層」、「低年収」、「低学歴」の人に喫煙率が高いという。CDCによると未成年者の紙巻きたばこ喫煙率が高いのは、南太平洋の島国や南米、ロシアなどである。

　わが国の中学生、高校生の喫煙率についての調査では、1996年度の中学1年生男子の喫煙率は7.5％であったのが、2000年は6.0％、2004年には3.2％と徐々に低下してきている。同様に女子中学1年生の喫煙率は、それぞれ3.8％、4.2％、2.4％であった。高校3年男子の喫煙率は、1996年が36.9％、2000年が同じく36.9％であったが、2004年には21.7％と大幅に低下した。同じく女子3年生ではそれぞれ15.6％、15.8％から2004年には9.7％に低下していた。

　2008年度にわが国の厚生労働省研究班が実施した中学生・高校生の喫煙習慣に関する全国調査によれば、過去10年間、喫煙率の減少が著しいことが判明した。全国から無作為に抽出した中学130校、高校110校の約70％、約9万5,000人のアンケートを集計した。毎日喫煙するのは中学生男子0.8％（1996年2.4％）、女子0.3％（同0.7％）であり、高校生男子は4.7％（1996年18.0％）、女子1.7％（同4.6％）と、こちらも著しい低下がみられた。喫煙開始年齢の低年齢化は世界的に共通する社会問題であるが、わが国での若者の喫煙率の低下については、喫煙場所の規制、たばこの値上げ、自動販売機での自由な入手が困難になったことなどとともに、受動喫煙をふくむ社会全体の禁煙運動の成果ともいえる。「健康日本21」でも未成年者の喫煙をなくすことを目標に掲げている。喫煙の動機は、「好奇心」、「何となく」、「友人のすすめ」がベスト3で、継続喫煙者になると「落ち着くから」、「吸わずにいられない」などがその理由になっており、短期間に依存症になることがわかる。

　米国で広がる青少年の喫煙対策として、当時のクリントン元大統領が1996年8月、ニコチンを含むたばこを「中毒性のあるドラッグ（薬物）」に指定し、米国食品医薬品局（FDA）の管理のもとに、未成年者に対す

る販売や広告を厳しく規制する大統領命令を発表した．未成年者の喫煙を7年間で半減させることを目指したものである．

D．喫煙の病態生理

　たばこが有害である主な原因は，煙を構成する多数の化合物で，ニコチン，タール，一酸化炭素，発がん物質，刺激性物質およびまだ作用機序の明らかでない微量の気体などが挙げられる．ニコチンは身体にとって嗜好性があり，そのために禁煙がはなはだ難しい．

　喫煙の効能として，脳内のニコチン受容体を刺激して，中枢神経系および自律神経系に作用し，気分を高揚し，学習能力を高め，集中力や注意力などを高めるということがいわれる．一方で，心拍数の増加，血圧上昇，血管収縮，血液凝固能の亢進，および酸素消費量の増大などを引き起こすこともわかっている．

　煙の中の一酸化炭素は血液中ヘモグロビンと結合し，組織への酸素輸送量を妨げる．循環器障害を有する人や喘息患者，あるいは妊婦では，血液中の一酸化炭素濃度が高くなって，酸素不足状態（hypoxia）に陥ることは望ましいことではない．

　発がん性物質としては，タールが肺がん発症の一因となる．またタール中に認められる刺激性物質は細気管支の狭窄をもたらし，線毛運動に対して抑制的に働く．次に各臓器への影響について述べる．

a．呼吸器系への影響

　呼吸器系への喫煙の影響は最も大きく，かつ多様である．大気道では粘液分泌が増加し，咳，喀痰の頻度が高くなる．小気道では喫煙の結果生じた潰瘍や扁平上皮化生で炎症が起きやすくなり，線維化や筋肉成分が増加して気道狭窄を起こし，杯細胞の増加などが続発する．粘液線毛細胞の損傷，粘液の過剰分泌，線毛機能の傷害などがさらに進行する．また，たばこの煙はマクロファージ，好中球などの炎症細胞の増加をもたらし，それによって肺臓内でのエステラーゼの放出が亢進して肺気腫の原因となる．細菌感染を起こしやすくなることも，上記の機序を促進する原因となる．

b. 循環器系への影響

ニコチンの吸収は極めて速く，口腔，胃腸粘膜，気道のみならず皮膚からも吸収される．吸収されたニコチンの大部分は肝臓のミクロソーム酵素によって，主としてコチニンに代謝され，全体の 80〜90 ％が腎臓から速やかに排泄される．ニコチンの血液中の半減期は 30 分前後である．

ニコチンは交感神経を興奮させ，収縮期および拡張期血圧を一時的に上昇させ，また心拍数，心拍出量，冠血流量も増加させる．末梢動脈は収縮し，たばこの煙に含まれる一酸化炭素がヘモグロビン，ミオグロビン，およびチトクローム酸化酵素などと結合するため，酸素の輸送や利用機構も損傷を受ける．この結果，全身組織での酸素放出障害による低酸素状態をきたす．一酸化炭素の結合したヘモグロビンが増加することによって血管内皮が低酸素状態に陥り，内皮の損傷が起こる．また，白血球粘着能の増加，活性化された白血球から血小板活性化因子やトロンボキサンなどが放出され，ニコチンやカテコールアミンによって増強された血小板凝集能をさらに亢進させる．その結果，血栓傾向が高まり，血管透過性も増強する．

妊婦の喫煙は，低体重児出産の可能性を高くし，非喫煙者の 2 倍にもなるという．早産や周産期死亡の危険性も高くなる．妊婦の受動喫煙によるリスクも考えられている．2016 年 5 月に厚生労働省の研究班が，わが国において受動喫煙が原因で年間 1 万 5,000 人が死亡するという推計結果を発表したことはすでに述べた．ことに肺がんが約 2,500 人，心筋梗塞など虚血性心疾患が約 4,500 人，脳卒中が約 8,000 人，乳幼児突然死症候群（SIDS）が約 75 人などとなっている．禁煙対策の推進が望まれる．

喫煙により HDL コレステロールの減少に加えて LDL コレステロール，総コレステロール，中性脂肪の増加をきたし，粥状硬化が促進されやすいことはよく知られている．LDL コレステロールは血小板の活性化を促進し，HDL コレステロールは血小板の活性化を抑制すると考えられてきた．しかし，最近になって脂質の酸化変性という概念が明らかになってくると，酸化を抑えた LDL コレステロールでは，ほとんど血小板の活性化や活性化の促進作用はみられず，酸化変性を受けてはじめてこれらの作用

を発揮することが明らかになった.

一酸化炭素は動脈内膜の酸素圧を低下させ，動脈壁における内皮の透過性を高め，損傷を受けやすくし，その結果，脂質の沈着が助長される.

c. 自律神経系および中枢神経系への影響

喫煙によりカテコールアミンの代謝が促進され，血管が収縮する．ニコチンは脳内のニコチン受容体に作用して，気分，集中力，注意力，遂行能などに影響を及ぼすことはすでに述べたとおりである.

たばこにはこの他にカドミウム (Cd)，ニッケル (Ni)，鉛などの重金属が含まれ，主煙流への移行率は Cd が約 25 ％と，他の金属より高率である．フィルターで 50 ％以上が吸着されるが，吸入された Cd の 25〜50 ％が体内に吸収される．これらの微量元素の人体への影響は，必ずしも明らかでない.

E. 喫煙の健康への影響

たばこの煙にはニコチンやいろいろな発がん物質・発がん促進物質，一酸化炭素，種々の線毛障害性物質，その他多くの有害物質が含まれている.

呼吸器疾患として慢性気管支炎，肺気腫の主要な原因となり，慢性閉塞性肺疾患 (chronic obstructive pulmonary disease；COPD) では 80〜90 ％が喫煙によるといわれる．喫煙本数に比例して喘息の頻度および症状の悪化，呼吸器感染症の再発，肺機能の低下が起こる．また，母親が喫煙する幼児では気道感染が増加する.

妊娠中の喫煙は，受動喫煙も含めて低出生体重児，流産，早産の原因となる．また，乳幼児突然死症候群 (SIDS) が，母親の妊娠中の喫煙だけでなく，受動喫煙によっても認められるという．また，小児喘息発症の頻度も高い.

循環器疾患としては，男女共に冠動脈性心疾患の主要な原因となり，その死亡率を高める．冠動脈性心疾患での死亡の 30 ％近くが喫煙によるといわれている．喫煙は脳梗塞および脳出血の危険性を増大させ，その危険性は経口避妊薬の使用によって倍加する.

70　Ⅲ　ライフスタイルと健康

　フラミンガム研究（Framingham Study）での 26 年間の追跡調査によれば，喫煙は脳梗塞の危険因子であるという結果が出ている．

　また，日系米人男性を 12 年間追跡した喫煙者と非喫煙者の比較調査によると，喫煙者では脳梗塞が多く，40 本以上吸うヘビースモーカーは，10 本以下の人よりも，2 倍も脳卒中のリスクが高いことがわかった．

　喫煙は末梢血管疾患の原因にもなり，最も重要な危険因子となる．バージャー病という名前で知られ，ヘビースモーカーによくみられる．主に下肢の末梢動脈内膜の炎症による動脈の閉塞によって血流障害が生じる．閉塞性血栓血管炎とも呼ばれる．その結果，歩行障害や下肢の感覚異常をきたす．間欠性跛行が特徴的な症状で，しばらく歩くと歩けなくなり，少し休むとまた少し歩けるという繰り返しがみられる．禁煙・治療で軽快しても，再喫煙で再燃することが多い．ことに糖尿病患者の喫煙は，循環器系および末梢血管系の疾患を増悪させる因子となる．

　低ニコチンや低タールたばこの喫煙による健康への影響は，ある程度は軽減されるが，肺がん，虚血性心疾患などのリスクは非喫煙者に比べると依然高率である．

> **注）** Framingham Study とは，1948 年に米国ボストン郊外の Framingham でスタートし，現在も進行中の大規模疫学調査である．疫学的前向きコホート調査で，いろいろな対象疾患に対する断面調査が行われている．現在までの成果として，心血管系危険因子として総コレステロール高値，HDL コレステロール低値，高血圧，喫煙，左室肥大，耐糖能低下，糖尿病，血中フィブリノーゲン高値が明らかにされており，しかもそれらの危険因子が合併すればするほど，相乗的に心血管系疾患の危険性が増加することが明らかになっている．

　喫煙とがんとの関係は明らかで，わが国において喫煙が原因でがん死するのは約 30 ％といわれる．国立がん研究センターのデータによれば，非喫煙者と比較した喫煙者のがんによる死亡は，口腔・咽頭・喉頭がんが男性で 2.7 倍，女性で 2.0 倍，肺がんが男性で 4.8 倍，女性で 3.9 倍多い．この他，膀胱がん，膵臓がん，肝・胆管系のがん，および腎臓がん，女性では子宮頸がんなどで約 1.5 倍程度高いといわれている．

　最近の研究によれば，たばこの煙に含まれる発がん物質として，ベンゾ

ピレンの代謝物でBPDE（Benzo(a)pyrene diolepoxide）と呼ばれる物質が，細胞のDNAの中のP53と呼ばれるがん抑制遺伝子に結合して，突然変異を起こすという．ベンゾピレンはたばこ1本に20〜40ナノグラム（ng，ナノは10億分の1）程度含まれている．P53は，DNAが損傷を受けた際に細胞増殖を止めてがん化を防ぐ作用を有し，がん抑制遺伝子の中でも最も強力といわれている．P53の変異は肺がんの約60％でみつかっている．たばこの主流煙，副流煙に含まれる化学物質のうち，人体に有害なものは250種類を超え，発がん性が疑われるものは60種類を超えるといわれている．

　妊婦の喫煙により流産，死産および低体重児出産の危険性が増すことは前に述べた．子どもの身体的・精神的発達の遅滞などの可能性も指摘されている．

　妊娠中，少なくとも1日10本以上の喫煙をした母親から生まれたグループと，全く喫煙をしない母親から生まれグループのIQ値を調べた成績によると，非喫煙の母親から生まれた子どものIQは，喫煙した母親から生まれた子どもに比べて，3歳時で平均8.7，4歳時で10.2高いという結果が得られている．母親の知能程度，教育程度などを考慮しての補正後は，4.35の差しかなかったが，依然として有意の差が認められ，さらに出生時体重や頭囲など，周産期における因子で補正しても，やはり有意差を認めたという．

　米国女性を対象とした受動喫煙歴と肺がんによる死亡率との関係を調べた報告によっても，家庭内で配偶者が喫煙者の場合，非喫煙者の妻が肺がんになる率は高いという成績がでている．子どもでは乳幼児突然死症候群や喘息，気管支炎といった呼吸器疾患とも関連があるという事実はすでに述べた．

F．禁煙運動への取り組み
a．WHOの禁煙への取り込み
　WHOは1970年以来，「たばこの規制に関する世界保健機関枠組み条約

72 Ⅲ ライフスタイルと健康

（WHO Framework Convention to Tobacco Control；FCTC）の発効に向けて努力してきた．そして，2004年11月30日にペルーが40ヵ国目の批准国となり，2005年2月28日より発効した．日本は2004年6月に，19番目の批准国となっている．2015年3月4日現在180ヵ国がFCTCに参加している．この国際条約には，①たばこ価格（たばこ税）の引き上げ（第六条），②受動喫煙の防止（第八条），③たばこの警告表示の強化（第十一条）などが盛り込まれている．しかし，有力たばこ産業をかかえる米国はまだ批准していない．たばこの自動販売機の禁止，販売広告の規制などの項目は特に反対が強い．WHOの推定では，たばこ関連の疾患による死者は，対策を講じなければ，現在の700万人から2030年には約1,000万人に増え，その7割を途上国が占めるとみなされている．

　近年，ニコチン置換療法といって，ニコチンガムやパッチ（貼付薬）を用いての禁煙指導が行われている．ニコチン置換療法とは，パッチやガムなどでニコチンを身体に補給して離脱症状を緩和する方法である．ニコチンガムの形状は淡灰黄褐色の四角形のガムで，独特の芳香があり，この1個の中にはニコチン2.0mgが含まれている．本剤の用法・用量は，喫煙をしたくなったとき，1回1個をゆっくりと約30分間かけて咀嚼する．通常1日6〜12個の投与から始めて，1日の総投与量を次第に減らし，1日1〜2個となった段階で投与を中止する．最高投与量は1日30個を限度とする．3ヵ月をめどに投与を行うが，6ヵ月を超えて投与することは控える．本剤を咀嚼するときの注意事項は，①嚥下しない，②コーヒー，炭酸飲料などの摂取後はしばらくの間服用を避ける，③義歯などの歯科的処置を施された患者には慎重に投与する，④エアゾルなどの同時使用により，口内や咽頭の刺激感，咽頭痛などの副作用を増悪させる可能性がある，などである．また，非喫煙者，妊婦，心筋梗塞の発症直後や重篤な狭心症のある患者，側頭下顎関節疾患の患者には禁忌である．また，高血圧，口内炎，咽頭炎，食道炎，消化性潰瘍，甲状腺機能亢進症，褐色細胞腫，インスリン依存性糖尿病の患者などには慎重に投与する必要がある．行動置換療法はニコチン置換療法と並行して行う．離脱症状は禁煙してから1，

2週間目がピークなので，その間の離脱症状を緩和するためにいろいろな行動をとって，最終的に投与を中止して禁煙を成功させる．適切なカウンセリングによって有効率が向上する．たばこを吸いたくなったらお茶を飲む，ガムをかむ，深呼吸をするなど，日常の行動パターンを変えてみる試みが有効な場合もある．この他，禁煙のためには動機付け（motivation）が極めて重要である．ニコチンガムを用いても，禁煙の成功率はおおむね40％程度といわれており，持続的に禁煙が続けられるのはさらに減って約20％前後といわれている．数ヵ月以内に喫煙を再開するケースが多いので，その間のケアが特に重要である．

G．たばこと経済的損益

　2010年（平成22年）に医療経済研究機構が発表した「喫煙による社会的コスト推計」という調査研究によれば，2010年度における直接および受動喫煙による超過医療費・超過介護費として1兆7,700億円，喫煙により罹患して入院・死亡した労働力の損失として2兆3,600億円，その他，火災による物損や消防費，清掃費などで1,900億円など合計4兆3,200億円の損失になるという．一方，たばこの経済的プラス効果のうち，たばこ税が最大で，総額で国税と地方税を合わせて年間約2兆3,000億円，その他に約2万3,000戸のたばこ栽培農家の収入約1,200億円やたばこ小売業などの収入を含む関連産業に与えるプラス効果が約9,000億円など，プラス効果は多く見積もっても合計3兆2,000億円にすぎないという．差し引き喫煙による経済的損失は約1兆1,000億円にのぼるという．2017年5月，厚生労働省研究班が受動喫煙による経済的損失をまとめて報告した．それによると，2014年度に職場や家庭で受動喫煙にさらされた40歳以上の人が肺がん，虚血性心疾患，脳卒中などにより余計にかかった医療費の推計額は，年間3,200億円以上にのぼったという．その内訳は肺がんが約340億円，虚血性心疾患が約960億円，脳卒中が約1,900億円となっている．患者数は約13万人にも及ぶという．

　WHOが2017年1月10日に発表したところによると，たばこが世界経

Ⅲ　ライフスタイルと健康

済に与える影響は，健康被害への医療費が年間 1 兆ドル（116 兆円）以上
になるという．ことに喫煙人口の増加が著しい発展途上国でその影響が大
きいという．

　たばこの値段を千円値上げすれば，喫煙率は約 25〜35 ％減るものの，
その効果は最大 2 〜 6 兆円の増収になるという試算もある．たばこ生産農
家は年々減り，2006 年には耕作面積は 1 万 8,000 ヘクタール，耕作人員
は 1 万 4,000 人，買い入れ数量 3 万 7,000 トンであったのが 2010 年には
それぞれ 1 万 4,000 ヘクタール，1 万 1,000 人，2 万 9,000 トンとなり，
2015 年度には耕作面積は 8,000 ヘクタール，耕作人員は 6,000 人，買い
入れ数量は 1 万 9,000 トンにまで減少している．

　先に触れた「健康日本 21」でも喫煙の健康に及ぼす影響について，①
喫煙が及ぼす健康への影響についての十分な知識の普及，②未成年者の喫
煙の防止，③公共の建物・職場などでの分煙の徹底と効果の高い分煙に関
する知識の普及，④禁煙支援プログラムの普及を目指している．

　訴訟国米国では，喫煙による健康被害に対して集団訴訟が相次いで起こ
された．このような集団訴訟のうち，たばこ業界がたばこの中毒性を認め
て，39 州の政府に今後 25 年間に，合計で 3,685 億ドル（約 42 兆円）を
支払うことで和解したケースもある．

　米国人のたばこによる健康被害による余分な医療費の総額は，年間で
920 億ドル（約 7 兆 7,000 億円）という試算もあり，その経済的損失の大
きさが指摘されている．中国では男性の喫煙率が 47 ％，喫煙人口は 6 億
4,000 万人（女性は 2 ％，2,700 万人）で，たばこに関連した死亡が年間
120 万人以上にのぼり，2030 年には 300〜350 万人に達するという．受動
喫煙も 7 億人と推定され，毎年 10 万人以上が，受動喫煙が原因で死亡す
るといわれている．たばこの消費量は年間 1 兆 6,000 億本で，世界最大の
たばこ消費国であり，生産面でも世界の生産量の 43 ％にのぼる．中国煙
草総公司によると，たばこ産業の 2012 年の税収・利益は前年比 16 ％増の
8,650 億元（約 15 兆円）にもなったということはすでに述べた．

4　飲酒の効用と害

A．酒の歴史

　酒として最も古くから飲用されているのはぶどう酒である．ギリシャ神話の酒と豊穣の神ディオニュソス（Dionysos）（ローマ神話では別名バッカス Bacchus）がぶどうの栽培法とぶどう酒造りを発明したという説がある．その頃は，ぶどう酒も宗教的な儀式に用いられていた可能性が高い．ついで紀元前 3000〜4000 年に，現在のビールらしきものが造られ，古代オリエントのバビロンではすでにビールが大規模に生産され，それが酒場などで販売され，飲まれていた事実を示す遺跡が発掘されているという．

　わが国では，古事記に米を嚙んで酒を造ったという記述があり，「口嚙酒—くちかみのさけ」とよび，これが日本の酒の原型であるという．古くは，この仕事は女性の専業とされたが，室町時代になって男性に取って代わられた．そして女性はもっぱら酌婦としての役割を果たすようになった．

　酒は製造法によって次のように分類される．

①醸造酒：清酒，ビール，ぶどう酒やりんご酒のような果実酒，紹興酒など

②蒸留酒：焼酎，ウイスキー，ブランデー，スピリッツ（茅台酒，テキーラ，ラム，ジン，ウオッカなど）

③混成酒：みりん，白酒，薬酒，リキュールなど

B．アルコールの吸収と代謝

　アルコールの 90 ％以上は胃腸管，ことに小腸でその大部分が吸収され，肝臓に集まる．残りの 10 ％は汗，尿，肺から呼気として排泄される．90 ％以上は肝臓で代謝され，最終的には水と炭酸ガスになる．

　清酒 1 合中に含有されるアルコール量は約 22 g で，ビール中瓶（500 ml）1 本，ウイスキー水割りダブル 1 杯・シングル 2 杯，ワイン 1〜2 杯が同じく約 22 g に相当する．

76 Ⅲ ライフスタイルと健康

　吸収されたアルコールは，主に肝臓で代謝されるが，その代謝には二つの酵素が関わっている．まずアルコール脱水素酵素（alcohol dehydrogenase；ADH）によりアセトアルデヒドに分解される．このアセトアルデヒドはアルデヒド脱水素酵素（aldehyde dehydrogenase；ALDH）により酢酸に代謝され，最終的には水と炭酸ガスに分解される．ADH の作用でアルコールの約 70～80 ％が肝臓で分解され，残りの 20～30 ％が肝臓のミクロゾームに存在するアルコール酸化系，すなわちミクロゾーム・エタノール酸化系（microsomal ethanol oxidizing system；MEOS）で分解される．血中アルコール濃度が比較的低いときには肝細胞で，その濃度が高くなるにつれて MEOS の関与が高くなる．その分解速度は，酒の弱い人で 1 時間当たり 5 g，強い人で 10 g，平均的には 8 g 相当が分解される．

　体重 65 kg の人が 1 日に代謝できるアルコール量は 160 g がぎりぎりの限度である．これは清酒で約 7 合，ビールで大 7 本に相当し，毎日これ以上のアルコールを飲む人の肝臓は，年中休む間もなくフル操業で働いてアルコールを分解しなければならず，当然肝臓に重大な負担をかけることになる．

　肝臓でのアルコールの処理能力を超えて飲み続けると，一定のプロセスを経て肝障害が進行する．肝障害の初期には，肝臓に脂肪が蓄積し，「脂肪肝」という状態になる．さらに大量の飲酒を続けていると「アルコール性肝炎」になり，最後は「肝硬変」へと進む．肝炎の状態では，禁酒によって回復する可能性も残されているが，肝硬変までいくと回復は困難である．

　アルコールの中間代謝産物であるアセトアルデヒドが頭痛，吐き気，動悸，顔面紅潮などの原因となる．このアセトアルデヒドの刺激をうけて血中のヒスタミンが増加し，末梢血管の拡張が起こり，顔面紅潮（フラッシング）の原因となる．アセトアルデヒドは分解酵素により酢酸を経て水と炭酸ガスに分解されるが，この分解酵素にはアセトアルデヒドの代謝能力の低い 1 型と，その濃度が低いうちに効率よく働く 2 型がある．ALDHという酵素を欠損する割合は民族によって異なり，日本人を含む東洋人は

表16　ALDH2の遺伝子型と表現型

遺伝子型	表現型	飲酒後顔面紅潮
1．ALDH2*1/*1 （活性ホモ接合体）	活性型 （正常型）	—
2．ALDH2*1/*2 （不活性ヘテロ接合体）	不活性型 （欠損型）	+
3．ALDH2*2/*2 （不活性ヘテロ接合体）	不活性型 （欠損型）	++

約50％に欠損がみられ，ドイツ人，米国人，エジプト人などではほとんどゼロに近い欠損率といわれている．表16にALDH2の遺伝子型と表現型を表示した．

　アルコールが全く飲めない，いわゆる下戸といわれる人は，アルコール代謝に働く酵素のALDHの欠損，ことにALDH2欠損にあることは1980年代にわかっていた．両親から一種ずつ受け継ぐALDH2の型がともに1型でないと，アセトアルデヒドをうまく代謝できない．片親から1型を引き継いだ人は，血中のアセトアルデヒドの最高値が6倍，1型がなく2型だけの人では19倍にもなる．1型と2型は，遺伝子の塩基配列が1ヵ所だけ異なることもわかっている．

　酵素が欠損していて飲めない人にアルコールを無理強いするのは，中毒症状をきたす危険性があり注意すべきである．

　飲酒を続けていると少しは飲めるようになるのは，ADLが酵素誘導されるためである．

C．アルコールの効用とその害

　わが国では，はじめにも述べたように，昔から"酒は百薬の長"とか"御神酒あがらぬ神はない"とかいって，酒の効用面のみが喧伝されている．酒は文化であり，古くから珍重され，祭りには酒がつきものである．酒は百薬の長という言葉は，中国の「漢書—食貨志・下」にみられ，酒はどんな薬よりも効果があるという意味である．

78　Ⅲ　ライフスタイルと健康

　適量の飲酒は健康にとってマイナスでないということは，疫学的追跡調査でも明らかになっている．

　飽和脂肪酸の多い食事を多量にとるほとんどの国では，冠動脈疾患（Coronary Heart Disease，CHD）による死亡率が高い．それにもかかわらず，フランスではCHDによる死亡率が低いという現象がみられる．このパラドックスを説明するのに，大量のワインの消費が考えられた．「フランスの逆説-French paradox」と呼ばれる．疫学的調査では，ワインの摂取量がアルコール換算20〜30ｇの人でCHDの発症が低いという結果が得られている．すなわち，アルコール摂取量が1日20〜30ｇの人では，CHDのリスクを約40％も減少させるということが調査の結果明らかになった．アルコールのCHD予防効果のメカニズムとしては，適量のアルコールを飲む人ではHDLコレステロールが高いという事実があり，また，HDLコレステロールが高い人ほどCHDの発症が少ないということもわかっている．しかし，フランス人のHDLコレステロール濃度は，他国の人より決して高くはない．このような結果から，アルコールを中等量飲む人では，次のようなことが明らかになってきた．

①心筋梗塞や冠動脈内の血栓形成は予防するが，主に動脈硬化性病変の結果によって生じる安静時狭心症は予防しない．

②飲酒をしていた人が禁酒すると，CHDに対する予防効果が低下する．

③アルコールのCHD予防効果の少なくともその一部は，止血に対する影響，おそらく血小板の活性抑制によるものと考えられる．アルコールは血小板や組織プラスミノーゲン・アクチベータ，その他の凝固線溶系に対する作用を有している．

④ワインに関しては抗酸化作用や血管拡張作用，抗血小板凝集作用の働きなどが推測されているが，その心臓保護作用は，主にアルコール量によると考えられる．最近の研究結果では，ブドウの皮や種子にはLDLコレステロールの酸化を抑えるポリフェノールという物質が多く含まれており，特に，赤ワインには白ワインの10倍のポリフェノールが含まれている．酸化されたLDLコレステロールが血小板の活

性化を促進する作用を有しており，ひいては動脈硬化を促進するということは喫煙の項でも触れた．

⑤LDL コレステロールの高い人では，飲酒する人の方が飲酒しない人より CHD の相対的危険度は低い．

適度の飲酒量とは，日本酒にして1日1合程度，ビールなら中瓶1本程度，ワインでグラス1〜2杯ということになる．多量の飲酒は心臓疾患のみでなく，脳卒中による死亡率を高くすることが明らかになっている．これは血圧の上昇をきたすためである．多量飲酒者で高血圧症の人が節酒をすると，2〜3週間で血圧の低下を認める．フランス人には肝硬変が多いという説もあるので，飲みすぎには注意が必要である．

循環器疾患に対する効用も含めて，アルコールのその他の効用を列挙すると，次のようにまとめることができる．

①人間関係の潤滑油の役目をする．

②ストレス解消に役立つ．

③アペリチーフ（食欲増進剤）としての働きをする．

④適量のアルコールによる HDL コレステロールの増加が期待できる．

⑤少量のアルコールでは血圧降下作用が認められる．

これまではアルコールの効用について述べてきたが，当然飲み過ぎによる身体への悪影響，一気飲みのような飲み方の間違いによる事故や障害が問題となる．アルコールはその血中濃度の相違によって，いろいろな作用を及ぼす．表17に酔いの程度とアルコールの血中濃度との関係を示した．これから明らかなように，血中のアルコール濃度によって，大脳や延髄への作用が異なる．「ほろ酔い期」では中枢神経系における抑制がとれ，興奮状態となって活発で雄弁になるが，やや情緒不安定になる．さらに進むと「酩酊期」になり，運動能力の低下をきたし，転倒や足元がふらつくようになる．「泥酔期」になると，歩行が千鳥足となり，言語障害，視覚障害などをきたすようになる．意識が次第にうすれてきて，精神錯乱，意識喪失をきたすようになる．呼吸中枢が抑制されて，循環不全による心不全，昏睡から死に至る．

80　Ⅲ　ライフスタイルと健康

表17　酔いの程度とアルコール血中濃度

「ほろ酔い期」；0.05％（清酒2合，ビール大2本）前後
「酩　酊　期」；0.1％（清酒3合，ビール大3本）前後
「泥　酔　期」；0.2％以上（清酒5合，ビール大5本）
「昏　睡　期」；0.4％以上

　エタノールの薬理作用としては，中枢神経系に対する抑制作用が重要である．アルコールに強い人と弱い人との違いは，前に述べたアルコールの代謝酵素の相違と，中枢神経系のアルコールに対する感受性の差異による．

　アルコールの肝臓に対する影響は前に述べたが，消化器系に対するアルコールの影響としては，アルコール性消化管粘膜障害がある．胃腸粘膜の血流障害による場合のほかに，アルコールの直接的な粘膜関門（mucosal barrier）の破壊による粘膜障害による．代表的な疾患としては，出血性胃炎，食道炎，マロリー・ワイス症候群（Mallory-Weiss syndrome），胃・十二指腸潰瘍などがある．さらには胃粘膜上皮の修復機構を阻害して治癒を長引かせる．

　アルコールとがんとの関係は，喫煙と同様に常習的飲酒者に口腔・食道がん，咽頭がん，肝臓がんや直腸がんの相対的危険度が高いといわれている．最近のメタアナリシス（複数の研究の結果を統合し，統計的手法で分析する方法）による分析では，乳がんとの関連も指摘されている．アルコール関連障害としては，アルコール依存症が一番問題になる．WHOはアルコール症という言葉で，「明らかな精神障害ないし心身の健康，対人関係，社会的および経済的生活に弊害をおよぼす程度にアルコールに依存した過飲酒者」と定義している．アルコールの分解酵素にはADH2とALDH2があり，両方の酵素ともに1型と2型の二種類あり，ALDH2の2型は白色人種（コーカソイド）にはみられず，黄色人種（モンゴロイド）特有のものとされていることはすでに述べた．この酵素型の組み合わせにより依存症になりやすいタイプと，なりにくいタイプがある．ADH2とALDH2二酵素とも1型だけの人は平均の約8倍もなりやすい．一方，ADH2は2型だけ，ALDH2は1型と2型の両方を持つ人の危険率は平均の7分の

1である．日本人の約9％を占める ALDH2 が2型だけの人は，もともと酒が飲めないので依存症にならない．アルコール依存症では種々の疾病を合併することが多いが，その大部分は肝臓障害で，ついで胃腸障害，糖尿病と続く．結核，高血圧，高尿酸血症，脂質異常症なども多い．食道静脈瘤の破裂や糖尿病性昏睡などで突然死するケースも珍しくない．

「健康日本21」が指摘する適正飲酒量は，先に述べたように日本酒1合，ビール中瓶1本，ワイン・グラス1〜2杯程度である．その理由として，適正飲酒は虚血性心疾患や脳血管障害を予防するというデータがあるためである．また，多量飲酒者の減少や未成年者の飲酒を防止する知識の普及および啓発も掲げている．

わが国におけるアルコール多量飲酒者（依存症）は，厚生労働省の「患者調査」によれば，2003年は80万人，2013年には100万人にのぼるという．アルコール依存症に基づく精神障害や離脱症候群については，メンタルヘルスの項で触れる．

WHO では，アルコールが関係したさまざまな疾患を挙げており，世界中で年間に約250万人が死亡しているという．ことに最近，米国立衛生研究所（NIH）は妊娠中の飲酒が胎児に与える深刻な影響を警告している．胎児性アルコール・スペクトラム障害（fetal alcohol spectrum disorders；FASD）といって，発達遅延や脳の発育障害，行動異常などさまざまな障害の原因になるという．

前に触れた米国における未成年者における喫煙調査と同様に，飲酒についても米国疾病管理センターによる YRBSS の成績がある．2015年のデータでは，9〜12学年男子の飲酒率は 32.2％，同じく女子は 33.5％であった．13歳以前に飲酒を経験した生徒は，男子で 19.7％，女子で 14.6％である．前回の調査に比べ，確実に低下している．問題は飲酒運転や暴力行為である．

5 ストレスと健康

A. ストレス（stress）の概念

　ストレスという言葉を最初に使ったのはカナダの生理学者ハンス・セリエ（Hans Selye, 1907-1982）で，苦しみや恐れなどの精神的な刺激（ストレッサー）が原因となって，生体内に生ずる生理的な歪みと，それに対する体内の副腎皮質反応による適応症候群，生体防御反応によって起こるというものである．ストレッサーによって起こる状況をストレス状態と呼んだ．

　セリエは全身的な適応症候群を次のように3期に分けた．

　第1期：警告反応期と呼び，副腎皮質ならびに副腎髄質からのホルモン，ことにアドレナリンの分泌亢進が起こり，消化管の潰瘍性変化などを認める時期．

　第2期：抵抗期と呼び，生体はストレス状態に順応し，適応性を獲得して生きていく時期．

　第3期：疲弊期と呼ばれ，適応する力を失うと死亡する時期．

　このようにストレスは段階的に進行するという説である．現在では，ストレスによるストレス状態がいろいろな疾病の原因として説明しやすいことから，生活習慣病の成因に関してもこの説が応用されるようになった．厚生労働省は2015年（平成27年）12月1日より，従業員50人以上の事業所において，改正労働安全衛生法に基づくストレスチェックを導入，義務化した．その主旨は，事業所の従業員が業務上かかえこむストレスによる体調不良を未然に解消・予防することを目的としている．従業員のアンケートによって高ストレス者を選別し，面接指導を行って適切な措置を行うシステムである．

B. ストレスと疾病

　現在の社会は複雑化し，家庭，職場あるいは社会全体から受けるストレ

スは急増している．ストレスによって引き起こされる疾患には，神経症，うつ病，心身症，睡眠障害，アルコール依存症，摂食障害，不登校など，さまざまな形でその影響がみられるが，ここでは，主として身体的にみられる代表的な疾患について触れ，精神・心理的な病態については別項で触れる．

a．過敏性腸症候群 irritable bowel syndrome（IBS）

過敏性腸症候群は 1871 年，米国人のダ・コスタ（1833-1900）が初めてストレスと消化器症状との間の臨床的意義に注目し，報告したのが最初とされる．彼は米国の南北戦争の時に，戦争という一つの限界状況において，死に直面した兵士が，心臓がドキドキし，今にも死にそうなほど心臓の動悸と不安が生ずるのを観察し，そのような兵士にはしばしば持続性の下痢がみられると報告した．その後，このように心理的なストレスに基づく下痢症に対して，過敏性腸症候群という名称が用いられるようになった．

成因としては，心理的，情緒的，食事的因子の関与によって，大腸機能，すなわち運動と分泌，吸収機能などの異常をきたし，運動亢進による腹痛と下痢をきたす．ストレス状態を引き起こすストレッサーとしては，その人の社会的，身体的，精神的条件によっても異なるが，多くは職場や家庭内でのいろいろな問題，健康への不安などが自律神経失調状態をもたらす．

女性は男性より約 3 倍多く発症し，20〜60 歳代が多い．肉体労働者より精神労働者に，また地方よりも都会に多いといわれている．

症状としては，腹痛が特徴的である．部位として下腹部が多いが，日によって部位が一定していないことが多い．ついで，便通異常として頻回の下痢を訴える．逆に便秘を訴えることもあり，この場合はけいれん性便秘である．その他には腹部膨満感，心悸亢進，呼吸困難，倦怠感，めまい感，頭重感，異常発汗なども多い．主要文明国では，人口の約 10〜15 ％にみられるともいう．最近の国際会議で決まった診断基準 Rome Ⅲ（2006 年）では次のようになっている．

過去 3 ヵ月間，月に 3 日以上にわたって腹痛や腹部不快感が繰り返し起こり，次の項目の二つ以上がある．①排便によって症状が軽減する．②発

症時に排便頻度に変化がある．③発症時に便の形状（外観）の変化がある．

治療としては心理・精神療法が行われるが，薬物療法を必要とすることもある．この場合は抗コリン薬，坑不安薬，抗うつ薬などが中心となる．

b．機能性胃腸症 functional dyspepsia（FD）

上部消化管に対してストレスは，機能性胃腸症の発症と密接に関わっている．精神的・身体的ストレス，たとえば頭部外傷，手術ことに脳外科手術，火傷，敗血症などにより，大脳の視床下部の交感神経が刺激され，ノルエピネフリンやエピネフリン（アドレナリン）の分泌亢進が起こり，これが脳下垂体前葉を刺激して副腎皮質刺激ホルモン（ACTH）の分泌を促進する．この刺激によって，副腎皮質から副腎皮質ホルモン（コルチゾール）の分泌亢進が起こる．このホルモンは，いろいろな臓器におけるストレス障害を除去する方向に働くが，過剰なストレスが持続すると自律神経系の緊張状態が続き，びらん性胃炎，出血性胃炎や多発性の潰瘍をみるようになる．もう少し詳細に述べると，図7に示すように，ストレスが生体に加わるとその刺激が自律神経と下垂体・副腎系を通って胃に刺激を伝える．交感神経の刺激によって胃の血流障害をきたし，さらには血管作働性物質の関与によって胃壁血管のけいれん，収縮などにより消化管粘膜の血流障害はさらに悪化し，消化管の運動機能の異常，副交感神経の興奮，ストレスによるヒスタミン分泌の亢進なども加わって，胃液の分泌はますます亢進する．このような機序によって，ストレスは攻撃因子を強め，防御因子を弱めるために，上部消化管を中心にいろいろな症状・病変をきたすようになる．症状として胃部不快感，腹部膨満感，易満腹感，胸やけ，食欲不振，悪心，嘔吐，曖気（げっぷ），などが多い．症状を説明するだけの器質的疾患がみつからないのも特徴である．治療としては心理的な方法が有効なこともあるが，運動不全型には運動機能改善薬，潰瘍型には胃酸分泌抑制薬や運動機能改善薬，抗不安薬などが投与される．

c．高血圧症

強い精神的ストレスが持続すると，神経ホルモンであるカテコールアミンや副腎皮質ホルモンが増加し，また交感神経系の緊張が持続することに

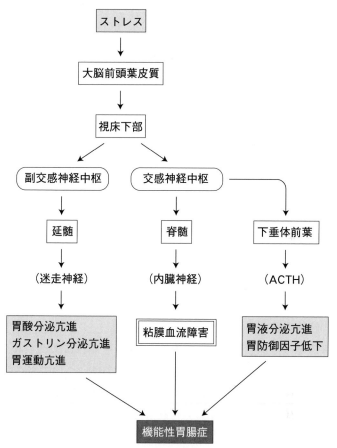

図7　ストレスと機能性胃腸症の発生機序

よって血圧が上昇し，このような心理的ストレスや不安が長期にわたり持続すると，高血圧をきたすようになる．心理的ストレスの関与には個人差がある．たとえば，①年齢と性差，②高血圧の程度，③遺伝歴，④性格，⑤生活や環境因子などによって違いがでる．

　生理学者キャノンによるストレス緊急反応説が有名で，情動―交感神経系学説とも呼ばれている．

　高血圧症には腎性高血圧，内分泌性高血圧，中枢神経性高血圧，心臓血

管性高血圧などがあるが，成因のはっきりしない，いわゆる本態性高血圧と呼ばれているものの中には，ストレスが原因で発症している場合もある．このような場合には，心身医学的な診断が求められる．不安状態や抑うつ状態を診断するためには，面接による詳細な問診が重要で，ストレスの原因を突き止めるように努める．時には心理テストなども用いられる．白衣高血圧とよばれる病態がある．自分が家庭で測った血圧は正常であっても，病院などで白衣を着た人に測ってもらうと血圧が上るような人がこれに該当する．これも過度の緊張やストレスが誘因と考えられている．

治療としては，精神・心理療法，自律訓練法などがあるが，薬物療法が必要になることも多い．

d．食行動異常 eating disorders

ストレスによる拒食症や過食症は若い女性に多くみられる食行動異常であるが，一時的なもので心身症的なものとは区別して考える．詳細についてはメンタルヘルスの項で述べる．

e．勃起機能障害 erectile dysfunction（ED）

勃起機能障害は器質性 ED と心因性（機能性）ED に大別される．世界インポテンツ学会（ISRS）によると，心因性 ED についてさらに細かく分類されているが，ストレスの関与が疑われる場合が多い．カウンセリングや専門家による心理療法が試みられることも多い．ED の治療薬としてバイアグラ® が使われるが，この薬はホスホジエステラーゼ・タイプ 5（phosphodiesterase type 5；PDE 5）を選択的に阻害し，陰茎海綿体において cGMP を産生して海綿体平滑筋を弛緩し，勃起を誘発ないし増強するものである．血圧を低下させることがあるため，循環器系の疾患を有する人や重症の肝機能障害を有する人，あるいは網膜色素変性症を有する人には禁忌である．

f．過換気症候群 hyperventilation syndrome

精神的な不安やストレスが原因で過呼吸状態になり，全身のしびれや動悸，めまい，呼吸困難というような症状が起こる．重症になれば失神状態も引き起こす．生体の呼吸調節機構が心理的要因によって影響を受け，無

意識に深い呼吸を頻回に繰り返し，その結果として動脈血の二酸化炭素濃度が低下し，異常に血液の pH が上昇し，いわゆる呼吸性アルカローシスが起こる．交感神経系の β 受容体の機能亢進の関与もあいまって，多彩な身体症状と精神症状を呈するようになる．

　一般的に本症は 10 歳代の女性に多くみられ，女性には男性より約 2 倍多くみられる．最近では心理的・社会的ストレス要因の増加に伴い，男性や高齢者にも増えてきている．

　かつては紙袋などで口や鼻をおおい，血中の二酸化炭素濃度を上げる方法が行われたが，最近は注意して行わないと危険なこともあり，酸素不足にならないよう少し隙間を作っておくなどの注意が必要である．発作は一時的で，自然に回復することが多い．不安が強い場合は抗不安薬が投与される．パニック障害やうつ病などが基礎疾患としてある場合はその治療も並行して行う．

g．アレルギー疾患

　最近，学童・児童期から思春期の子どもを中心に，アトピー性皮膚炎が増加している．その原因の一つに挙げられているのがストレスである．すなわち，アトピー性皮膚炎の悪化が，15〜19 歳の受験期，20〜24 歳の就職時期に一致するといわれている．また，居住地が変わることも，この時期に発症しやすい原因と考えられている．心理的ストレスとじんま疹との関係もよく知られている．精神的緊張や過労が原因でじんま疹が悪化することも多い．気管支喘息の発作の誘因として，心理的ストレスが関与する場合が多いことはよく知られている．心理的・社会的因子が関係して身体的な防御機能が低下し，喘息が誘発されやすくなると考えられている．詳細については後に述べる．

h．VDT（visual display terminal）による健康障害（テクノストレス眼症）

　パソコン・ワープロなど，いわゆる VDT を長時間使用する際に，眼，頸肩腕，手指および精神・神経などに異常をきたす疾患を VDT による健康障害，別名でテクノストレス眼症と定義する．その症状は，VDT 作業

中にみられる自覚症状と，VDT 作業の終了後もみられる日常的な自覚症状に大別される．具体的には，作業に伴って眼精疲労と呼ばれる眼の疲れ，痛み，かすんで物が見にくいなどの眼に関する症状，長時間の作業後の肩こりや手足，腰のしびれや疼痛などの筋肉症状を伴うことが多い．強度の肉体的・精神的緊張が続くと，この他にも頭痛，吐き気，下痢，いらいら感などもみられるようになる．

日本眼科医会 VDT 研究班によるテクノストレス眼症の診断基準によれば，次のような項目を満たすことを重視している．

①眼精疲労があること（単なる疲れ眼ではないこと）．

②頸肩腕，手指などに痛み，しびれなどの異常があること．

③精神神経系に異常があること

完全型：①，②，③すべてを満たす．

不完全型：上記項目のいずれか二つを満たす．

疑い：上記項目のいずれか一つを満たす．

VDT 作業によるストレスは，身体的な影響のみならず，精神的な疲労を伴う．VDT 作業中は注意力と集中力が求められ，長時間の作業を連続的に行うことも少なくない．その結果，知らず知らずの間に身体的・精神的疲労が蓄積して，上に述べたいらいら感や頭痛，不眠やめまい感などの症状を訴えるようになる．

VDT 作業従事者には，①配置前健康診断，②定期健康診断，③健康診断結果に基づく事後措置などの健康管理の他に，環境管理，作業管理も含めて，総合的に行われなければならない．

本症は，若くて職歴の浅い女性にみられることが多く，VDT 作業時間は，2〜4時間作業する人に最も多くみられる．多くの人が精神的疲労やストレスを感じており，その割合は作業時間が長いほど高い．性格的，心理的なケアの必要性が指摘されている．

i．心身症 psychosomatic disease

ストレスの中で最もたちの悪いのは「こじれた人間関係」である．他人から自分が認められ，尊重されたいという思いは誰もが持っている願望で

あり，また，その人の心の平和にとって極めて大切なことである．他人から無視されることは耐え難いことで，それがもとで心身症になり，非社会的な行為に走る原因にもなる．

大人にみられる心身症の原因には，仕事の多忙，過重なストレスなどが原因のこともあるが，その根底には職場や家庭における人間関係のもつれが潜んでいることが多い．日本のサラリーマンでの調査では，米国での調査に比べて，職場でのストレス度が強くでる傾向にある．

今回の東日本大震災後，被災地からの避難が長期化して，そのストレスから震災関連死が増えている．

環境と健康

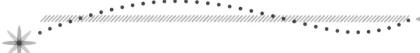

1 国際化と健康

　わが国の環境白書では，(1)オゾン層の破壊，(2)地球温暖化，(3)酸性雨，(4)有害廃棄物の越境移動，(5)海洋汚染，(6)熱帯林減少，(7)野生生物種の減少，(8)砂漠化，(9)途上国の公害などのテーマが取りあげられているが，2011年3月の東日本大震災による東京電力原発事故による放射能汚染や，膨大な量のガレキ処理の遅れ，それらによる健康被害や心理的影響などが今でも続いている．また，時代とともに病気の種類の多様化，すなわち薬剤耐性菌の蔓延，国際的な輸入感染症の増加などがみられるようになり，時代の変遷にあうような対応が必要になってきている．2016年（平成28年）度には，(1)環境の保全に関する施策として，a) 低炭素社会の構築，b) 生物多様性の保全及び持続可能な利用，(2)循環型社会の形成，(3)大気環境，水環境，土壌環境等の保全，(4)化学物質の環境リスクの評価・管理，(5)各種施策の基盤，各主体の参加及び国際協力に係る施策などが主とした目標として掲示されている．

A．国際化と感染症

　法務省入局管理局によれば，2011年度にわが国へ外国から入国した人数は，再入国した者も含め前年度に比べて約231万人減って約714万人であった．これは2011年3月11日に起こった東日本大震災と東京電力の原発事故による放射線の被害が影響した．その後は回復して，2015年度の外国人の入国者は1,969万人で，前年比で約554万人の増加であった．そ

92 Ⅳ 環境と健康

の大部分は観光目的での来日である．国別では，①中国約 450 万人（22.8
％），②韓国約 425 万人（21.6 ％），③台湾約 358 万人（18.2 ％），④香港
約 147 万人（7.5 ％），⑤米国約 106 万人（5.4 ％）という順になっている．
その後も増加傾向は続いており，2,000 万人突破は確実である．一方，わ
が国からの日本人の出国者は 2015 年には約 1,621 万人で，前年度より約
339 万人減少した．2012 年（平成 24 年）の約 1,849 万人をピークに減少
を続けている．これは 2001 年 9 月に米国で起きた同時多発テロの影響や，
その後世界各地で勃発しているテロ事件の影響かもしれない．

　現在は国際交流が盛んな時代であり，それに伴っていろいろな病気がわ
が国に入ってくる可能性が高くなっている．2002 年に日韓共同で開催さ
れたサッカーのワールドカップは，わが国への観光客を飛躍的に増加させ，
震災前の 2010 年度には 944 万人を突破していた．前に触れたように，観
光客の多い国は中国，韓国，台湾，香港，米国などであるが，最近はマレ
ーシアやフィリピンなど東南アジアからも増えている．人の交流だけでな
く，いろいろな工業製品や農産物の輸入も盛んである．農林水産省が発表
した 2016 年度のわが国の食糧自給率は，カロリーベースでわずか 38 ％に
とどまっている．主食である米の自給率はほぼ 100 ％であるが，畜産用の
飼料の大部分が輸入に頼る状況である．外国からはさまざまな食材や食料
品が輸入されている．そのために，一度も海外に出たことのない人から，
思いもかけない病気が発症し，まん延する危険性がでてきた．また，外国
からペットとして輸入されている動物が，感染源となることも珍しくない．

　輸入した遺伝子組み換え作物を原料に加工された食品，いわゆる「遺伝
子組み換え食品」については，その安全性や明示化などの問題が残されて
いる．厚生労働省が安全性の対象としている遺伝子組み換え食品としては，
大豆，なたね，じゃがいも，とうもろこし，綿などがあるが，その多くは
除草剤に対する耐性や害虫に対する抵抗性を，遺伝子操作で獲得させた植
物が大部分である．組み換えた微生物を利用して作り，組み換えた食品そ
のものを食べないものも対象になる．たとえば，凝乳酵素「キモシン」で
作ったチーズなどがある．遺伝子組み換え技術による疾病の診断や治療に

ついては，第V章で詳しく述べる．

　14世紀にヨーロッパに大きな被害をもたらしたペストの発端は，イタリアの商人達が中央アジアに交易に出かけて，タタール人と争いになったことに始まったといわれる．船でイタリアに逃げ帰ったペスト患者から，ヨーロッパ中に大流行を巻きおこした．当時1億人程度であったヨーロッパ人口の約3分の1が死亡したという．現在のエイズに匹敵する大恐慌を，ヨーロッパのみでなく世界中にもたらした．

　1976年のラッサ熱事件については後に述べるが，わが国における国際化と感染症，あるいは健康という問題提起をした最初の事件といっても過言でない．さらには1993年夏，ロシアでジフテリアが流行し，墓参団の渡航が中止になったことがある．わが国では少なくなった疾患でも外国では流行していることもあり，予防接種が有効な病気では，感染流行地に旅行する時には，事前にワクチンを受けておくことも必要になる．

　1994年にインドでペストの流行がみられ，わが国においても検疫が強化されたことは記憶に新しい．

　最初に述べたように，近年，海外への年間渡航者の増加や，外国人の入国者も増加してきた．現地で感染した病気を持ち込むケースだけでなく，外国人から罹患する機会も，今後増加すると予想される．

　WHOの報告に基づいて，2012年度中に世界各地で死亡した5,600万人の死亡原因についてみていくと，低所得国では①下気道感染症910万人，②エイズ650万人，③下痢性疾患530万人，④脳卒中520万人，⑤虚血性心疾患390万人，⑥マラリア350万人の順である．中所得国では①虚血性心疾患950万人，②脳卒中や脳血管疾患780万人，③下気道感染症530万人④慢性閉塞性肺疾患520万人，⑤下痢性疾患370万人，⑥早産合併症280万人の順である．高所得国では，①脳卒中1,260万人，②虚血性心疾患1,070万人，③慢性閉塞性肺疾患500万人，④気管疾患や肺がん310万人，⑤糖尿病230万人，⑥下痢性疾患230万人の順である．この成績から読み取れることは，低～中所得国・発展途上国ではエイズを含む感染症の比重が高く，所得の高い国では心疾患，脳血管疾患や糖尿病など，生活習

慣病に基づく疾患が死因の上位になっていることである.

　エイズ，結核，マラリアを「三大感染症」と呼ぶ．感染者の数は，2015年度にはマラリア約2億1,400万人，住血吸虫症は，2011年のCDCの報告によれば約2億4,000万人とされている．結核は世界人口60億人の約3分の1が感染し，WHOによる2014年の年間新規発症患者数は960万人と推定されており，年間に約110万人が死亡するといわれている．わが国では，がんや心疾患，脳血管性疾患が三大死因として知られているが，世界的にはまだまだ感染症が人類の最大の敵になっている.

　感染症増加の要因として，森林破壊，水質汚染や劣悪な衛生状態，温暖化などの気候変動や抗生物質の乱用などが挙げられている．また，エイズ，エボラ出血熱やデング熱など新興感染症（emerging infectious diseases）や再興感染症（reemerging infectious diseases）の流行については，上記の理由のほかに，国際化によって発展途上国や未開地との交流が盛んになったことも挙げられよう．このような世界的な感染症の広がりとその性格の変化に対応するため，1999年4月1日より「感染症の予防および感染症の患者に対する医療に関する法律」が施行された．1897年（明治30年）に制定された伝染病予防法は性病予防法，エイズ予防法とともに廃止統合された．新興感染症や再興感染症に直ちに対応できるように，総合的な感染症対策がこの法律によって推進されてきた．2003年（平成15年）11月に，この新感染症法の改正が行われた．さらに生物テロに使用される危険性の高い感染症を追加し，感染症をとり巻く状況の変遷に対応し，結核予防法の廃止・統合を盛り込んだ改正感染症法が2007年6月1日より施行されることになった．ことに諸外国から持ち込まれる危険性の高い病気への基本的な対応が考慮され，2008年5月には一部改正が行われた．その後も新しい感染症の世界的な流行の都度，追加や改正を繰り返している．例えば2013年（平成25年）には重症熱性血小板減少症候群（SFTS）が感染症法の4類に指定，2015年には鳥インフルエンザ（H7N9）および中東呼吸器症候群（MERS）が2類感染症に指定された．2013年には予防接種法の改正で，ヒブ，小児用肺炎球菌ヒトパピローマウイルス,

2014 年には水痘，肺炎球菌（高齢者）が定期接種に追加された．表 18 にその概要を示した．主な改正点は新型インフルエンザや再興型インフルエンザが新たに加わった．なお再興型インフルエンザとは，かつては世界的規模で流行していた感染症が，ウイルスの変異や人の免疫力の変化などで，再び流行する恐れのあるものをさす．

　1 類感染症：1999 年から 2004 年 12 月までの間には 1 例も届け出はなかった．2003 年 11 月の法改正後は重症呼吸器症候群（病原体が SARS コロナウイルスによるもの）と痘そうが加えられたが，今回の改正で重症急性呼吸器症候群（SARS）は 2 類に変更となった．痘そうは WHO が 1980 年に根絶宣言を出しており，自然界に天然痘ウイルスは存在しないが，バイオテロリズムに配慮して追加された（CDC によるバイオテロリズムに使用可能な生物カテゴリーを参照のこと）．

　人から人に感染するウイルス性出血熱としてラッサ熱，エボラ出血熱，マールブルグ病，クリミア・コンゴ出血熱，南米出血熱の 5 つとなった．1987 年（昭和 62 年），アフリカのシエラレオネから帰国した男性がラッサ熱の感染を疑われ，感染症法の制定のきっかけとなった．

　2 類感染症：ここに結核と，1 類の重症急性呼吸器症候群が入れられた．急性灰白髄炎，ジフテリア，鳥インフルエンザ（H 5 N 1），鳥インフルエンザ（H 7 N 9），中東呼吸器症候群がここにはいる．

　3 類感染症：ここには食中毒や輸入感染症に該当する疾患が 2 類から移された．輸入感染症の漸増を考へれば，輸入生鮮食料品だけでなく，動植物の検疫の重要性も今後益々高くなるであろう．

　4 類感染症：E 型肝炎やマラリア，狂犬病などのほかに鳥インフルエンザ（H 5 N 1）および鳥インフルエンザ（H 7 N 9）を除いた鳥インフルエンザもここに属する．

　5 類感染症：通常のインフルエンザ，ウイルス性肝炎（A 型，E 型を除く），エイズなど性行為感染症（STD）もここに属する．

　代表的な疾患については，次項以降に詳述する．

96　Ⅳ　環境と健康

表 18　新感染症・対象疾患の分類

（2007 年 6 月施行，2008 年 5 月一部改正，2011 年 2 月一部改正，2016 年現在）

類型	感染症名など	性　格
1 類感染症	エボラ出血熱，クリミア・コンゴ出血熱，痘そう，南米出血熱，ペスト，マールブルグ病，ラッサ熱	感染力，罹患した場合の重篤性に基づく総合的な観点からみた危険性が極めて高い感染症
2 類感染症	急性灰白髄炎，結核，ジフテリア，重症急性呼吸器症候群（SARS），鳥インフルエンザ（H5N1），中東呼吸器症候群（病原体がベータコロナウイルス属 MERS コロナウイルスであるものに限る）	感染力，罹患した場合の重篤性に基づく総合的な観点からみた危険性が高い感染症
3 類感染症	コレラ，腸管出血性大腸菌感染症，細菌性赤痢，腸チフス，パラチフス	感染力，罹患した場合の重篤性に基づく総合的な観点からみた危険性は高くないが，特定の職業への就業によって感染症の集団発生を起こし得る感染症
4 類感染症	E 型肝炎，ウエストナイル熱（ウエストナイル脳炎を含む），A 型肝炎，エヒノコックス症，黄熱，オウム病，オムスク出血熱，回帰熱，キャサヌル森林熱，Q 熱，狂犬病，コクシジオイデス症，サル痘，腎症候性出血熱，西部ウマ脳炎，ダニ媒介脳炎，炭疽，チクングニア熱，つつが虫病，デング熱，東部ウマ脳炎，鳥インフルエンザ（H5N1 および H7N9 を除く），ニパウイルス感染症，日本紅斑熱，日本脳炎，ハンタウイルス肺症候群，B ウイルス病，鼻疽，ブルセラ症，ベネズエラウマ脳炎，ヘンドラウイルス感染症，発疹チフス，ボツリヌス症，マラリア，野兎病，ライム病，ライム病，リッサウイルス感染症，リフトレバー熱，類鼻疽，レジオネラ症，レプトスピラ症，ロッキー山紅斑熱，ジカウイルス感染症，重症熱性血小板減少症候群（病原体がフレボウイルス属 SFTS ウイルスであるものに限る）	動物，飲食物などの物件を介して人に感染し，国民の健康に影響を与えるおそれのある感染症（人から人への伝染はない）
5 類感染症	アメーバ赤痢，ウイルス性肝炎（E 型肝炎および A 型肝炎を除く），急性脳炎（ウエストナイル脳炎，西部ウマ脳炎，東部ウマ脳炎，日本脳炎，ベネズエラウマ脳炎およびリフトレバー熱を除く），クリプトスポリジウム症，カルバペネム耐性腸内細菌科細菌感染症，ダニ媒介脳炎，劇症型溶血性レンサ球菌感染症，後天性免疫不全症候群，ジアルジア症，髄膜炎菌性髄膜炎，クロイツフェルト・ヤコブ病，先天性風しん症候群，梅毒，破傷風，水痘（入院例に限る），バンコマイシン耐性黄色ブドウ球菌感染症，バンコマイシン耐性腸球菌感染症，風疹，麻疹，薬剤耐性アシネトバクター感染症，播種性クリプトコックス症	国が感染症発生動向調査を行い，その結果などに基づいて必要な情報を一般国民や医療関係者に提供・公開していくことによって，発生・拡大を防止すべき感染症
指定感染症	鳥インフルエンザ（病原体がインフルエンザウイルス A 属インフルエンザ A ウイルスであってその血清亜型が H7N9 であるものに限る．）	
新型インフルエンザ等感染症	新型インフルエンザ，再興型インフルエンザ	

B．海外渡航時の健康管理

　海外渡航時に注意すべき一般的な健康管理としては，出発前の予防措置ならびに注意事項，現地における注意事項，さらには帰国後の注意事項に分けられる．海外渡航時に罹患する可能性の高い疾病とその予防法について解説する．

a．経口・経皮的に感染する病気

1）旅行者下痢症 traveler's diarrhea

　1995年当初から，バリ島旅行の帰国者を中心にコレラ患者が多発し，患者数は306人にのぼった．エルトール小川型というコレラ菌による感染ということが判明したが，その感染源は明らかにならなかった．腸チフス，パラチフス，A型肝炎などを含めて現地での飲料水，汚染した生ものの飲食，あるいは病原菌で汚染した手指による感染などが多いと考えられる．寄生虫も同様の経路で感染する．

　一般的に旅行者下痢症と呼ばれているものは，原因によって表19のように分類できる．

　わが国では細菌性下痢のうち，赤痢は1950年代をピークに減少していたが，1988年6月から7月にかけて水戸市で156人にのぼる大規模な赤痢の集団発生がみられ，これは水戸市内のレストランが感染源と判明し，発端者は東南アジアへの海外渡航歴のある男性であった．1975年以降は毎年1,000人前後の患者発生が続いて，その半数以上が輸入例といわれている．感染地域としては東南アジアが最も多く90％を占める．1988年，

表19　旅行者下痢症の原因別分類

(1)　細菌性：病原性大腸菌，サルモネラ菌，腸炎ビブリオ菌，ヘリコバクター，赤痢菌，コレラ菌など
(2)　原虫性：ランブル鞭毛虫，赤痢アメーバ，クリプトスポリディウム，インスポーラなど
(3)　ウイルス性：ロタウイルス，EBウイルス（Epstein-Barr virus），サイトメガロウイルス，小型球状ウイルス（ノロウイルス），デング熱，ジカウイルス感染症，鳥インフルエンザなど

IV 環境と健康

米国のプロフットボールチームの選手・スタッフが発端者となり，国際的な赤痢の集団発生がみられた．機内食のサンドウィッチが原因とみられ，国内線，国際線で同乗した乗客，乗務員からも赤痢患者，あるいは疑似赤痢患者がでたという．1998年5月，長崎県の某大学で赤痢の集団発生があり，有症者573人，うち入院が241人という報告がある．2001年12月に大阪市立幼稚園で44人の園児が赤痢に感染し，ニューキノロン系薬剤に耐性で，治療が長引いた．最近患者数は激減している．

コレラも一時増加したこともあったが，最近の輸入感染コレラ数は激減している．最近の特徴として，輸入生鮮魚介類によると思われる国内での感染・伝播が増加している．たとえば，1978年・東京池之端，1989年・名古屋市，1991年・千葉県を中心とする首都圏でのコレラの集団発生も，感染源として輸入生鮮食品が疑われた．インド，バングラデシュで，1992年から1993年にかけて集団的に大流行した集団下痢症は新型のコレラ菌と判明した．O抗原の血清型で，O139型と命名された．わが国においても，輸入例として3人報告されている．

腸チフスは，1976年以降，毎年25〜40人程度の輸入感染例があったが，1993年度の129人をピークに減少を続けている．

パラチフスも10〜20人程度の輸入感染例がある．主な感染地域は，インド，ネパール，インドネシアである．国内の報告例は2004年の88例を除けば，毎年50例未満で推移している．

旅行者下痢症の原因菌として検疫所で検出されるのは，腸炎ビブリオが圧倒的に多い．

表20に，わが国に持ち込まれた主要な輸入感染症の患者数を示した．ここに挙げたコレラ，赤痢，腸チフス，パラチフス，マラリアに関していえば，一般的には漸減傾向を示している．コレラについては，1995年当初からバリ島旅行の帰国者を中心に患者が多発したのが影響して，激増したことは前に述べた．2001年にはアフガニスタン，インド，チャド，タンザニア，南アフリカなどの国でコレラが大流行し，特に南アフリカで2000年8月から2001年4月までにコレラ患者8万6,107人が発生し，181人

表20　海外から主として輸入された感染症

年　　次	コレラ	細菌性赤痢	アメーバ赤痢	腸チフス	パラチフス	マラリア
1990（平成 2 ）	73	920	——	120	26	55
1991（平成 3 ）	90	1,120	——	106	25	58
1992（平成 4 ）	48	1,124	——	71	29	51
1993（平成 5 ）	92	1,120	——	129	46	58
1994（平成 6 ）	90	1,042	——	71	49	73
1995（平成 7 ）	306	1,062	——	64	75	66
1996（平成 8 ）	40	1,218	——	81	32	51
1997（平成 9 ）	89	1,301	——	79	37	69
1998（平成 10）	34	616	——	30	32	105
1999（平成 11）	39	620	276	72	30	112
2000（平成 12）	58	843	378	86	20	154
2001（平成 13）	50	844	429	65	22	109
2002（平成 14）	51	699	465	63	35	83
2003（平成 15）	25	473	520	62	44	78
2004（平成 16）	86	594	610	67	88	75
2005（平成 17）	56	553	698	50	20	67
2006（平成 18）	44	485	752	72	26	61
2007（平成 19）	13	452	801	47	22	52
2008（平成 20）	45	320	871	57	27	56
2009（平成 21）	16	180	786	29	27	56
2010（平成 22）	11	235	845	32	21	70
2011（平成 23）	12	299	814	21	23	78
2012（平成 24）	3	214	932	36	24	72
2013（平成 25）	4	143	1,047	65	50	47
2014（平成 26）	5	158	1,135	53	16	60
2015（平成 27）	7	156	1,108	37	32	41

資料：厚生労働省「感染症発生動向調査」

が死亡したという．内戦が続くイエメンでは，2017 年にコレラ患者が急増し，6 月 24 日現在で感染者が 20 万人以上，うち 1,300 人以上が死亡したと WHO が報告している．現在も毎日増え続けている．衛生状態の悪化が原因と考えられている．

　経口感染する病気の予防には，まず手を清潔に保ち，現地では生水，氷，

アイスクリーム，ジュース類の飲用，果物や魚介類など生ものを食べないように注意する．激しい下痢や，便に血液が混じるような時には，直ちに現地の医療機関で治療を受けるのはもちろん，帰国途中に発病した時には，空港などの検疫所で申告しなければならない．感染汚染地域への旅行，留学，就労するときは特に注意が必要であるが，一般的に上下水道など衛生環境が整備されていない地域では，飲料水や生鮮食品には注意が必要である．

コレラ汚染地域に旅行する人は，事前に予防注射を受けておく．約1週間間隔で2回注射する必要があり，2回目の予防接種の1週間後から約3ヵ月間有効である．

2）A型肝炎およびE型肝炎

ウイルス性肝炎にはA型肝炎，B型肝炎，C型肝炎，E型肝炎などが含まれるが，海外渡航後に発症する肝炎を輸入肝炎と呼び，その約80％はA型肝炎である．

A型肝炎は経口感染が主となる．ことに汚染された魚介類や水による感染例が増えている．わが国では水道の普及，下水道の整備など環境衛生が整備され，また，個人的にも衛生観念が向上したこともあって，A型肝炎の大規模な流行は減っている．しかし，最近はわが国でのA型肝炎ウイルス（HAV）の抗体保有率が年々低下し，感染しやすい状況になっている．ことに劇症肝炎になりやすい中高年の人では注意する必要がある．従来は幼少期にA型肝炎に感染して，軽微な症状か無症状で経過して抗体を獲得していたのが，感染することなく成人するようになったことによる．今の若い世代では，ほとんどの人が抗体を保有していない．このような若者や，中高年の人でも抗体検査で抗体価が陰性の人がA型肝炎の汚染地域に行くときには，出発前にA型肝炎ワクチンを注射しておくことが望ましい．

潜伏期間は平均4週間である．臨床症状としては発熱，全身倦怠感，食欲不振，黄疸，肝腫大などがよくみられる所見である．

E型肝炎も最近は国内での発症例が報告されている．一本鎖RNAウイルスであるE型肝炎ウイルス（HEV）による急性肝炎で，A型肝炎と同

様に経口的に感染する。症状・経過もよく似ている。E型肝炎は中央アジア，東南アジアで多いといわれる。HEVは糞口感染経路によって伝播し，中でも水系感染による大流行がこれまでに報告されている。1955年にインド・ニューデリーで急性肝炎の大流行が発生し，これは糞便によって汚染された飲料水が感染源と考えられた。同様の大流行が中央アジア，中国，北アフリカ，メキシコなどでも報告され，1991年に8万人近い集団感染がインドで報告されている。中国・新疆ウイグル自治区でも大規模なE型肝炎の流行がみられている。わが国でもE型肝炎の発生は時折みられ，その大部分は発展途上国で感染し，帰国後発症した輸入感染例であると考えられてきた。しかし近年，日本や米国などで，海外渡航歴の無いE型肝炎の散発的な発生例が報告されるようになり，そのような国内感染例の一部は動物由来感染であることが判明した。

潜伏期間はA型肝炎より長く，平均6週間といわれる。好発年齢は15〜40歳前後の若年成人である。妊婦では重症化する頻度が高い。E型肝炎はブタ，イノシシの生食による場合が最も多いと考えられ，人畜（人獣）共通感染症（zoonosis）の一つである。2015年には212例の報告がある。厚生労働省は予防のため，2015年6月，飲食店でのブタの生肉の提供を禁止した。

3）クリプトスポリジウム症 Cryptosporidiosis

これは5類感染症に属する。1996年6月，埼玉県で幼児から老人まで，合計8,800人がこの原虫の感染が原因で集団下痢症にかかった。クリプトスポリジウムは腸管寄生原虫で，その大きさは約千分の5 mmである。1976年に米国で最初の症例報告がなされている。経口的に人や哺乳類の体内に入って増殖した原虫の卵嚢子（オーシスト）が，糞便とともに排出されて感染する。水道水の汚染によって集団的に発生するようになった。1993年には，米国ミルウォーキー（ウィスコンシン州）で40万人が感染し，400人以上の人が死亡している。最近では，エイズ患者に感染して激しい下痢を起こすことが多いことがわかり注目されている。2002年（平成14年）の春先に本症の集団感染が北海道で続けて2件発生し，この年

度の報告例は 109 例にのぼっている.

潜伏期は 4 ～ 5 日ないし 10 日程度で，下痢の他には食欲不振，嘔吐，腹痛などが知られている．血便をみることはない．健常者が感染した場合は一般に軽症である.

4）寄生虫症

近年，わが国では衛生・健康教育の普及，生活環境の改善などにより，寄生虫症は激減している．日本住血吸虫症は今でも中国，フィリピンを中心に広く流行している地域がある．顎口虫症（Gnathostomiasis）は，線虫類の一属である顎口虫（Gnathostoma）の感染によって起こる．顎口虫の卵は水中で孵化し，第一中間宿主のケンミジンコに取り込まれる．これを捕食した第二中間宿主である淡水魚のライギョ（雷魚）やドジョウを人が食べると，体内で成虫となり産卵する．中間宿主のライギョの生食は避けたほうが良い．グルメ・ブームによって中国，台湾，韓国からの輸入ドジョウのおどり喰いが広まり，患者の発生がみられるようになった.

最近ではほとんどみられなかったが，中国との国交回復後，揚子江流域の淡水魚類の生食によって，本症が再びみられるようになった．また，前に述べたように中国，台湾，韓国からの輸入ドジョウのおどり喰いが広まったことにより再度患者が頻発している．多くはこれらの幼虫，あるいは未熟成虫が，人の皮膚または皮下組織を自由気ままに移動し，線状あるいは索状のかゆみを伴った皮疹，限局性の腫脹（クインケ型浮腫）をきたす疾患である．そのために creeping disease とも呼ばれる．本症の分布は東南アジア地域，とくにタイ，ミャンマー，中国，インドネシア，フィリピン，さらにインド，日本のほか北ローデシア，オーストラリアにも存在する.

日本人の食習慣も最近は著しく変貌し，グルメ・ブームとやらで，常軌を逸した食物の摂取がみられる．海産魚類（サバ，スルメイカ，タラなど）の生造り・きずし・あらいなどによるアニサキス幼虫の感染によるアニサキス症は，従来の食生活の習慣に基づくものである．しかし，最近のように下手物喰いの類が巷に流行することによって，思いもかけない病気に遭遇することがある．表 21 にこれらを一覧表示した．わが国でどのく

らいの人が感染しているか，定かではないが7,000人以上という説もある．

肝蛭症（Fascioliasis hepatica）は肝蛭という，本来はウシ，ヒツジ，ヤギ，ウマなど草食性のほ乳動物の肝・胆道内に寄生する大型の吸虫で，ウシの肝臓などを生で食べて感染する．右季肋部に胆石のような激痛をきたすことがある．

条虫には無鉤条虫（Taenia saginata）と有鉤条虫（Taenia solium）があり，前者はウシ，後者はブタを中間宿主とする．無鉤条虫の感染は，囊虫を含む生焼きのステーキ，生肉，刺身などを食べて起こる．全長が4〜10mもあり，無症状に経過することもあるが，不定の消化器症状をみることが多い．最近，日本には分布しないと考えられていたアジア条虫による集団発生の報告がある．この寄生虫は主にブタを中間宿主とし，レバーの生食や不十分な加熱処理をしたものを食べて感染する．

肺吸虫症（Paragonimiasis）は肺ジストマ症とも呼ばれ，淡水産のカニの生食，または不完全な調理によって感染する．長期間にわたって特有の橙褐色あるいはチョコレート色の血痰をみる病気で，しばしば肺結核と誤診される．血痰のわりに全身状態が良く，ツベルクリン反応が陰性なら本症が疑われる．

マンソン孤虫症（Sparganosis）はヘビ，カエル，ニワトリなどの生食で感染する．皮下を移動する腫瘍を作ることが多いが，稀に脳内に寄生することもあり，脳腫瘍と同じような症状を呈することもある．

旋毛虫症（Trichinosis）は，クマ肉の生食によることが多いが，欧米で

表21　主として生食による寄生虫の感染

(1)　牛の肝臓の生造り：肝蛭（かんてつ）の感染
(2)　牛肉の生ざし：無鉤条虫の感染
(3)　川ガニ（モクズガニ，サワガニ）：肺吸虫の感染
(4)　鶏・ささ身生き造り・たたき，ヘビ料理：マンソン孤虫（マンソン裂頭条虫幼虫）の感染
(5)　熊肉，豚肉，馬肉料理など：旋毛虫（トリヒナ）の感染
(6)　輸入ドジョウのおどり喰い：顎口虫の感染

104　Ⅳ　環境と健康

はブタ肉を不十分に加熱処理して作った自家製ソーセージによる感染が多い．馬肉による感染例も報告されている．下痢，腹痛などの消化器症状の他に，筋肉痛や発熱をみる．

　主に北海道や東北地方で，キタキツネの糞便などから感染するエキノコックス症（Echinococcosis）は，主に肺臓や肝臓に寄生し，肝嚢胞などの原因になる．日本以外ではニュージーランド，アイスランド，地中海沿岸，ロシアなどに多い．

　経口感染ではないが，土壌や水を介して経皮的に人に感染する寄生虫症に，住血吸虫症（Schistosomiasis）がある．これには日本住血吸虫症（Schistosoma japonicum），マンソン住血吸虫症（S.mansoni），エジプト住血吸虫症（S.intercalatum）の3種類がある．本症の最大流行地は中国，次いでフィリピンである．エジプト住血吸虫症はアフリカを中心として広く分布している．アフリカ旅行で感染して帰国したわが国での報告例がある．ビルハルツ住血吸虫症は，血尿を主訴とする寄生虫疾患で，アフリカや中近東などの熱帯地方がその流行地である．そのために，尿性または膀胱性住血吸虫症とも呼ばれる．

　蠕虫性疾患としては，扇形動物や扁形動物に属する線虫，吸虫，条虫などの感染がある．一般に潜伏期間が長く，また発症が緩やかなことから，多くの場合感染場所や感染時期の特定が難しい．線虫症には回虫，鉤虫，鞭虫などの腸症状を主とするものが多い．熱帯・亜熱帯を中心に，全世界に広く分布している．最近注目されている疾患に糞線虫症（Strongyloidiasis）がある．熱帯・亜熱帯地方に広く分布し，その幼虫が経皮的に侵入し，次いで経リンパ管的，経静脈的に肺に達し，気管・咽頭を経て上部消化管に寄生して成虫になる．粘血便や反復する下痢，腹痛などが主な症状である．最近，エイズなど免疫不全症との関連で注目されている．

　広東住血線虫症（Angiostrongylus cantonensis）は，中国・広東省のネズミから見つかり，1945年，台湾で人体への寄生例が報告された．東南アジアの多くの地域や南太平洋の諸島，ことに台湾での報告が多い．わが国では，沖縄の西表島のネズミから虫体が発見され，全国各地に分布するこ

とがわかった．外国からの輸入例も多く，また人畜共通感染症（zoonosis）あるいは幼虫移行症（larva migrans）としても注目されている．この線虫は，本来ドブネズミやクマネズミなどの肺動脈に寄生する線虫で，雄は体長約21 mm，雌は約30 mmである．その生活環は，ネズミの肺動脈の中で雌が産卵し，その虫卵が肺で孵化して幼虫となって糞便中に排泄される．この幼虫がアフリカマイマイやナメクジなどの軟体動物に取り込まれ，筋肉内で被嚢して，約2週間後には感染幼虫まで成長する．感染幼虫は，ネズミなどに経口的に取り込まれると，消化管から血管に入り，脳やクモ膜下腔で多少発育して停滞し，中枢神経の障害，すなわち好酸球性髄膜脳炎を起こす．本症は，約2週間の潜伏期の後急激に発症し，髄膜刺激症状や脳実質障害による症状が特徴的である．ある種の蠕虫による疾患では，その成熟卵が人に摂取された場合に，人体内では成虫とならず，その幼虫がかなりの期間生存し，しかも移動して人体に著しい影響を与える場合がある．このように，人を好適宿主としない蠕虫が感染してもたらされる幼虫移行症としては，線虫感染によることが多く，幼線虫症（larval nematodiasis）ともいわれる．

b．昆虫などに媒介される病気

主として蚊，ハエ，ノミ，ダニ，シラミなどに刺されて感染する病気であるが，一般的に熱帯・亜熱帯地域で感染しやすい．節足動物が媒介（ベクター）となって感染する疾患で，感染源はウイルス，リケッチア，細菌，原虫などである．WHOが「人類が制圧すべき熱帯病」に該当する17の疾患には，リンパ系フィラリア症（象皮症），シャーガス病，リーシュマニア症，オンコセルカ症（河川盲目症），デング熱，マラリア，ペスト，黄熱病などが含まれる．最近のペット・ブームや実験動物の輸入の増加などに伴って，人畜共通感染症あるいは幼虫移行症の増加も懸念されている．

1）マラリア malaria

マラリアは最も高頻度に発生し，健康政策上最も重要な感染症ないし熱帯病である．WHOの報告によれば，南アジア，アフリカ，中南米を中心に約22億人がマラリア感染の危険にさらされているという．これは実に

106　Ⅳ　環境と健康

全世界の人口の40％以上に相当する．2015年度におけるマラリアの新規感染者数は，世界中で2億1,400万人と推定されている．毎年約900万人が新たに発病し，そのうち年間約44万人近くが死亡すると推定されていることは前に触れた．特にアフリカでは幼児の死亡が大多数を占める．世界的に薬剤耐性マラリアが増加しており，薬剤に耐性を持つハマダラカも増加している．WHOはマラリア患者の発生と死亡率を2030年までに90％減らすという目標を掲げている．

　わが国におけるマラリアは感染症新法の4類感染症に属し，診断後7日以内に届け出る必要がある．わが国ではマラリアの常在はなく，最近では国内感染例の報告はほとんど皆無である．第2次世界大戦直後は南方からの引揚者に多くみられ，1946年には2万8,000人を数えたが，その後は減少し，最近は患者を見かけることも少なくなっていた．しかし，1972年（昭和47年）頃から増加傾向を示し，その大部分が輸入例である．しかし，患者発生の実態は必ずしも十分に把握されているとはいえず，年間50〜70人位で推移していたが，1998年79人（死亡3人），1999年111人（同6人），2000年には一挙に154人（同1人）に増加した．その後，表20に示したように50〜60人程度の患者数がつづいている．輸入マラリアのうちでは三日熱が多かったが，最近では熱帯熱マラリアが増えている．感染地域別ではアジアが最も多く，次いでアフリカである．アジアからは三日熱マラリア，アフリカからは熱帯熱マラリアの輸入例が多い．死亡例は熱帯熱マラリアが多く，1994年9月，山口大学農学部の47歳の教授が，アフリカのマリ共和国から帰国して一週間後に発病し，死亡している．

　マラリアはハマダラカで媒介される病気で，マラリア（プラスモジウム）原虫の種類によって四日熱原虫（Plasmodium malariae），熱帯熱原虫（P. falciparum），三日熱原虫（P. vivax）と卵型マラリア原虫（P. ovale）の4種に分類される．人に感染して典型的なマラリアの症状を起こすのが，最も悪性度の高い熱帯熱マラリアで，全世界の85％以上を占め，三日熱がこれに次ぎ，残り2種類の発生頻度は低い．

　予防としては，予防薬を内服する方法が一般的である．予防内服に関し

1 国際化と健康 107

ては，米国で1982年からクロロキン耐性熱帯熱マラリア流行地への旅行者に，ファンシダールとクロロキンの同時内服を勧告したが，それによるStevens-Johnson症候群などの副作用と死亡例の発生がみられたため，現在，WHOや米国防疫管理センター（CDC）は，旅行者が感染した蚊を回避する個人的予防策を講じることを基本とし，予防内服は感染が避けられないときに限定し，しかも発症時に備えて治療薬を携行するように，指導方針の変更を行った．使用する予防薬や治療薬の種類は，旅行地に分布するマラリア原虫の薬剤耐性の度合いによって異なるので注意が必要である．

　個人的な予防法を要約すると，①蚊に刺されないように露出部の少ない明るい衣服を着る，②就寝中あるいは外出時に蚊取り線香，防虫スプレー，蚊帳に類するものを使用する，③抗マラリア薬の予防的服用—国内で入手が困難な場合は現地についてから入手できる場合がある，④感染が疑わしい場合は直ちに現地の医療機関を受診する．

　潜伏期は三日熱で10〜14日，四日熱で12〜21日，熱帯熱で5〜10日である．

　診断はマラリア感染地域への渡航歴，特異な臨床症状から困難ではないが，血液塗抹標本を作成して鏡検すれば容易に診断がつく（図8は三日熱マラリア自験例）．診断の困難なときには血清診断を行う．

　症状としては，発熱発作，貧血，脾腫が三大主徴とされるが，経過は原虫の種類によって異なる．第1回の発作に先立って，前駆症状として微熱，頭痛，関節痛，筋肉痛ことに背部痛，食欲不振，全身倦怠感が2〜3日みられることが多い．発熱発作は突然，悪寒戦慄，悪心・嘔吐，下痢を伴い39〜40℃を超える．4〜5時間後に発汗とともに急速に解熱する．死亡率の高い熱帯熱マラリアにおいては，特徴的な単一症状はない．かぜ様の非特異的発熱または持続性発熱，激しい頭痛と四肢痛，消化器症状，黄疸，心臓症状および腎障害のための症状など多彩で，診断の困難なこともある．熱帯熱マラリアの最も重大な合併症は，昏睡にいたる脳障害，急性腎不全，呼吸不全および著明な電解質異常による循環不全などである．

　治療薬の入手が困難なときには，厚生労働省新薬開発研究事業「熱帯病

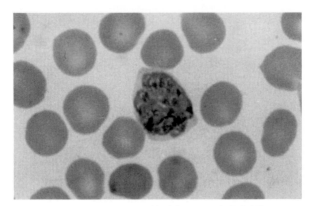

図8　マラリア三日熱（末梢血標本自験例）

治療薬の開発研究班」から無償で入手できる．最近は新しい抗マラリア薬の多剤併用療法（ACT）が効果を発揮し，世界的な新規患者の発生を37％，アフリカに限れば42％も減らしている．マラリアによる死亡についても，全世界で60％，アフリカで66％の減少に成功している．5歳未満の子どもは抵抗力が弱く，死亡率が高いが，全体で30万6,000人，このうち29万2,000人がアフリカ地域の子どもである．マラリアのワクチン開発も進んでおり，現在ワクチンの臨床治験が進行中である．また新しい抗マラリア薬の開発も進んでいる．後に触れるが，地球温暖化による感染地域の広がりで，わが国でも感染した蚊が常在する可能性がある．

　2）黄熱病 yellow fever

　黄熱病は熱帯雨林に生息するサルの病気で，ウイルスが蚊（主にネッタイシマカ）からサル，サルから人に感染する．この病気は中南米およびアフリカの熱帯地域で風土病として流行している．アジアには存在しない．

　潜伏期は通常3～6日である．

　症状としては軽症のまま治癒することもあるが，重症になると発熱，頭痛，黄疸，皮下出血，筋肉痛，たんぱく尿などが特徴的である．

　診断は南米やアフリカ地域からの帰国者で，発熱や黄疸を発症しておれば，一応この病気を念頭に置く必要がある．確定診断にはウイルスの分離，血清抗体価の上昇を証明する必要がある．

弱毒性黄熱予防ワクチンが有効である．ワクチンは1回の接種で約10年間有効といわれる．この病気はアフリカ，中南米を中心に約20万人の患者が存在し，年間2～3万人が死亡していると推定されている．幸いわが国での患者の報告はないが，温暖化とともにわが国でもネッタイシマカの生息域が広がっているという．

2016年8月，WHOが黄熱の発生状況を公表した．アンゴラ，コンゴ民主共和国，ウガンダ，その他の国での発生が報告されている．アンゴラでは2016年7月28日現在，873人の患者が発生し，うち369人が死亡している．

3）デング熱 dengue fever

病原体はフラビウイルス科のデングウイルスで，このウイルスには1～4型の四つがある．2014年（平成26年）に，わが国でも首都圏を中心に162人が感染・発症したが，幸い重症例はなく，死亡者も出ていない．重症化すると出血傾向を示し，デング出血熱と呼ばれ，適切な治療が必要となる．これまで熱帯アジア地域を中心に，110ヵ国以上で風土病的に流行している．主としてネッタイシマカやヒトスジシマカによって媒介される．最近日本人観光客に人気のフィジー，バリ島やオーストラリア北東部のリゾート地ケアンズで流行がみられた．ブラジルでもリオデジャネイロを中心に大流行し，2001年には40万人が感染したという．WHOでは年間約5,000万～1億人がデング熱を発症し，2万5,000人以上が死亡するという．しかし，別の報告では年間約4億人が感染し，そのうち約9,600万人が発症しているという．そのうち70%がアジア地域で，そのまた3分の1の感染者をインドが占めている．アフリカ地域は約1,600万人であるという．

死亡原因としては，経過中に血小板減少による出血傾向を示すデング出血熱によることが多いことは前に触れた．

潜伏期は3～15日で，突然の高熱で発病し，頭痛，眼部の痛み，筋肉・関節痛，発疹，リンパ腺炎と腫脹，白血球減少，血小板減少による出血傾向などがみられる．重症になるとショックにより死亡することもある．

110　Ⅳ　環境と健康

　最近までわが国では海外での感染例が年間約 200 人程度であったが，近年著しく増えており，2010 年には 244 例が報告され，前に述べたように2014 年に爆発的に増えた.

　診断は抗体検査による.

　治療は対症療法として，可能ならば十分な飲水による水分補給，補液による循環動態の改善に努める．解熱薬も用いられる.

　4）ハンタウイルス肺症候群 Hantavirus pulmonary syndrome（HPS）

　CDC によれば，1994〜96 年の 3 年間に米国西部を中心に，ハンタウイルスの感染で 131 人が発病し，うち 65 人が死亡したという．このウイルス感染症は，1983 年に米国南西部で，急性呼吸不全症候群の患者が集団発生し，その患者からハンタウイルスが分離されて明らかになった．ウイルスを持つネズミの尿・糞などが混じったほこりを吸い込んで感染し，高熱，筋肉痛を伴い，進行すると間質性の肺浮腫による呼吸障害を起こして死亡することから，ハンタウイルス肺症候群と呼ばれている．致死率がかなり高く，有効な治療法はみつかっていない.

　ハンタウイルス（Hantaan virus）は世界で 8 種類知られている．1950年の朝鮮動乱で，国連軍兵士が多数罹患した韓国型出血熱もその一つである．日本でも 1980 年代初めから，大学などの動物実験施設で 130 人近くの感染例があり，そのうちの 1 人が死亡した．日本でみつかったハンタウイルスは，媒介ネズミの種類やウイルスが米国と異なり，感染しても死亡率は極めて低かった．わが国の野ネズミがこのウイルスに汚染されている確率はかなり高いという.

　アジアや北欧に存在するハンタウイルスは，主に腎臓に病変が出現し，腎症候性出血熱（renal syndrome with hemorrhagic fever：HFRS）と呼ばれる．ちなみに HFRS の症状は，感染するウイルスによって多少異なる．典型的な症状としては，急激な発熱で発症し，頭痛，筋肉痛，食欲不振などが約 1 週間続き，ショックに陥ることもある．たんぱく尿，血小板減少，点状出血，腎出血などがみられる．致死率は 5 〜10 ％程度である．4 類感染症に指定されているハンタウイルス肺症候群（HPS）は致死率が高い

という理由で HFRS と区別される．アメリカ大陸に滞在する場合には注意が必要である．米国ではネズミがウイルスを媒介するということから，キャンプや山小屋の利用者らに注意を呼びかけている．

潜伏期間はおおむね2～3週間で，確定診断は血中抗体価の上昇を確認することである．わが国では1970年代以降，患者の報告例はない．

5）トリパノソーマ症 trypanosomiasis, Chagas disease

わが国ではこれまでほとんど認められなかった寄生虫病で，最近わが国で発見されるようになった輸入熱帯寄生虫病である．

アフリカトリパノソーマ病（African trypanosomiasis, African sleeping sickness）は元来，獣疫疾患としてアフリカ大陸に広く流行していたのが，病原体のトリパノソーマが変異・適応して人と動物の両者に感受性を持つようになったものである．感染したトリパノソーマはリンパ腺などで増殖し，血行性に全身の諸臓器に移行して障害を与え，そのうち虫体は中枢神経系に集まり，脳脊髄炎の病態をとるようになる．睡眠病（sleeping sickness）の由来は，末期には昏睡状態に陥ることから名づけられた．本症は典型的な風土病である．わが国では1983年，アフリカでのサファリ旅行から帰国して12日後に，40℃にも及ぶ高熱で発病した女性会社員の症例が報告されている．2001年にヨーロッパで，タンザニアのサファリから帰国した9人が睡眠病を発症したという．

南米トリパノソーマ病（South-American trypanosomiasis, Chagas' disease）は，その病原体を Trypanosoma cruzi と呼び，媒介昆虫はサシガメ（Triatoma）とよばれる大型の吸血昆虫である．本疾患はメキシコから中南米にかけて広く分布するが，その主な地域は南米である．感染源のトリパノソーマは，サシガメが吸血するとき，皮膚に排泄した糞便中にいて，それが刺咬した傷口や顔面の粘膜から入り込んで感染する．急性期は発熱など風邪症状で始まり，症状の特異性が乏しい．感染後10～20年を経て発症する消化器疾患や心筋障害が問題である．本症の心筋症は予後が悪く，発症後6ヵ月以内に患者の90％が死亡するといわれている．ちなみに，進化論のチャールズ・ダーウィン（Charles Darwin, 1809-1882）

はこの病気で死亡したといわれている．米国 CDC によれば 2012 年 3 月，ケニアを訪れた欧米人 2 人がアフリカ・トリパノソーマを発症したという．

予防としてはサシガメに刺されないよう，衛生状態の悪いところに居住する時には気をつける．マラリアと同じような注意が必要である．わが国での報告はまだないようである．

6）リーシュマニア症 leishmaniasis

リーシュマニア症は，内臓リーシュマニア症としてのカラ・アザールが中国大陸，インド，中近東，南米に，皮膚リーシュマニア症としての東洋瘤腫が中近東・地中海沿岸，アフリカに，メキシコリーシュマニア症が中米に，ブラジルリーシュマニア症が中南米に分布している．媒介動物はフレボトムス（サシチョウバエ）という小吸血昆虫で，野生動物との間で感染環が成立している．最近アフリカで罹患したカラ・アザール症例がわが国で報告されている．わが国には人を吸血するサシチョウバエは生息していないので，たとえ海外から病原虫が持ち込まれたとしても，国内で直ちに流行することはない．しかし，1980 年代の初めごろからスペインを中心に発生したエイズとリーシュマニア原虫の同時感染が，世界中の薬物常習者のあいだで広がったという．マラリアなど他の昆虫媒介性疾患と同じような予防法が有効である．

7）バンクロフト糸状虫症 Wuchereria bancrofti

糸状虫症（Filariasis）は蚊によって媒介される病気で，かつて沖縄でバンクロフト糸状虫の感染がみられたが，現在では極めて少ない．人だけに寄生する宿主性のフィラリアであり，寄生する臓器はリンパ管，リンパ腺といったリンパ系である．陰嚢水腫や下肢の浮腫をきたし，この慢性的な炎症で象皮症を引き起こす．乳び尿症は今でもしばしば経験され，離島などでは象皮症がみられることもある．西郷隆盛が罹患していたという．最近では輸入フィラリア症の報告がみられる．

8）つつが虫病 scrub typhus

つつが虫病は，森林や野原に生息する野ネズミなどに住み着いているリケッチア・ツツガムシを保有するつつが虫の幼虫に刺されて感染する．つ

つが虫病には古典型と新型の二つがあり，古典型はアカツツガムシが媒介
し，わが国では新潟，秋田，山形県などの河川流域で夏期に多くみられる．
新型はフトゲツツガムシまたはタテツツガムシが媒介し，全国的にみられ
る．東南アジア，インド，中国，朝鮮半島などに広く分布している．最近
の患者発生の大部分は新型である．フトゲツツガムシ，タテツツガムシは
秋から初冬に孵化するので，この時期に関東から九州地方を中心に発生す
る．

　刺された後5〜14日の潜伏期を経て，悪寒，全身倦怠感，頭痛，筋肉痛，
高熱などで発病する．さらに2〜3日経過してから，全身に直径10〜20
mmの紅斑をみるようになる．この頃には全身のリンパ腺腫脹，結膜充血，
咽頭発赤などをみる．軀幹や四肢の刺傷を発見すれば診断はつけやすい．
病原リケッチアの分離，血清学的診断が行われているが，最近ではDNA
診断も行われる．好発地域・時期に野外活動を行った人が，発熱，発疹，
刺し口を認めたら，確定診断を待たずに積極的にテトラサイクリン系抗菌
薬での治療を開始する．わが国での発生は1999年の約590人，それ以降
は2000年の754人を最高に年々減少し，2004年313人，2013年344人と
なっている．

c．血液・体液によって感染する病気（性行為感染症を含む）

1）エボラ出血熱 Ebola hemorrhagic fever

　1995年の初めから，アフリカのザイールで流行したウイルス性感染症
であるエボラ出血熱は，患者の血液や体液を介して感染し，高い死亡率を
示すことで知られる．1976，1979年にザイール，旧スーダン両国で流行し，
数百人が死亡している．ちなみに「エボラ」とは発生地域のザイールの川
の名前である．今回の流行の感染源は，ザイールのキクウィトの森林労働
者（炭焼き職人）の男性とその家族とされたが，どうしてこのウイルスが
人に感染し，病原性を強めたかについては明らかでない．1996年には，
アフリカのガボンでもエボラ出血熱患者が多数発生し，最初の患者はやは
り森に入った猟師であることが判明している．この猟師は，森の中でエボ
ラ出血熱に感染したチンパンジーの死体に触れて発病し，家族らにもウイ

ルスが広がって多数の死亡者を出した．流行地域はアフリカ中央部で，旧スーダン，ザイールを中心に患者の発生をみる．2000年にウガンダ，2001年にガボン，2002〜2004年にコンゴ民主共和国（旧ザイール），スーダン共和国など，アフリカ国内での発生が主体である．WHOによれば，2016年にギニア，リベリアでの患者発生は終息したと発表した．シエラレオネではなお注意が必要としている．2016年3月現在，この3ヵ国を中心に合計2万8,616人の患者が発生し，そのうち1万1,310人が死亡した．2017年5月12日，WHOはコンゴ民主共和国で新たな患者が発生し，4月22日以降に3人が死亡し，疑わしい患者が9人発生しているという．同国では2014年に49人の死者をみて以来の発生である．

　わが国においては患者発生の報告はない．2006年5月，英国の38歳女性大使館員がアフリカから飛行機で帰国中，機内でエボラ出血熱に酷似した症状を呈し，搬送先の病院で死亡した．機内乗務員，乗客はパニックになったという．

　エボラ出血熱はエボラウイルスに汚染された血液，体液，汚物などに接触して感染する急性の熱性疾患で，4〜21日の潜伏期間の後，発熱，咽頭痛，筋肉痛など風邪症状で始まり，嘔吐，腹痛，下痢などの症状といろんな臓器からの出血と，その結果として多臓器不全などで死亡する．

　決定的な治療法はなく，死亡率は約50〜80％である．

　2）ラッサ熱 Lassa fever

　1976年，英国からラッサ熱患者の乗った飛行機に日本人の乗客が乗り合わせたということで大騒ぎをした．幸い全員が感染を思わせる症状もなく終息したが，この事件は，国際化時代の防疫・検疫という問題を世間に知らしめた最初の出来事であったといってよい．

　この病気は，1969年，アフリカ・ナイジェリア北東部のラッサおよびジョスの病院の看護師3人が感染し，2人が死亡したのが始まりである．米国のエール大学で原因究明のため，ウイルスを分離中の技師の1人が死亡するという悲劇が続いた．その後，ウイルスの分離に成功し，原因が明らかになった．1970年にはジョスにおいて28人が発病し，そのうち13

人が死亡した．現在西アフリカを中心に流行し，年間20〜30万人が感染していると推定されている新興感染症である．最近ではナイジェリアで273人の感染が確認され，そのうち149人が死亡している．リベリアでも38人の感染が疑われている．人への感染は主として創傷からの感染，性的接触感染などの直接感染で，空気感染は否定的である．

潜伏期は5〜21日といわれる．わが国では，1987年3月シエラレオネから帰国した人が不明熱で入院し，輸入ラッサ熱と診断され，普通病棟で治療されていたことで大騒ぎになった．この事例がきっかけとなり感染症新法の制定につながった．エボラ出血熱とともに1類感染症に分類されている．

初期の症状は，発熱，頭痛，咽頭痛など風邪症状に始まり，胸部痛，下痢，筋肉痛などに続いて，重症になると出血症状で死亡する．エボラ出血熱もラッサ熱も症状は極めて似ている．ワクチンはないが，抗ウイルス薬のリバビリンが有効という．

致命率はエボラ出血熱より低く，1〜2％程度といわれている．

3) 後天性免疫不全症候群；エイズ acquired immunodeficiency syndrome；AIDS

エイズとはヒト免疫不全ウイルス（human immunodeficiency virus；HIV）というレンチウイルス（lentivirus）の一種によって発症する．レンチウイルスのゲノムは大きく，コードされるウイルス遺伝子の数も多い．このウイルスに感染した個体は，長い潜伏期間の後に，免疫系もしくは神経系の疾患を発症する．レンチウイルスが見つかる動物は，他にはウマ，ヒツジ，ヤギ，ウシ，ネコ，サルなどが知られている．共通の祖先を持つウイルスが，遠い昔に動物界に入り込み，長期間を経てそれぞれの種のなかで進化したと考えられる．エイズは，いわゆる新興感染症（emerging infectious disease）のカテゴリーに入る疾患である．また，性行為によって感染する病気（sexually transmitted disease；STD）の中でも代表的な疾患である．

1981年，米国で初めてのエイズ患者が報告された．当初は原因不明と

116 Ⅳ　環境と健康

された本症が，HIV の感染によって起こることが明らかになった．HIV が人に感染してから，エイズ特有の症状をあらわすまでには，約 10 年にも及ぶ長い潜伏期間があり，エイズ発症患者の背後には，約 10 倍以上もの無症候性の HIV 感染者が存在するといわれる．

　HIV の感染は，密接な性的接触や，感染した血液による汚染，あるいは血液製剤を介しての感染，母子垂直感染（母親から子ども）などがある．性器の分泌液中，精液および腟・子宮頸部分泌液には HIV 感染細胞が認められる．一般的には，血液中の抗原やウイルスは，HIV の感染初期にみられる．気管支分泌液中には遊離のウイルスは検出されず，唾液中にもほとんど認められないので，飛沫感染の可能性はほとんどない．ウイルスによってリンパ球 CD4 陽性細胞が直接的に破壊され，免疫系に機能障害が引き起こされる．

　WHO と国連エイズ合同計画（UNAIDS）によれば 2010 年末までには，HIV に感染して生存している人は約 3,300 万人で，1981 年に最初の患者が報告されて 30 年以上経過して，この間の感染者は 6,000 万人以上，そのうちの半数以上でエイズが関連する原因で死亡したと推測される．この 70 ％近くがサハラ砂漠以南のアフリカである．2015 年度末までの HIV 陽性者の総数は 3,670 万人で，1 年間の新規 HIV 感染者は 210 万人，死亡者は 110 万人と推定されている．このうち全世界で，15 歳未満の子どもが新たに感染した数は 2000 年の 52 万人から減少し，2015 年は 15 万人となっている．生存している HIV 陽性の子どもの総数は 180 万人である．UNAIDS と国連児童基金（ユニセフ）は，両親または一方の親をエイズで失った子どもが増えることを危惧している．

　先進国での流行は落ち着きをみせ，たとえば，米国では数年前には年間約 10 万人の新たな感染者が出ていたのが，その後減少に転じ，1995 年以降にまず死亡率が減り，1996 年からは発症患者も減少傾向にある．その一方で，アフリカをはじめアジア，中南米などの発展途上国では増加傾向を示している．表 22 に示したように，2015 年度末の世界の新規エイズ感染者は，前に述べたように 3,670 万人で，サハラ砂漠以南のアフリカが

1 国際化と健康 117

表22　世界のHIV感染生存者，新規感染者および死亡者

年度	感染生存者(万人)	新規感染者(万人)	死亡者(万人)
2000	2,880	310	160
2001	2,970	300	170
2002	3,050	290	180
2003	3,120	280	200
2004	3,160	270	200
2005	3,200	270	200
2006	3,240	260	200
2007	3,290	250	190
2008	3,330	240	170
2009	3,380	240	170
2010	3,440	230	160
2011	3,490	230	150
2012	3,560	220	140
2013	3,420	210	130
2014	3,590	210	120
2015	3,670	210	110

（WHOの資料による）

1,910万人と大部分を占めるが，最近はアジア地域での感染者が増えている．西部・中央アフリカの630万人，アジア・太平洋地域が510万人，次いで西欧・中欧・北アメリカ地域の240万人，次いでラテンアメリカ・カリブ海沿岸が200万人，東欧・中央アジアが150万人，中東・北アフリカ地域23万人と続いている．深刻なのは世界の多くの地域でHIVの感染が15〜24歳の若年者に集中していることである．そんななか全世界で15歳以下の子どもの新規感染者は減少していることはすでに述べた．HIVの感染経路の多くが売春，同性愛者，薬物乱用などとされてきたが，最近は異性間性交渉による感染が増えてきた．このため15〜24歳の若い女性の感染率が高くなっている．

　世界的には新規HIV感染者数は減少傾向（2000年の320万人から2015年の210万人）にあり，エイズに関連した死亡者数も減少している．その要因として，①性行動の変化として性教育の普及やコンドームの使用，②

母子感染や授乳中の感染が減少，③薬物療法の進化と普及，などが挙げられる．米国では 1995 年頃から「プロテアーゼ阻害剤」を用いる多剤併用治療法の有効性が確認され，新治療法として Highly Active AntiRetroviral Therapy（HAART）が行われるようになり，その後は死亡率が激減した．その概要は核酸誘導体逆転写酵素阻害薬，非核酸誘導体逆転写酵素阻害薬，プロテアーゼ阻害薬，インテグラーゼ阻害薬，侵入阻害薬などを組み合わせた多剤併用療法である．

人口が約 14 億人の中国での HIV/AIDS に関する詳しいデータはないが，中華人民共和国・衛生計画生育委員会（NHFPC）によれば，2014 年 1 年間で HIV/AIDS 患者が 10 万 4,000 人増えたという．特に 15 歳～19 歳の男性が最も多く，性行為による HIV 感染，ことにその 75 ％が同性愛者にかかわりがあると述べている．一説には一人っ子政策によって，男性が女性より圧倒的に多く（男性 7 億 79 万人，女性 6 億 6,703 万人），そのために中国男性は結婚難になり，その結果同性愛者が増えたという．同性愛者の数は 7,000 万人にも上るという．2015 年のエイズ死亡者数は 1 万 2,755 人とされている．

北欧諸国やオーストラリア，ニュージーランドなどのオセアニア地域では HIV/AIDS の患者は少なく，しかも減少傾向がみられ，死亡者はほとんどいない．

最近はタイ，インド，ミャンマーを中心とした南・東南アジアの感染者が急増していることは前に触れた．

日本における HIV 感染者の総数は，2015 年 12 月末までに 1 万 7,909 人，エイズ患者が 8,086 人，合計 2 万 5,995 人となっている．2015 年度の HIV の新規感染者は 1,006 人，新規エイズ患者は 428 人であった（表 23）．

HIV に汚染された非加熱濃縮血液製剤によって，血友病患者を中心としてエイズに感染した被害者は，全世界で約 3 万人とみられている．米国で約 9,000 人，ドイツが約 1,400 人，フランスが約 1,300 人，英国が約 1,200 人，スペインが約 1,150 人，イタリアが約 800 人などとなっている．日本では 2006 年 12 月末までに凝固因子製剤によって男子 1,420 人，女子

1 国際化と健康 *119*

表23　わが国の HIV 感染者および AIDS 患者

年度	感染者数		患者数		
	男性	女性	男性	女性	合計
1985 年	6	0			
1986 年	5	0			
1987 年	53	16			
1988 年	38	13			
1989 年	68	19			
1999 年	418	112	258	43	301
2000 年	389	73	280	49	329
2001 年	534	87	282	50	332
2002 年	536	78	268	40	308
2003 年	573	67	291	45	336
2004 年	698	82	344	41	385
2005 年	769	63	340	27	367
2006 年	863	89	368	38	406
2007 年	1,007	75	377	41	418
2008 年	1,059	67	391	40	431
2009 年	965	56	407	24	431
2010 年	1,015	60	450	19	469
2011 年	994	62	440	33	473
2012 年	954	48	418	29	447
2013 年	1,060	46	466	18	484
2014 年	1,041	50	435	20	455
2015 年	948	58	409	19	428

（厚生労働省・エイズ動向委員会報告）

18 人，合計 1,438 人が感染した．ちなみに 2006 年（平成 18 年）1 年間の献血件数は 498 万 7,857 件であり，HIV 抗体陽性の件数は 87 件であったという．日本赤十字社の輸血情報によれば，2000 年 2 月から 2004 年 1 月の 4 年間に，献血者のうち 2 人の HIV 抗体陽性者が見つかっており，これは約 1,100 万人に 1 人の割合になるという．そういうなか 2013 年 11 月，40 歳代男性から HIV 陽性の献血血液が 2 人の患者に輸血され，そのうち 60 歳代の男性が感染した事件が発生した．日本赤十字社によれば，

献血した男性が感染初期のため検査をすり抜けたと説明している．この男性はホモセクシャルで，男性同士での性的接触があり，以前にも献血を行っていたことも判明した．検査方法の充実，問診の徹底，献血者の自覚が問われている．HIV 検査を目的とした献血などはあってはならないことである．HIV 陽性者数は，当然ながら都市部において全国平均より約 2 倍高いという．その後は献血・血液の検査が厳重になり，問診も慎重になって，感染の危惧はほとんどない．

2015 年の WHO による推定では，世界で HIV 感染者の約 3 分の 1 の人が，結核の感染を合併しているという．日本国内での報告はまだ多くないが，2014 年に新規に HIV に感染した人のうち 14 人が活動性結核に感染していたという．1999 年にはアフリカの結核患者数は約 200 万人で，そのうち 3 分の 2 は HIV が原因と考えられた．HIV による結核の感染危険度は 20〜50 倍高いという．治療には直接監視下短期治療（Directly Observed Treatment, Short Course：DOTS）が望ましい．HIV 感染者は免疫力が落ちるために結核菌の感染を受けやすく，またエイズ患者では免疫力が低下しているために，結核に感染すると発病しやすくなる．肺外結核が多く，症状が非特異的で，X 線像も非定型的なため見逃されやすい．喀痰からの菌の検出率が低く，ツベルクリン反応もエイズの進行とともに陰性化することも診断の遅れにつながる．エイズに合併した結核の治療は，感受性菌であれば通常の化学療法によく反応するが，耐性菌の合併も増加しているので注意を要する．ハイリスクグループにはイソニアジド（INH）による予防が勧められている．

近年，血中 HIV-RNA が定量的に測定できるようになり，その値で患者の生命予後を推定することが可能になった．

AIDS の感染経路としては，次の三つに大別される．

①男性同性間や異性間の性行為による感染

②麻薬の回し打ちなど注射針の共用や，HIV 汚染血液の輸血による感染

③感染した母親から生まれる子どもへの母子感染

針刺し事故での感染確率は 0.5 ％以下，母子感染で周産期に子どもに感染する確率は約 25 ％である．母子感染は，主として子宮内での胎盤感染と，出産時の産道感染によって起こり，感染の確率は平均 30 ％であることがわかっている．母乳に少量含まれる CD4 陽性リンパ球の HIV によって，母乳による感染も起こり得るが，成人 T 細胞白血病（Adult T-cell Leukemia；ATL）などと比較して，その頻度は低い．

　HIV に感染して発病するまでには，長期間の潜伏期があるが，その期間を次のようにステージ分類されている．

　①急性感染期（primary infection）

　②無症候期（asymptomatic carrier；AC）

　③エイズ関連症候群（AIDS related complex；ARC）

　④エイズ（AIDS）

　①急性感染期：感染者との性行為や HIV 陽性の血液に接触して感染が成立すると，50〜70 ％の人が，2 週間から 2 ヵ月のうちに HIV による急性感染症状を示す．典型的には発熱，全身倦怠感，筋肉痛，リンパ腺腫脹，著しい咽頭炎―特に硬口蓋に強い―が認められる．時には髄膜炎様症状や，単に感冒様症状のみですむこともある．この時期は HIV が全身に広がる期間であり，著しいウイルス血症を呈しているので，感染の危険性が高い．

　②無症候期：急性期を過ぎると，ほとんど症状の無い期間が，数年から 10 数年の間続く．この時期には HIV に対する抗体が陽性である以外には，全く異常な症状をあらわさない．しかし，この時期には HIV が感染する CD4 細胞が徐々に減少を続ける．また，しばしば帯状疱疹（herpes zoster）や口唇ヘルペスなどを起こす．また，表在リンパ節腫脹や軽度の肝機能障害をみることもある．

　③エイズ関連症候群：CD4 細胞が減少してくるとエイズを発症する前に全身倦怠，下痢，発汗，異常な体重減少，口腔カンジダ症などが 1 ヵ月以上にわたってみられることがある．この時期には末梢血中のウイルス抗原（p24 抗原）が陽性化し，同時に p24 に対する抗体価が低下してくる．つまり，この時期には血液中のウイルス量が増加してきていることを示し

122 Ⅳ　環境と健康

表 24　わが国でのエイズ対策

(1)　正しい知識の普及と教育
(2)　感染源の把握とその告知の方法
(3)　感染患者に対するカウンセリングの充実
(4)　二次感染防止対策の強化
(5)　エイズ治療体制の整備充実と研修制度の充実
(6)　エイズ研究体制の整備充実
(7)　エイズ予防法（1989 年 2 月 17 日施行）の遵守

ている.

　④エイズ：特徴のある感染症や悪性腫瘍が発生してくる.すなわち,カリニ肺炎,脳トキソプラズマ症,サイトメガロウイルス感染症,カポジ肉腫,HIV 脳症,カンジダ症などの日和見感染と呼ばれる感染症をみるようになる.

　HIV 感染症の治療としては,前に触れたように最近は HAART と呼ぶ逆転写酵素阻害薬やプロテアーゼ阻害薬などの多剤併用療法が行われている.ところが,最近では HIV 治療薬に耐性を示すウイルスが出現しつつあり,今後の注意が必要である.エイズワクチンの開発は今後の問題である.最後に,表 24 にわが国で実行すべきエイズ対策の要点を示しておく.

　4）ウイルス性肝炎：B 型肝炎（Hepatitis B）・C 型肝炎（Hepatitis C）・D 型肝炎（Hepatitis D）

　B 型肝炎は,以前は輸血や医療従事者の針刺し事故など,血液を介した感染,活動性 B 型肝炎を発症している母親から生まれてくる子どもへの垂直感染が多かったが,最近では陰部ヘルペス,梅毒,淋病,クラミジアなどとともに,STD（sexually transmitted diseases）として捉えられている疾患群として問題視されている.わが国における B 型肝炎ウイルス（HBV）キャリア（HBs 抗原持続陽性者）は,120〜150 万人と推定されている.HBV キャリアの約 15〜40 ％が慢性肝炎になり,さらに肝硬変,肝がんへと進行するが,大部分は HBV 保有者のまま発病しない健康保菌者（healthy carrier：キャリア）のまま経過する.B 型肝炎の感染率の高

い地域に行く人で，HBV に対する抗体が陰性の人は，ワクチンを接種しておくのもよい．HBV は熱帯・亜熱帯地域に比較的広く分布しており，WHO の "Global hepatitis report 2017" によれば，2015 年の時点で世界中の HBV 感染者数は約 2 億 5,700 万人と推定されている．世界におけるHBV キャリアの分布は，欧米では人口の 0.1 ％前後にすぎないのに対し，アジア，アフリカ諸国では 3 ～10 ％と高率である．このうち 4 分の 3 はアジア・太平洋地域に集中している．わが国では 1.0～1.5 ％が感染している．

　1988 年からは，従来の培養ワクチンより安全性，有効性の高い遺伝子組み換えによる B 型肝炎ワクチンが実用化されている．医療従事者で，HBV 抗体が陰性の人は接種が望ましい．B 型肝炎ワクチンが導入される以前の 5 歳未満の HBV 感染率が 4.7 ％であったのが，2015 年には 1.3 ％にまで減少した．

　C 型肝炎は，C 型肝炎ウイルス（HCV）の感染によって広がる疾患で，慢性化率が高く，その結果として肝硬変から肝がんを発症しやすいところに最大の問題点がある．わが国における患者数は，100～150 万人と推定されている．HCV 抗体陽性者の約 40 ％に輸血歴が認められる．それ以外に，性行為，麻薬注射の回し打ち，入れ墨，鍼治療などが原因と思われる感染がある．わが国における HCV 抗体陽性率は，1.2～1.3 ％といわれている．HBV，HCV キャリアの率は，高齢者になるほど高い．日本赤十字社の献血事業では，HCV 抗体と PCR 法による HCV-RNA 測定（NAT）の二重チェックで HCV 汚染血液の混入を防ぐ方法が確立しており，わが国の輸血後 C 型肝炎はほぼなくなった．前に述べた WHO の 2015 年の報告では，世界中で HCV の感染者数は約 7,100 万人とされている．わが国での患者数は 100～150 万人で，65 歳以上では，罹患率が 1 ～ 2 ％にも上る．

　治療法として HBV ならびに HCV 感染者のウイルス量を減らすことを目的にインターフェロン（IFN）療法が行われるが，ウイルスのタイプやウイルス量によって有効率が異なる．最近はポリエチレングリコール

124 Ⅳ 環境と健康

（PEG）をIFNに結合させて，血中での半減期を延長させ，IFNの効果持続を目的に開発されたPEG—IFNが用いられている．さらにPEG—IFNと抗ウイルス作用を有する核酸アナログとして開発されたリバビリンとの併用療法が難治性のC型肝炎例にもっぱら用いられ，有効性が高い．さらに最近では抗ウイルス薬（direct acting anti-virals：DAA）の登場によって，ほぼ100％近いウイルスの排除率が得られるようになり，HCVによる肝がんの予防も夢ではなくなった．C型肝炎は予防が大切で，危険な感染機会を避けることが大切である．

　世界でウイルス性肝炎が原因で死亡する人は，2015年には約134万人であった．

　表25に現在までに知られているウイルス性肝炎を一括表示した．

　B型，C型，D型ともに血液，体液を介して感染する．B型，C型肝炎はいずれも乳幼児期に感染すると，健康キャリアの状態で推移することが多い．

　D型肝炎はデルタ肝炎ウイルス（HDV）の感染によって発病するが，HBVとの重複感染によって感染が成立する．伝播経路はHBVとほとんど同じである．欧米に比してわが国ではHDVによるD型肝炎は低頻度であり，HBs抗原陽性者の0.6％と報告されている．A型肝炎およびE型肝炎については，経口感染による病気の項で触れた．

表25　これまでに報告されている肝炎ウイルス

A型	食物などによる経口感染．急性肝炎のみで慢性化はまれ
B型	血液や性行為で感染し母子感染もあり．急性肝炎のほか慢性化して肝硬変，肝がんになる
C型	血液で感染し母子感染もあり．時に急性肝炎．通常は慢性化し肝硬変，肝がんになる
D型	血液で感染．B型肝炎ウイルスがないと肝炎は起きないが，急性肝炎では劇症化しやすい
E型	食物など経口感染．最近わが国での発症例の報告あり．急性肝炎のみ
F型	1994年インドのグループが報告したが，まだ確認されていない
G型	1996年に発見されたが，肝炎との関連は明らかでない

F型肝炎については，現在までのところ確認されていない．G型肝炎についても同様である．

5）アメーバ赤痢 amebiasis

アメーバ赤痢（アメーバ性大腸炎）は，赤痢アメーバ原虫（Entamoeba histolytica）の栄養型が大腸粘膜で潰瘍を形成し，1日数回から数10回の粘血性の激しい下痢，嘔吐，腹痛などを起こす．栄養型の一部は嚢子（シスト）となり，糞便中に排泄される．この嚢子で汚染された食物や水などから経口感染する．栄養型が門脈から肝臓に転移するとアメーバ性肝膿瘍を生じる．

分布はインド亜大陸や東南アジア諸国，アフリカなどの発展途上国を中心に，数億人の感染者がおり，毎年4～10万人が死亡していると推定されている．本症は，STDとの関連で近年注目されてきている．海外旅行中の売買春による感染，同性愛行為による感染増加が指摘されている．わが国のアメーバ赤痢患者数は1990年代には100～200例であったが，2000年以降に急増し，2013年には1,000例を超えた（表20）．この報告数の増加が感染症法施行による報告方法の変更によるものか，あるいは実際に発生が増加しているのかは明らかでない．過去数年間のアメーバ症患者は，海外感染例が全体の約30％程度を占め，約70％が国内での発症である．これらの輸入感染症例の中では，青年海外協力隊員の健康嚢子保有者（シストキャリア）としての感染例も報告されており，予防の面からもシストキャリアへの対策や，発展途上国への技術協力者の健康管理対策が重要となる．先進国で感染率が高い集団は男性同性愛者，発展途上国からの帰国者，知的障害者施設収容者などである．他の性感染症（梅毒，HIV感染症，B型肝炎，性器ヘルペスなど）を合併していることも少なくない．

診断は検便，大腸内視鏡検査などが一般的であるが，若者で海外渡航歴があり，頑固な下痢，ことに血便や腹痛を訴えるようなら，本症を疑って検査を進める．検便によってアメーバを見つけられる確率は低い．生検検査でアメーバを見つけられることもあり，血清を用いて抗アメーバ抗体を検出する方法もある．最近ではPCR法によるDNA診断も行われている．

治療は 5-ニトロイミダゾール製剤であるメトロニダゾールを第一選択薬
とする.

6) その他の性行為感染症 STD

STD は,1980 年代後半から若者の間で静かに広がっている.クラミジ
ア感染症,性器ヘルペス,淋菌感染症,尖圭コンジローマおよび梅毒の 5
疾患が 5 類感染症に指定されている.2014 年の厚生労働省報告では,ク
ラミジア感染症が約 2 万 4,450 人(前年 2 万 4,960 人),性器ヘルペスが
8,974 人(同 8,653 人),尖圭コンジローマが 5,806 人(同 5,687 人)で,
ここ数年間はほぼ一定している.淋菌感染症は 8,698 人(同 9,805 人)で,
2002 年(平成 14 年)の 2 万 1,921 人をピークに年々減少してきている.
逆に梅毒の感染者は 2,697 人(同 1,661 人)と,最近数年間は増加の一途
である.年代別・性別の調査では,性感染症の罹患率が高いのは男性で
25〜35 歳,女性で 15〜35 歳までに集中しており,最近では男女ともに,
また各年代ともに STD の罹患率は梅毒を除いて漸減傾向を示している.
男性の STD では尿道炎が最も多く,全体の約 80 %以上を占めている.
男子尿道炎の原因として淋菌性が 50〜60 %,クラミジア性が 10〜30 %,
淋菌・クラミジア混合感染 5〜10 %,非淋菌性・非クラミジア性が 10〜
30 %程度である.最近の梅毒感染者の増加は著しく,当然ながら男性が
圧倒的に多いが,年代幅が 25〜50 歳および,各年代ともに増加がみら
れる.英国の尿生殖器クリニック(genitourinary medicine;GUM)にお
ける 2014 年の報告によれば,無防備な性交渉についての危険性について
述べている.オーラルセックスでは男性で咽頭淋病が 25〜30 %,通常の
セックスでは,男女ともにクラミジアの危険性が 30〜50 %,ヒトパピロ
ーマウイルス(HPV)の感染危険性が男女ともに 40〜50 %,女性で B 型
肝炎の危険性が 50〜70 %にものぼるという.トラコーマ膣炎の危険性も
かなり高い.肛門セックスでは男性で疥癬感染の危険性が 40 %,その他
梅毒,HIV,アメーバ赤痢なども問題となる.なお HPV は子宮頸がんの
原因となる.

性行動が低年齢化する中で,前にも触れた米国 CDC による 2015 年の

調査（YRBSS）によると，性交経験者が女性39.2％，男性43.2％で，前回2009年の調査の女性45.7％，男性46.1％より低下してきている．13歳以前に性交渉を経験した割合も，女性で3.1％から2.2％に，男性で8.4％から5.6％に低下している．4人以上の複数パートナーと性交渉を行っている割合も，女性で11.2％から8.8％に，男性で16.2％から14.1％に低下しているという．

（付）ピル（pill）

欧米諸国を中心に，年間約1億人もの若い女性が経口避妊薬を使用していると考えられている．現在，主として使用されているのは低容量ピルで，エストロゲンとプロゲストーゲンの2種類の合成女性ホルモンから成る合剤である．

　a）エストロゲンとしてはエチニルエストラジオールが使用されている．

　b）プロゲストーゲンには第一世代；ノルエチステロン（NET），第二世代；レボノルゲストレル（LNG），第三世代；デソゲステロール（DSG）の3種類がある．世代を追うごとに黄体ホルモン活性は増強されている．各プロゲストーゲンには黄体ホルモン活性，男性ホルモン活性，子宮内膜活性などの生物活性に特徴がみられる．

副作用：悪心，嘔吐，頭痛，体重増加，にきび，不正出血，乳房痛などが一般的な副作用である．ただし，これには個人差がみられる．乳がん発生の危険性はわずかであるとされている．最も注意する必要がある副作用は血栓症である．エストロゲンが肝臓で，血液凝固因子の産生を増加させることが血栓性疾患の原因と考えられている．ことに，喫煙によってこの傾向が助長されるので注意が必要である．1995年，WHOが「第三世代のピルは他世代の低容量ピルに比べて静脈血栓，塞栓症のリスクが約2倍高い」と報告したこともあって，米国などでは第一世代の使用率が圧倒的に高い．最近ではエストロゲン20 μg/錠のものも開発されている．低容量のピルは，1周期28日間のうち21日間，毎日1錠服用する方法が一般的である．その使用方法として次のような方法がある．

一相性：ホルモン含有量が全て一定のタイプを21日間服用する．この

方法ではホルモン投与量がやや増加する.

二相性：二種類のタイプを2段階に服用する.

三相性：三種類のタイプを3段階に服用する.

服用の仕方によって，「第一日スタート法」と「日曜日スタート法」がある．前者は月経開始日から服用を開始する方法で，後者は月経があったその週の日曜日から服用を開始するものである．社会人の女性で，週末に消退出血が重ならないように工夫した服用方法である.

米国での成績によると，一般的に正しく服用した場合には，失敗率（使用した最初の1年間で妊娠した女性の割合）は約3％であり，正しい使用法を徹底した場合には0.1％という低さである.

ピルの使用が望ましくない人としては，本剤の成分薬物に過敏症を示す場合はもちろん，次に掲げるような人には投与を避ける.

①血栓性静脈炎および血栓塞栓症のある人

②深静脈血栓性静脈炎および血栓症の既往のある人

③脳血管および冠動脈疾患のある人

④乳がんまたはその疑いのある人

⑤子宮内膜がん，その他のエストロゲン依存性腫瘍，またはその疑いのある人

⑥原因不明の不正性器出血のある人

⑦妊娠による胆汁うつ滞性黄疸または過去のピル使用による黄疸の既往のある人

⑧重篤な肝障害，肝腺腫，肝がん，良性肝腫瘍のある人

⑨妊娠またはその疑いのある人

⑩中等度の高血圧症，ヘビースモーカー，脂質異常症のある人

副効用：副作用ばかりではなく，その効用として次に掲げるような疾患の発生頻度を抑制するといわれる.

①卵巣がん；0.3倍のリスク低減

②子宮内膜がん；0.5倍のリスク低減

③骨盤内炎症性疾患；0.5倍のリスク低減

④月経不順，月経困難症，月経過多による2次性の鉄欠乏性貧血の予防

　STDの予防にはコンドームが最も安価であるが，日本でも低用量ピルが解禁され，避妊効果も高く，その使用が増えてきている．一方で，STDの予防には細心の注意を要する．

d．その他の感染経路による病気

1）クロイツフェルト・ヤコブ病 Creutzfeldt-Jakob disease（CJD）プリオン病

　古くはヒツジやヤギのスクレイピー（Scrapie）が，約200年前から北ヨーロッパで知られており，この病気の原因はスローウイルス（slow virus）によるものと考えられていた．1986年に，英国で初めて牛海綿状脳症（狂牛病）（Bovine Spongiform Encephalopathy；BSE）が見つかり，1995年になって，新型のクロイツフェルト－ヤコブ病が報告された．その後，この病気がプリオン病として恐れられている．プリオン（abnormal prion protein）とは，プリオン遺伝子（人では第20番目の染色体に存在する）が産生する約230個のアミノ酸からなる，分子量 33,000～35,000 の糖たんぱくである．正常プリオンたんぱくは細胞膜に結合しており，脳内に多く存在する．プリオン病は，脳の海綿状変性とアストログリアの増生を特徴とする中枢性疾患であり，脳内には異常プリオンたんぱくの蓄積がみられる．人のプリオン病としては，クールー（Kuru），クロイツフェルト・ヤコブ病のほかにゲルストマン・シュトロイスラー・シャインカー病（Gerstmann Sträussler Scheinker disease；GSS），致死性家族性不眠症（Fatal Familial Insomnia；FFI）などが同様のプリオンで起こる病気であるとされている．

　CJDは，1920年代に主として中年以降の高齢者に発病し，運動失調，筋肉のけいれん性収縮（ミオクローヌス），進行性の記銘力低下などの進行性認知症，幻覚，性格変化などの症状を呈する疾患として報告された．クールーは，1957年にパプアニューギニアの高地民族・フォア族で見つかり，1983年にFFIが見つかっている．これらの病気に共通する点として，最後には大脳機能が失われて死亡するが，脳の解剖学的所見として，

130 Ⅳ　環境と健康

神経細胞の脱落，空胞変性を示す海綿状の脳症を呈することである．発病した脳組織の乳剤を動物の脳内に接種するとプリオン病を発症する．

新しく見つかったプリオン病は，100万人に1人という極めて低い発病頻度であるが，潜伏期が8～10年と長く，予後不良の脳疾患のため恐れられている．近年，わが国においても脳手術の際に輸入脳硬膜の移植手術を受けた人が，長い年月を経てCJDを発症し，医原性疾患として関心を集めている．また，1996年10月，狂牛病の牛肉を食べて発症した可能性が高いということを，英国の二つの研究グループが報告して注目されている．最近，米国でリスの脳を食べて発病したケースが報告されている．BSEとの関連で問題となるのは，変異型CJDである．通常のCJDの発症は65歳以降が多いのに対し，変異型CJDは25歳前後と若くして発症するのが特徴である．牛の飼料として，BSEに感染した動物から作った肉骨粉を与えて発病したことで，わが国でも大騒動になったことは記憶に新しい．CJDサーベイランス委員会による1999年4月～2016年2月の調査では，わが国のプリオン病患者数は2,499例で，そのうち獲得性プリオン病は硬膜移植後CJDが88例，変異型CJDが1例であった．BSEは新しい人畜共通感染症という認識で，今後の慎重な対応が求められる．わが国で肉骨粉を食べて発症したBSEは，2001年に初めて確認されて以降，家畜の飼料に牛の肉骨粉を使用することが禁止され，BSE検査を全頭に実施して早期発見・発症の予防効果が得られたことから，対象牛の月齢を徐々に引き上げ，2016年中には検査を廃止する方針である．現在のところプリオン病に対する治療法はない．

2）結核症 tuberculosis

WHOの報告によれば，2014年度1年間に，世界で新規に感染した結核患者は約960万人で，その内訳は男性540万人，女性320万人，子ども100万人といわれている．そのうち約150万人が死亡したという．その多くが発展途上国の人たちであるが，米国など先進国ではHIVとの重複感染が問題になっている．HIV感染と結核の重複感染患者の死亡率は高く，年間約40万人が死亡している．このような急速な結核のまん延は，①世

界的な交通網の発達による旅行者の増大や移民の増加，②薬剤耐性結核菌の登場，③難民キャンプなどでの大量発生，④人口の増加，ことに開発途上国での増加，⑤エイズ感染者の増加と結核の合併，⑥貧困による劣悪な環境や社会的無関心などがその原因として挙げられている．

　わが国では，第2次世界大戦前後は毎年12〜17万人が結核で死亡していたが，その後徐々に減少し，2015年には新規の登録患者数は1万8,280人で，死亡したのは年間2千人をきり，1,955人であった．人口10万人あたりの新規患者数を罹患率というが，わが国では年々減少し，2014年度は15.4であった．WHOでは罹患率が10人以下を「低まん延国」に分類しているが，この達成には暫らくかかりそうである．WHOは1993年に「世界結核緊急事態」を宣言し，1997年の世界保健総会で，1882年3月24日にコッホが結核菌を発見して100年経過したことにちなんで，この日を「世界結核デー」に制定した．2006年1月27日，「ストップ結核世界計画Ⅱ（2006〜2015）」を公表し，2015年までに結核による死亡率と有病率を半減する目標を示した．わが国でも同じく1999年に「結核緊急事態宣言」を発表し，結核への注意を呼びかけている．

　WHOの報告によると，2014年の新規患者数は960万人であったということはすでに述べたが，その58％が東南アジアと西太平洋地域であった．インド220万人（23％），インドネシア100万人（10％），中国93万人（10％）などが，患者数が多い国として挙げられる．半減目標を達成したのはWHO地域の3カ所（アメリカ地域，東南アジア地域，西太平洋地域）に過ぎなかった．2014年に結核で死亡したのは150万人で，HIV陰性の人が110万人，HIV陽性の人が40万人であり，その内訳は男性が89万人，女性が48万人，子どもが14万人となっている．

　新たに結核に感染する約960万人のうち，結核とエイズの重複感染患者は，2014年には世界で約120万人，重複感染患者の死亡は約40万人であることはすでに述べた．HIV感染者はHIV陰性の人より約25〜30倍も活動性結核に罹患しやすいという．

　2009年度のわが国での新規登録結核患者2万4,170人のうち，HIVを

132　Ⅳ　環境と健康

有していた患者は52人，0.2％に過ぎなかった．最近のデータによれば，新規エイズ患者455人のうち，結核の合併は14人（3.0％），また別の報告では，2,437人のHIV感染者のうち62人（2.5％）に重複感染がみられたという．いずれにしても諸外国に比べれば，低い合併率である．

　わが国における結核の罹患率は先進国の中でも比較的高く，死亡率も欧米諸国と比べて明らかに高い．死亡率は2014年のデータでは，人口10万人当たり1.7で，死因別の順位は26位となっている．

　WHOによる結核罹患率をみると，罹患率が10.0以下の，いわゆる「低まん延国」は，低い順に①米国2.8，②カナダ4.7，③オランダ5.0，④オーストラリア5.4，⑤デンマーク5.9となっている．イギリスは比較的高く12.0である．わが国のそれは明らかに高く，2010年の18.2から徐々に低下してきたが，それでも2014年は15.4である．

　表26にわが国の結核新規登録患者数を示した．

　最近，わが国の医療施設において，医療従事者の間で結核の院内集団感染が目立っている．また事業所や学校でも結核の集団発生が増えている．表27に示したように，2005年から2015年までに報告された結核の集団感染は431件にのぼり，事業所の196件（45.6％）が最も多く，家族・友人131件（30.5％），病院など85件（19.8％）の順になっている．学校関係では高校・大学が21件（4.5％），専門学校など9件（2.1％），小・中学校6件（1.4％），その他不明87件（20.2％）という割合で発生している．学校関係での低下傾向は顕著である．

　最近の若者は結核に未感染の者が増え，結核に対して免疫力が低下している人が増加している．そのうえ，自分自身のツベルクリン反応の結果や，BCG接種の有無などに関して，ほとんど関心がないというのが現状である．2014年度の報告によれば，結核の新規登録者は20歳代で1,188人（6.1％），30歳代で1,235人（6.3％），40歳代1,440人（7.3％），50歳代1,514人（7.7％），60歳代2,597人（13.2％），70歳代4,028人（20.5％），80歳以上7,396人（37.7％）と続いている．最近の結核患者の70％以上は60歳以上の高齢者が占める．高齢者に結核が増加している原因

1 国際化と健康

表26 わが国における結核新規登録患者数

（カッコ内は新分類※による）

年度	新登録患者数	罹患率(対人口10万人)	結核死亡数
1996年	42,472	33.7	2,858
1997年	42,715	33.9	2,742
1998年	44,016(41,033)	33.9	2,795
1999年	48,430(43,818)	38.2	2,935
2000年	44,379(39,384)	35.0	2,650
2001年	35,489(28,868)	27.9	2,491
2002年	32,828(26,472)	25.8	2,317
2003年	31,638(25,478)	24.8	2,337
2004年	29,736(23,829)	23.3	2,330
2005年	28,319(22,655)	22.2	2,295
2006年	25,281	20.6	2,269
2007年	25,311	19.8	2,194
2008年	24,760	19.4	2,220
2009年	24,170	19.0	2,155
2010年	23,261	18.2	2,126
2011年	22,681	17.7	2,166
2012年	21,283	16.7	2,110
2013年	20,495	16.1	2,087
2014年	19,615	15.4	2,099
2015年	18,280	14.4	1,955

※厚生労働省：1998年（平成10年）以降は新分類

として，①高齢になって体力，免疫力が低下して新たに罹患，または再燃する人が増加した可能性が高いこと，②高齢者で糖尿病や副腎皮質ホルモン薬の使用などで，感染しやすい人が増えたこと，③多剤耐性結核菌の出現，④老人福祉施設での集団発生，⑤都市部ではホームレスのまん延，⑥在日外国人患者の増加などが考えられる．

　先に触れたように，アジアではまだまだ結核は無視できない病気であり，このような地域に出かけるときには，感染しないような注意，適切な予防措置などが必要である．結核という病気は，現在では決して生命に危険を及ぼすような恐ろしい病気ではなくなったが，今でも社会に重大な影響を

134　Ⅳ　環境と健康

表27　最近（2006〜2015年）結核集団発生431件の内訳

事業所 196件 45.6 %	病院など 85件 19.8 %	社会福祉施設 39件 9.1 %	家族・友人 131件 30.5 %	幼稚園・塾・その他 15件 3.5 %
小・中学校 6件 1.4 %	高校・大学など 21件 4.5 %	専門学校など 9件 2.1 %	その他不明 87件 20.2 %	

合計件数	2006年 38件	2007年 42件	2008年 48件	2009年 31件	2010年 39件	2011年 71件	2012年 53件	2013年 44件	2014年 44件	2015年 20件

（厚生労働省健康局結核感染症課の資料による）
(注)　集団結核感染の定義：同一の感染源が，2家族以上にまたがり，20人以上に結核
　　　を感染させた場合をいう
　　　ただし，発病者1人は6人が感染したものとして感染者数を計算する．発生場所
　　　の合計と件数は一致しない
　　　「事業所」：会社，職場など　　「病院など」：病院，診療所，介護・老人保健施設
　　　「社会福祉施設」：生活保護施設，養護老人ホーム，身体障害者更生施設など
　　　「その他」：飲食店，遊技場，不明など

　及ぼす慢性感染性疾患の一つであることは間違いない．

　結核予防法では，医師が結核患者を診察したときには，2日以内に最寄りの保健所に届け出ることになっている．そして，患者ならびにその家族に対して，受診や感染防止を行うよう勧奨あるいは指導することになっている．

　WHOでは，開発途上国での結核の治療効果を上げるために，直接監視下短期化学療法（DOTS）を導入した．このDOTSプログラムでは，長期にわたる治療を途中で中断しがちな患者に対して，拘束することなく医療関係者が患者のもとに出向き，目の前で薬を服用させるという方法である．1950年代にインドで初めて実施され，その後中国やバングラデシュ，フィリピンなどでも採用されて，確実に効果を上げている．

　最近ツベルクリン反応にかわってクォンティフェロン（Quanti FERON®
TB-2G）という結核の新しい診断法が普及しつつある．BCG接種を受けた人も除外できる．リンパ球が遊離するインターフェロンγ（interferon-γ：

IFN-γ）の量を測定することによって結核の感染を診断するものである．

e．人畜共通感染症 zoonosis

　感染症の中には，動物から人に感染する恐れのある病気が多く知られている．人畜共通感染症が確かめられ，あるいは疑われている疾患には次のようなものがある．

①細菌：サルモネラ症，赤痢，結核，非定型抗酸菌症，野兎病，炭疽，ブルセラ症，リステリア症，エルシニア・エンテロコリチカ感染症，カンピロバクター・ジェジュニ感染症，鼠咬症など．

②クラミジア，リケッチアおよびウイルス：オウム病，発疹熱，Q熱，つつが虫病，狂犬病，日本脳炎，マールブルグ熱，エボラ出血熱，ラッサ熱，腎症候性出血熱など．

　2002年にオウム病の集団感染があった．松江市の「フォーゲル・パーク」で17人，2005年末に神戸市の鳥展示施設で3人が発病している．この病気はオウムやインコ，ハトなど鳥類の体内に寄生するクラミジア（Chlamydia psittaci）の吸入によって感染し，1〜2週間の潜伏期間を経て，突然の発熱，咳（通常は乾性），頭痛，全身倦怠感，筋肉痛，関節痛などの症状が出現する疾患である．肺炎を起こすこともある．胸部X線像ではスリガラス様陰影を呈し，いわゆる異型（非定型）肺炎像を示す．2000年までは年間30例以下の報告しかなかったが，2002年に上記の集団発生があり，一挙に54例に増えた．その後徐々に減って，2011年以降は毎年10人前後の報告で，2014年度は13例のみである．初期に診断してテトラサイクリン系の抗生物質で治療すれば予後はよい．

③スピロヘータ：レプトスピラ症は，病原性レプトスピラ（Leptospira sp.）の人への感染で起こる人畜共通感染症である．ネズミなど野生のげっ歯類を自然宿主とし，人だけでなくイヌ，ウシ，ブタなどほとんどの哺乳類に感染する．腎臓に定着するために，主に尿などの排泄物を経由して汚染された水や土壌から経口あるいは経皮的に感染する．人から人への感染は起こらない．

潜伏期間は 3 〜14 日で，悪寒，発熱，頭痛，全身倦怠感，眼球結膜の充血，筋肉痛，腰痛など急性熱性疾患の症状を示す．軽症型の場合は風邪のような症状で自然に回復するが，ワイル病と呼ばれる重症型では 5 〜 8 日後から黄疸や播種性血管内凝固症候群（DIC）と呼ばれる全身の出血傾向，腎障害，意識障害などで死亡することもある．重症型の死亡率は約 40 ％に達する．わが国においては 2002 年以降少しずつ報告例が増え，2014 年の 48 例をピークに，2015 年は 33 例の報告がある．中南米やフィリピン，タイなどの東南アジアに多くみられ，今後は流行地からの輸入感染症として注目される．

④真菌，原虫および寄生虫：皮膚真菌症，トキソプラズマ症，アメーバ赤痢，バランチジウム症，幼虫内臓移行症，肺吸虫症，包虫症など．

⑤節足動物：疥癬，皮膚ダニ症など．

以上のように，人畜共通感染症はいろいろ多岐にわたっている．これらはイヌ，ネコ，トリなどを飼育している家庭でのいわゆるペット病としても知られており，また職業病としてまん延する危険性も高い．

狂犬病（rabies）は今でもアジア大陸，フィリピン，インドネシアの中部ジャワなどに広く分布している．感染動物に咬まれると高率に発病し，死亡率も高い．わが国では飼い犬に予防注射が義務づけられているので危険性は低く，1970 年に 1 例報告されて以来，最近は国内での患者発生はなかったが，2006 年 8 月，フィリピンで犬に嚙まれ，帰国後に日本で発病し死亡した例など 2 名の報告があった．世界では 1 年間に約 5 万 5,000人が狂犬病で死亡している．アジア地域で 3 万 1,000 人，アフリカ地域で 2 万 4,000 人となっている．狂犬病にかかった犬にかまれて，狂犬病ウイルスが体内に侵入し，人では約 1 〜 3 ヵ月の潜伏期を経て発症し，当初は発熱，食欲不振などの前駆期を経て，急性の神経症状（不安感，恐水，興奮状態，幻覚，精神錯乱など）のあと昏睡状態に陥る．狂犬病の発症例が多いのはインド（約 7,500 人），中国（約 2,600 人），パキスタン（約 1,600 人），バングラディシュ（約 1,200 人）などである．

C．最近増えてきた食中毒

食中毒（food poisoning）とは，食物に混入した病原性微生物，自然毒，有毒化学物質，有毒魚介類，キノコ類など，有毒物質を摂取することにより消化器系や神経系の中毒症状をきたす疾患群をさす．

食中毒はウイルス性，細菌性，自然毒性・化学性食中毒に分類できる．わが国における食中毒は，細菌性が約70％とその大部分を占める．細菌性食中毒は，細菌や細菌毒素によって汚染された食物の摂取によって，主として急性胃腸炎症状を起こす疾患群や，毒素の摂取によって消化器症状の他に，性状によってはボツリヌス症のように神経症状を起こすような疾患群をいう．日本人は生鮮魚介類や生ものを食べる食習慣があるため，腸炎ビブリオによる食中毒が一番多く，ついでブドウ球菌，サルモネラ菌，腸管出血性大腸菌感染症の順である．一般的に夏期に多いが，冷凍魚介類の普及や海外から輸入される生鮮食料品が季節を問わず入ってくるため，年中みられるようになった．

食中毒はその発生機序から2種類に分けられる．その一つは汚染された食品から細菌が腸管に入って増殖し，発症する感染型食中毒であり，これにはサルモネラ菌，病原性大腸菌，腸炎ビブリオ菌などによる食中毒が入る．潜伏期は10～40時間，症状としては38～40℃の発熱，悪心，嘔吐，腹痛，下痢が主で，治癒までに3～6日を要する．もう一つは細菌が食品の中ですでに増殖して外毒素を産生し，食品とともに摂取された外毒素によって発症する毒素型食中毒である．これにはブドウ球菌，ボツリヌス菌による食中毒などが属する．潜伏期は1～数時間と短く，症状として発熱はほとんどなく，悪心，嘔吐，下痢，腹痛，脱力感を訴えることが多く，全経過は短く1～2日で治癒に向かう．

a．腸炎ビブリオによる食中毒

腸炎ビブリオ（Vibrio parahemolyticus）は主に海水に生息する細菌の一種で，6％という高濃度の塩分が存在する培地上でもよく増殖する．したがって，海産性魚介類およびその加工品などの汚染食品によって伝染するため，魚介類をよく食べるわが国では比較的多い．発熱とともに腹痛，

下痢，悪心，嘔吐などの胃腸炎の症状を呈する．従来は感染型であるが，一部で毒素型を呈するものもある．1950年に大阪府下でシラス干しが原因で272人の患者と20人の死者を出した集団食中毒，いわゆるシラス食中毒事件を嚆矢とする．

潜伏期間は6〜12時間で夏期に多い．しかし，最近では東南アジアなどからの魚介類により，冬場でも腸炎ビブリオによる食中毒はみられる．重症例では潜伏期間が短く，赤痢に似た症状で，血便をみることもある．旅行者下痢症の原因となることも珍しくない．予防としては生の魚介類に注意することである．

抗生物質によく反応し，予後は比較的良好である．

b．ブドウ球菌による食中毒

毒素型の食中毒であり，したがって発症までの期間が比較的短く，1〜6時間である．胃腸炎症状で経過し，予後は良好である．

c．サルモネラ菌による食中毒

サルモネラ菌によって起こる感染型の食中毒である．

潜伏期間は12〜36時間であるが，24時間程度が多い．発熱とともに胃腸症状を呈する．通常は人から人への感染は少なく，大量の菌で汚染された食品とともに摂取されて感染・発症するが，乳幼児などは本菌に対する感受性が高いので，人から人への感染も有り得る．この他，ミドリガメなどの輸入動物からの感染も問題視されている．サルモネラ菌による集団食中毒は全国的に発生している．給食弁当や会食が原因になることが多い．食材としては食肉，鶏卵などが比較的多い．サルモネラはO抗原とH抗原によって多くの血清型に分類される．鶏卵を用いる料理やケーキ類による集団食中毒が全国的にかなり頻繁にみられる．

症状としては，下痢，発熱，腹痛，悪心，嘔吐などである．頻回の水様性下痢を認め，血便を呈することもある．全経過は1週間以内に完全に回復するが，幼児や高齢者では脱水症状や腎不全で死亡することもある．

d．病原性大腸菌による食中毒

病原性大腸菌は，旅行者下痢症の原因菌として重視されている．世界的

な病原性大腸菌研究の歴史的変遷をみてみると，次のようになる．

(1) 1923 年：アダムによる乳幼児で下痢を起こす大腸菌の最初の報告．

(2) 1940 年代の半ば：英国の乳児院での大腸菌による集団下痢症の報告．腸管病原性大腸菌（Enteropathogenetic Escherichia Coli；EPEC）と命名．

(3) 1956 年：インドでコレラとよく似た症状を起こす大腸菌の報告．毒素原性大腸菌（Enterotoxigenic E. coli；ETEC）と命名．この大腸菌は，60℃，10 分間の加熱によって失活する易熱性エンテロトキシン（heat labile enterotoxin；LT）と，100℃，10 分間の加熱によっても活性を失わない耐熱性エンテロトキシン（heat stable enterotoxin；ST）を産生し，これらの毒素が下痢の原因物質であると判明．1970 年代の中頃には，熱帯・亜熱帯地方への旅行者下痢症の原因菌として重視．

(4) 1960 年代後半：下痢を起こす大腸菌で，血便など赤痢に似た症状を起こす大腸菌の存在が報告され，組織侵入性大腸菌（Enteroinvasive E.Coli；EIEC）と命名．わが国でも東南アジアなどへの旅行者下痢症の20〜30 ％は毒素原性大腸菌によるものと報告され，輸入感染症として注目．

(5) 1982 年 2 月：米国オレゴン州のハンバーガー（挽き肉）による 26 人の集団食中毒から，原因菌として腸管出血性大腸菌（Enterohemorrhagic E.Coli；EHEC）「O-157：H 7」が分離．1982 年 5 月ミシガン州で同じ菌によるハンバーガー（挽き肉）による 21 人の食中毒発生．その後，米国，カナダなどでしばしば集団発生．

(6) 1999 年 4 月：わが国の新感染症法で，3 類感染症として単独指定．

腸管出血性大腸菌感染症の潜伏期間が 4 〜 8 日と比較的長いため，原因食品や感染源の特定が難しいのも特徴である．症状としては血便，激しい腹痛，悪心，嘔吐，悪寒，38℃以上の発熱，上気道炎様症状などが一般的な症状．予後は，溶血性尿毒症症候群（hemolytic uremic syndrome；HUS）を続発すると致死率が高くなり，約 3 ％にもなることがある．細菌性赤痢，アメーバ赤痢，腸炎ビブリオ，ヘリコバクターなどとの鑑別が必要になる．

140　Ⅳ　環境と健康

　わが国で報告されている腸管出血性大腸菌感染症の集団発生の推移を表
28 に示した．病原性大腸菌による食中毒は，一般的には大腸菌が産生す
るエンテロトキシンによるが，EHEC による食中毒の集団発生としては，
1990 年 10 月の浦和市の幼稚園での集団下痢症がある．それ以前には 1986
年 6 月，松山市の乳児院で EHEC「O-111：H-」で 22 人の集団下痢が発

表28　わが国における腸管出血性大腸菌感染症集団発生の変遷

(1)　1984 年 4 月；東京都内の小学校で EHEC「O-145：NM」による 100 人の
　　集団発生
(2)　1986 年 6 月；松山市の乳児院で E. coli「O-111：H-」による 22 人の集団
　　下痢が発生，1 人死亡
(3)　1990 年 10 月；浦和市の幼稚園で EHEC「O-157：H 7」による集団下痢
　　症発生，有症者 268 人，2 人死亡
(4)　1991 年 4 月；大阪市の保育園で園児 131 人，家族 30 人，合計 161 人の集
　　団発生
　　　原因菌は EHEC「O-157」で病状は軽微，その後新潟県の小学校でも発生
(5)　1996 年 5 月；岡山県邑久郡邑久町で病原性大腸菌「O-157」による集団食
　　中毒，発症者 468 人，2 人死亡．その後，広島県比婆郡東城町立東城小学校
　　で約 190 人が感染，岐阜市の市立長森南小学校で感染児童合計 351 人，原因
　　は学校給食．その後も EHEC「O-157」による集団食中毒は福岡市，名古屋
　　市，山形市などにも発生．1996 年 7 月には大阪府堺市で大規模な集団発生
　　　1996 年 1 年間の EHEC「O-157」による死者 12 人，患者数 1 万 7,877 人
(6)　2007 年 5 月；東京都内の学生食堂において，患者数 429 人の大規模食中
　　毒が発生
(7)　2011 年 4 月；富山県を中心に焼き肉店での生食用牛肉（ユッケ）による
　　E. coli「O-111」により 181 人の患者が発生し 5 人が死亡
(8)　2011 年 5 月；山形県で 287 人の患者が発生し 1 人死亡
(9)　2012 年 8 月；札幌市で漬物（白菜の浅漬け）によると思われる原因で 169
　　人の患者が発生，8 人が死亡
(10)　2014 年 8 月；福島県で生食用馬肉で 78 人の患者発生，死亡者はなし
(11)　2014 年 7 月；静岡市で冷やしきゅうりと思われる食材で 510 人が発症，
　　死亡者はなし
(12)　2015 年 8 月；島根県で学校の寄宿舎で 137 人が食事，61 人の患者が発生
(13)　2017 年 8 月；埼玉・群馬県をはじめ 11 都県で合計 87 人の集団感染，う
　　ち 3 歳の女児が死亡

（厚生労働省の資料による）

生し，1人が死亡している．1990年10月の浦和市の幼稚園でのEHEC「O-157：H7」による集団下痢症では2人が死亡している．1991年4月には大阪市の保育園で，園児131人，家族30人，合計161人の集団発生をみたが，その原因菌もEHEC「O-157」であったが，幸い病状は軽微な人が多かった．

　1990年から1994年にかけては，合計10件の報告がなされていたが，1996年5月になって岡山県邑久郡邑久町で，EHEC「O-157」による集団食中毒の発生をみた．邑久町では最初に小学1年生の少女が発病し，その後は感染者の家族にも広がり，最終的には死亡が2人，発症者が468人に達した．その後，広島県比婆郡東城町の小学校でもEHEC「O-157」が原因と見られる食中毒が発生し，約190人が感染・発症している．さらに岐阜市の小学校においても同様の食中毒が発生し，感染児童は合計で351人に達した．この大腸菌は，感染してから発症するまでの潜伏期が2〜14日（平均3〜5日）と比較的長いため，原因食品の同定が困難なことが多いことはすでに触れた．

　EHEC「O-157」による集団食中毒は，その後も全国各地で散発的に発生していたが，1996年7月になって大阪府堺市で大規模な集団発生と死亡例がみられた．この事例では1万人を超える患者数を記録した．堺市で流行したEHEC「O-157」の出すベロ毒素は極めて感染力が強く，100個前後の菌数でも感染するほどといわれた．

　1996年には全国で爆発的な発生がみられ，この年度の患者総数は1万7,877人，無症状保菌者1,475人，死者12人に達した．

　わが国では，学校給食による食中毒が1996年度1年間で24件おき，患者数は1万2,444人にのぼった．うち7件（患者数7,258人）がEHEC「O-157」によるものであったが，サルモネラ菌属による食中毒も7件（患者数3,761人）発生している．

　EHEC「O-157」は，157番目に見つかったO抗原を有する大腸菌を意味する．ベロ毒素をつくり出す病原性大腸菌は，乳幼児下痢症などの原因になる腸管病原性大腸菌のDNAに，もともとは赤痢菌に寄生して志賀毒

素をつくっていたウイルス（バクテリオファージ）によって毒素を産生する遺伝子が導入され，強い病原性を獲得したと考えられている.

ベロ毒素の名前の由来は，アフリカミドリザルの腎臓細胞（ベロ細胞）を壊すところからきており，赤痢菌のつくる毒素である志賀毒素と同じものである. ベロ毒素には VT1 と VT2 が知られており，VT1 は志賀赤痢菌の出す志賀毒素（STX）と全く同じ構造を有し，VT2 でも 60 ％の相同性を有することがわかっている.

この菌によって溶血性尿毒症症候群（HUS）が起こると，腎不全，脳症，肝障害，膵炎，腸重積などを併発し，死亡率が高くなる.

腎透析，血漿交換療法，出血に対する適切な処置，血圧管理などを適切に行う必要がある. その後の患者数は年間 380 人以下で推移していたが，2007 年 5 月に東京都内の学生食堂で患者数 429 人の大規模な食中毒事件が発生した. そのために 2007 年度の総患者数は 928 人に達した. そして 2011 年 4 月には富山県を中心に，焼き肉店での生食用牛肉のユッケを食べた人たちを中心に，E. coli「O-111」により 181 人の患者が発生し，5 人が死亡した. 同年 5 月には山形県で 287 人の患者が発生し，そのうちの 1 人が死亡した. この事例が契機となって，2011 年 10 月から生食用牛肉（内臓を除く）についての食品衛生法に基づく規格基準および表示基準が改められた. その後も患者の集団発生は続いており，2014 年の発生件数は 25 件で，患者数も 766 人を数えたが，幸い死亡者は出ていない. 2015 年度は 17 件の集団発生で，患者数は 156 人に減少し，死亡者も出ていない. 2017 年 8 月，埼玉・群馬県の惣菜販売店が販売した惣菜が原因と思われる O-157 の集団発生が起こった. 同じ遺伝子型の感染例が 11 都県で 87 人，3 歳の女児の死亡も確認されている.

病原性大腸菌「O-157」の感染は世界的にみられ，スコットランドでは 1990 年から 1996 年までに 1,744 件の報告があり，70 ％以上で感染源の特定ができなかったという. 同地方では 1996 年 11 月，肉入りパイとみられる原因食材で 400 人以上が感染し，合計 20 人以上が死亡したとされている.

スウェーデンでも 1995 年夏から 1996 年初めにかけて約 100 人が感染し，うち 24 人が HUS を発症したという．

米国では 1982 年以来，100 件以上の集団感染が報告されていることはすでに述べた．このうち 52 ％が牛肉を原材料とした食品，16 ％が人から人への感染，14 ％が野菜や果物，12 ％が汚染された水などが原因とされている．米国では年間の患者数約 2 万人，死亡が約 100 人にのぼるという．そのほかに，アルゼンチンなど南米，欧州など世界的な広がりを示し，その原因として疑われているのは，肉類，牛乳，牛肉加工食品，カイワレ，レタス，リンゴジュースなどである．2011 年 5 月にドイツで EHEC「O-104」により 4,321 例にものぼる集団発生が報告された．うち 852 例で HUS を発生し，50 人が死亡したという．ドイツ以外でも欧州 15ヵ国に波及して 2 人が死亡し，51 人の HUS を含む 140 例の EHEC 感染を認めたという．その流行経路として，ドイツへの旅行者あるいはその人たちからの二次感染によるものと推測された．

各国での患者の特徴から，栄養や衛生状態のよい階級の子どもにも発症するケースが多くみられ，免疫力の低下が考えられるとする人もいる．

WHO は世界的な広がりの理由として，①食品加工が機械化，大規模化し，食材の一部が汚染されると大量の食品に汚染が広がるようになった，②消費者の好みの変化で生食が多くなった，③食品の輸出入が膨大になった，などを挙げている．

厚生労働省は「腸管出血性大腸菌感染症」を感染症新法において 3 類感染症の中にコレラ，細菌性赤痢，腸チフス，パラチフスなどと共に指定し，二次感染による食中毒の拡大防止や予防対策を強化する体制をとっている．すなわち，流通食品の EHEC「O-157」汚染の実態調査の実施，学校給食施設の一斉点検，屠畜場における衛生管理の徹底などのほかに，原因究明対策として，検食保存期間の延長や感染源とみられる食材からの早期の病原菌検出のための研究体制の整備などである．しかし，その後も本症は漸増傾向を示しており，すでに述べたように，2011 年から 2015 年の間の発生頻度は 13〜25 件，患者数は 105〜766 人，死亡に関しては 2011 年の 7

人，2012年の8人以降は出ていない．

EHECについては「O-157」のみでなく，「O-26」，「O-111」，「O-128」などの病原性が強い．この菌による食中毒で感染源の特定が困難な理由として，病状を発症するのに必要な菌量が，一般の食中毒の場合と比較にならないほどの少量であること，前に触れたように潜伏期間が比較的長いことが早期の原因特定を困難にしている理由である．

診断や治療法については，迅速診断薬の開発普及，ベロ毒素吸着剤の開発などがすすんでいる．抗菌薬の投与については議論のあるところであるが，感染初期には抗生物質の使用を行うべきであるという意見が強い．止瀉薬，腹痛に対する鎮痛薬の投与はHUSを惹起しやすいという意見がある．γ-グロブリンの投与，抗毒素血清療法は今後の問題である．

食中毒予防の一般的な注意としてWHOが勧めている安全な調理法10ヵ条は，①安全な食品を選ぶ，②加熱を十分に，③できるだけすぐ食べる，④調理後は60℃以上か10℃以下に保存，⑤再加熱は十分に，⑥生ものと調理済みの食材を一緒にしない，⑦手をよく洗う，⑧台所を清潔に，⑨虫やネズミに注意，⑩安全な水を使う，となっている．

D．耳慣れない名前の感染症

a．ヘリコバクター・ピロリ感染症 Helicobacter pylori infection（H. pylori；Hp）

ピロリ菌は1983年にオーストラリアで発見されたグラム陰性のらせん桿菌で，急性胃炎と慢性胃炎で最初に証明され，ついで十二指腸潰瘍や胃潰瘍などの消化性潰瘍との関連が明らかになった．また胃MALT（mucosa-associated lymphoid tissue）リンパ腫，胃良性ポリープ，胃がんの成因の一つとも考えられている．胃がんの原因になるという考えも定着しつつある．また最近は，ピロリ菌の感染と特発性血小板減少性紫斑病（idiopathic thrombocytopenic purpura；ITP）との関連が強く示唆されるようになった．正常者の胃粘膜からも20％程度は見つかるが，十二指腸潰瘍では90％以上，胃潰瘍では60〜70％に検出される．抗菌薬を用いて除菌する

と潰瘍の再発率が低く抑えられる．H. pylori の胃粘膜障害作用の機序として，①ピロリ菌のだす毒素（サイトトキシン），②浸潤した白血球からでるフリーラジカル，③ピロリ菌がだすプロテアーゼによる粘膜層の破壊などが考えられている．

b．カンピロバクター属感染症 Campylobacter jejuni/coli

カンピロバクター属は従来から食中毒菌として知られている．人のカンピロバクター感染症の大部分はカンピロバクター・ジェジュニ（C. jejuni）感染症で，カンピロバクター腸炎はノロウイルスと並んで国内で最も多い食中毒の一つである．水，家畜，鶏・牛などの肉類，牛乳，ときにはペットからも感染する．潜伏期は2～7日で，下痢，腹痛，発熱，ときには血便をみる．感染力は比較的強く，集団食中毒の原因菌として注意が必要である．流行は5月から9月にかけて多く発生する．最近では，屋外で飲食店が調理した食肉の提供，家族でのバーベキューなどで加熱が不十分な肉類を食べる機会が増えたこともある．500人を超える患者が発生したケースもあり，2011年の報告数は比較的多くて336件，患者数2,341人，2015年は318件，患者数2,089人であった．

最近，この菌がギラン・バレー症候群（Guillain-Barré syndrome）という感染性多発神経炎を起こす可能性があるという指摘がなされるようになった．発熱，咽頭痛，胃腸症状などの風邪症状が先行し，ついで四肢の筋力低下，知覚異常，深部腱反射の消失などの神経症状を呈するようになる．

血漿交換療法で症状が改善することが多く，自己免疫的機序による疾患ではないかとされている．最近のわが国での集団発生は，2011年5月，高知県の飲食店で82人，富山県で33人が本菌によって発症している．いずれも死亡者は出ていない．

予防としては60℃，1分程度の加熱でほぼ不活性化されることから，十分な加熱調理と，肉類に触れた器具や手指の洗浄，生食する野菜と肉類の調理器具をわけて，二次汚染を予防する．飲食店や学校などで集団発生することが多く，冷凍や「湯引き」などの方法では不活性化できない．乳

146 Ⅳ 環境と健康

幼児や高齢者，免疫能の低下した人は生肉や牛レバーの生食を避けるよう
指導することが大切である．

c. レジオネラ legionellosis

レジオネラ・ニューモフィラ（Legionella pneumophila）を代表とする
レジオネラ属の細菌感染で，成人や高齢者，男性に多くみられる感染症法
の 4 類感染症に分類されている疾患である．

レジオネラ属菌は環境細菌であり，土壌，河川，湖沼などの自然環境に
生息しており，一般にその菌数は少ないと考えられているが，人工の施設
や設備の中で増殖するとレジオネラ症を発病することがある．

レジオネラ肺炎の歴史は，1976 年に米国フィラデルフィアにおける在
郷軍人の全国大会中に 220 人以上の関係者が原因不明の重症肺炎にかかり，
そのうち 30 数名が死亡したことが発端である．死亡した人の肺から新し
い細菌が分離され，Legionella pneumophila と命名された．

潜伏期は 2 ～10 日で，死亡率は 15～30 ％と比較的高い．ポンティアッ
ク熱は多量の菌を吸い込んだときに発症し，潜伏期は 1 ～ 2 日と短く，予
後も悪い．冷却塔水，プール，池，噴水や温泉，ことに循環式浴槽（24
時間風呂）で頻発し，集団発生することもある．2002 年夏に宮崎県日向
市の温泉施設で，レジオネラ菌の感染が疑われた人が 263 人，感染が確認
された患者 32 人の集団感染をみた．このうち 7 人が死亡している．鹿児
島県の施設でも 1 人が死亡し，山形県でも 1 人が感染し，重症化している．
1999 年の新感染症法の制定以降，1999～2004 年にかけては 86～167 例の
間で推移していたが，2005 年には 281 例と増加し，2008 年 892 例，2010
年には 751 例であった．最近では，2011 年 10 月に群馬県の旅館に宿泊し
た 60 歳代の男性が，入浴施設が感染源となって発症し死亡した．家庭で
は循環式浴槽を中心とした設備の衛生管理に問題があることが判明して，
管理上の安全対策について業者や使用者への注意がなされた．2015 年 5
月岩手県盛岡市の公衆浴場で集団感染し，50～80 代の男女 9 名が入院した．
このうち 70 代の男性が肺炎を発症して死亡した．2015 年 6 月には，神奈
川県小田原市の入浴施設を利用した客がレジオネラ症と診断され，検査を

1　国際化と健康　147

行ったところ一部の浴槽から基準値を超えるレジオネラ属菌が検出された．
海外では 2012 年，カナダ・ケベック州でレジオネラ症感染者が続出した．
同年 9 月に 165 人が感染し，10 人死亡したと報告されている．

　培養による診断の他に直接蛍光抗体法，尿中菌体抗原検出法および
PCR 法など，診断法の進歩・改良が報告例増加に関与していると考えられ
る．

d．ノロウイルス感染症 norovirus infection

　これまで原因不明とされていた食中毒の集団発生例を調べ直したところ，
その多くが小型球形ウイルス（small round structured virus；SRSV）の
感染とか，ノーウォーク様ウイルスと呼ばれるウイルスが原因であること
が判明した．2002 年の国際ウイルス命名委員会でノロウイルスという名
称に統一された．この感染症は 5 類感染症に分類されている．このウイル
スの感染により発病するが，その多くが生カキなど二枚貝を食べての感染，
あるいは調理従事者を介して感染するケースが多いとされている．毎年，
全世界で約 7 億人がノロウイルスによる感染性胃腸炎に罹患するという．

　ノロウイルスは経口的に感染するとされ，衛生知識の比較的低い小学生
など子どもに多い．潜伏期間は 3 ～40 時間で，主要症状は悪心，下痢，
腹痛で，時に発熱（38℃以下）をみる．

　予後は良好で，3 日以内に回復する．繰り返して感染する可能性がある
が，米国でのボランティア実験で，感染しても発病しない人がいることが
わかっている．わが国での流行は冬期に多い．PCR 法で便中あるいは生
カキなどの食品中からノロウイルスを検出することが可能になってきた．
2005 年の集団発生件数は 274 件，患者数 8,727 人，2006 年には 479 件，
2 万 7,616 人と一気に増え，その後も件数は 293～416 件，患者数 8,619
～1 万 8,520 人の間を推移していた．2013 年に京都市で，病院の女性入
院患者 8 人の便からノロウイルスが検出され，83 歳，84 歳，91 歳の男性
3 人と，87 歳の女性の 4 人が相次いで死亡した．死亡原因としてノロウ
イルスの感染を特定するには至らなかったという．2015 年度は 481 件，
1 万 4,876 人の患者が報告されている．病院，介護老人保健施設，特別養

護老人ホームなどで集団発生し，死亡例も報告されているが，高齢者や入院中の病人という事情もあり，死因の特定まで至っていないケースがほとんどである．

原因施設としては圧倒的に飲食店が多く，仕出し弁当や宴会・会席料理などによるケースが目立つ．学校給食による集団感染も過去11年間に42件起こっており，そのうち27件がノロウイルスによるとされている．このうち4件はパンが原因とされている．

予防法としては，二枚貝などの汚染リスクが高い食品は，85℃以上の温度で1分間以上加熱し，他の食品と同様，汚染防止の対策を十分に行う．また，手洗いなどの基本的な衛生管理を徹底する．食品や調理施設などの汚染の防止のために嘔吐物や，汚染が疑われる排泄物は速やかに処理する．不顕性感染の可能性も念頭におき，日頃から調理従事者の健康管理，健康診断を行う．

e．ロタウイルス rotavirus infection

ロタウイルスはRNAウイルスで，主として乳幼児下痢症の原因となる．ことに発展途上国では問題となる．ロタウイルス胃腸炎の主な症状は嘔吐と下痢で，おおむね予後はよい．わが国での報告は1985～86年をピークに漸減し，最近は約300～500例の報告にとどまっている．保育・幼稚園，小学校などでの集団発生が存在する．冬季に多くみられ，感染した患者の排泄物による経口感染である．死亡例は年間2～18人と少ない．2016年に大阪市の高齢者施設2カ所と障碍者支援施設で，36～65人の成人ロタウイルス感染者が報告されており，うち3人が死亡している．世界中で毎年約50万人程度が亡くなっている．そのうち約80％が発展途上国である．稀に脳炎を起こすこともあるので，任意接種ではあるが，幼児期に経口弱毒生ヒトロタウイルスワクチン接種が望ましい．

f．クロストリジウム・ディフィシル Clostridium difficile

2003年以降，北米を中心に高病原性の本症が急増した．有芽胞菌による感染で，通常は健常者の便培養で3％程度の陽性率を示す．入院患者を中心に，抗生物質に抵抗性を示し，下痢を伴う大腸菌が注目されてきた．

感染経路は，芽胞による環境からの様式が主体である．入院患者で抗菌薬に関連する下痢症の 15〜25 ％を占め，偽膜性大腸炎の約 80 ％の原因となる．

　最近，米疾患対策センター（CDC）が発表したところによると，米国で胃腸炎による死亡者数が 1999〜2007 年の 8 年間で 7,000 例であったのが 1 万 7,000 例に倍増したという．CDC を中心とした研究グループが，2015 年 2 月に報告したところによると，米国におけるクロストリジウム・ディフィシル感染の規模と範囲は広がり続けている．研究グループは，全国規模での被害状況の推定を目的として，米国の 10 地域で集団の調査，検査室の調査を実施した．1 歳以上の住民でこの細菌の感染を確認できた人を特定していった．感染者は地域で感染した人と，医療機関で感染した人に分類した．10 地域で 1 万 5,461 人の Clostridium difficile 感染が特定され，その 65.8 ％は医療施設関連での感染であった．米国全体での推定発症件数は 45 万 3,000 人であり，うち 16 万人は市中感染であった．発症率は女性（1.26 倍），白人（1.72 倍），65 歳以上の高齢者（8.65 倍）で高い感染率を示した．推定死亡者数は 2 万 9,300 人であった．また，最近でも米国の Clostridium difficile による 65 歳以上の死亡例は増え続けており，全体の 83 ％を占めるという．

g．西ナイル・ウイルス熱・脳炎

　1937 年にアフリカのウガンダ・ウエストナイル州で初めて発見されたウイルスによる感染症である．このウイルスは一本鎖 RNA ウイルスで，日本脳炎に類似した症状を呈する．媒介動物は世界に広く分布するアカイエカやチカイエカなどのイエカで，潜伏期間は通常 2 〜 6 日である．1999 年 8 月に突然ニューヨークで集団発生して大騒動になった．CDC によれば，この年に全米で発症した患者は 62 人，死亡者は 7 人（死亡率 11 ％）に過ぎなかった．しかし 2002 年に全米で爆発的な流行がみられ，4,156 人が発病し，284 人が死亡（死亡率 7 ％）したという．CDC によれば，その後 2011 年に感染者 712 人，死亡者 43 人まで漸減していたが，2012 年には 5,674 人が感染し，うち 286 人が死亡した．2015 年には 2,175 人

の患者が報告され，うち146人が死亡したという．地球温暖化で蚊の感染性が強まった，あるいは航空機に紛れ込んで運ばれまん延する可能性も指摘されている．わが国では2005年11月，米国・ロサンゼルスに短期間滞在して帰国した30歳代男性の例が報告されている．このウイルスは北米，ヨーロッパ，中近東，西アジア，アフリカに広く分布している．港湾や空港での検疫はもちろん，外国滞在中に蚊に刺されないことなど，予防も大切である．突然の発熱，頭痛，筋肉痛などで発症する．高齢者では脳炎を発症する頻度が高い．血清診断として必ずペア血清のIgG検査によって行う．ただし，他のフラビウイルスと交差反応を示すため注意が必要である．日本脳炎のワクチンを最近接種した人は陽性反応を示すので注意する必要がある．従って偽陽性が非常に多い．2005年以降，わが国における患者の報告はない．

h．高病原性鳥インフルエンザ High Pathogenic Avian Influenza(HPAI)
本症は新感染症法の4類に属している．鳥インフルエンザ・ウイルス（Avian influenza virus）の感染は，1997年に香港でA/H5N1の感染が発生し，18人中6人が死亡したのが始まりで，その後2003年11月〜2004年5月，2004年12月〜2005年6月，2005年7月以降現在までと，パンデミック（pandemic：大流行）とまではいえないが，世界各地で流行がみられる．2012年末までに鳥インフルエンザが人に感染したという報告例は，わが国においては未だないが，WHOが報告した2016年7月19日までに，世界16ヵ国で854例の感染事例が報告されている．そのうち450人が死亡している．患者数が多い国は，①エジプト354人（死亡者117人），②インドネシア199人（同167人），③ベトナム127人（同64人），④カンボジア56人（同37人），⑤中国53人（同31人）という順になっている．ニワトリ，ウズラ，七面鳥，アヒル，カモなどの家禽類に感染すると，非常に高い病原性を示すことから，そのタイプを高病原性鳥インフルエンザと呼ぶ．現在，世界的に養鶏業者の脅威となっている．将来的にこのウイルスが爆発的に広がる，いわゆるパンデミックになる可能性が心配されている．

1　国際化と健康　*151*

世界的に新型インフルエンザによる大流行は4回起こっている.

第1回（1918～20年）：スペインかぜ；H1N1型；死亡者約4,000～
　　　　　　　　　　　5,000万人

第2回（1957～58年）：アジアかぜ；H2N2型；死亡者約200万人

第3回（1968～69年）：香港かぜ；H3N2型；死亡者約100万人

第4回（1977～78年）：ソ連かぜ；H1N1型；本来はエピデミック（地
　　　　　　　　　　　域流行型），主として若者の間で流行

　最近メキシコで発生した感染例はH1N1亜型ウイルスが原因と考えられている．わが国でも2010年11月までに，新型インフルエンザで約200人が死亡したという．世界的には2009年11月末までに約120万6,000人が感染し，死亡者は約1万人にのぼるという．

　家禽類および野鳥からの感染が疑われる場合には，速やかに感染防護を行う必要がある．人から人への感染については，散発的に疑わしいケースがあるものの，大流行という状況ではない．

　A型ウイルスの表面には赤血球凝集素（HA）とノイラミニダーゼ（NA）という二つの抗原がみられ，HAには16種類（H1～H16），NAには9種類（N1～N9）がある．現在東南アジアを中心に問題になっているのはA/H5N1である．一般的な　風邪の感染予防と同様な注意と，抗ウイルス薬（塩酸アマンタジン，ノイラミニダーゼ阻害薬）の使用が考えられる．現在このウイルスに対するワクチン開発が進んでいる．中華人民共和国・衛生計画生育委員会（NHFPC）は，2016年1月～10月の間の鳥インフルエンザ（H7N9）感染者は104人，死亡者が43人であったと報告している．最近は終息に向かっている．

　通常のインフルエンザでも，世界中で年間50万人から100万人の死亡者がでている．

ⅰ．重症急性呼吸器症候群 severe acute respiratory syndrome（SARS）

　本症は1類感染症に分類されているが，これまでにわが国での発症例，輸入例ともにない．SARSコロナウイルス（SARS coronavirus：SARS-CoV）によって起こる感染症である．潜伏期間は2～7日，最高で10日

間と考えられている．2002年11月に中国・広東省で発生し，2003年7月に新型肺炎制圧宣言が出されるまでの間に8,098人が感染し，774人が死亡した．2002年末から2003年前半にかけて中国本土，香港，台湾，ベトナム，シンガポール，カナダ（トロント）などで多発した．WHOなどの努力で2003年7月には終息した．当初より中国での初期情報公開の遅れが世界的な広がりにつながったという指摘がある．感染は飛沫感染といわれている．

　突然の発熱，悪寒，咳，全身倦怠感，筋肉痛など，インフルエンザ様の症状で発病する．成人に多く，小児には少ない．肺炎から急性呼吸促迫症（acute respiratory distress syndrome；ARDS）が増悪して死亡するケースが多い．致死率は約10％といわれる．

　診断としては血中抗SARS-CoV抗体の検出，RT-PCR（reverse transcriptase polymerase chain reaction）法によるウイルス遺伝子の検出，あるいはウイルス分離法などが用いられる．

　治療としては対症療法，抗ウイルス薬の投与などが主となる．

　2012年6月にサウジアラビアで60歳の男性患者が肺炎および腎不全のためにある病院に入院し，この患者の喀痰から新規コロナウイルスが分離された．それとは別に，2012年に英国において，カタールとサウジアラビアを訪問した49歳のカタール国籍の男性が呼吸器症状を示し，その患者から新規コロナウイルス（前記のウイルスと同じウイルス）が分離された．両患者とも死亡した．

　分離された新規ウイルスによる重症呼吸器感染症は，中東呼吸器症候群（Middle East respiratory syndrome，MERS）と命名され，原因ウイルスはMERSコロナウイルスと命名された．このウイルスは，SARSコロナウイルスと同種のウイルスに分類される．感染は咳などによる飛沫感染や接触感染によると考えられている．2015年5月から7月にかけて，韓国で186例のMERS患者が発生し，二次感染も報告され，186人の感染者と37人の死亡（死亡率20％）が確認されている．

j．ジカウイルス感染症 Zika virus disease

ジカウイルスは 1947 年，ウガンダでアカゲザルから初めて分離され，2007 年ミクロネシア・ヤップ島で流行し，2013 年にはフランス領ポリネシアで約 1 万人に及ぶ流行がみられている．今回リオデジャネイロ・オリンピック開催とともに，ジカウイルス感染症に関心が高まった．2016 年 8 月までに，合計 69 ヵ国と地域で蚊の媒介によるジカウイルス感染症が報告されている．

2015 年以降，ジカウイルスの感染が増加し，ブラジルでの感染，ことに妊婦の感染による小頭症の子どもの誕生に注目が集まった．ブラジルでは約 150 万人の感染者が出たという．ブラジル以外ではインドネシア，タイ，フィリピン，ベトナム，マレーシアなどでの報告もみられる．最近カリブ海の英国・海外領土であるケイマン諸島，米国・フロリダ（マイアミ），シンガポールでも多くの発生例が報告された．ジカウイルスは人から人への感染が確認され，性行為や輸血による感染も示唆されている．わが国での感染者は数人で，いずれも外国で感染した事例である．

k．重症熱性血小板減少症候群 severe fever with thrombocytopenia syndrome, SFTS

SFTS は 2011 年に中国で初めて報告された新興感染症である．ブニヤウイルス科フレボウイルス属に分類される新しいウイルスによるダニ媒介性感染症である．2013 年 1 月，国内で海外渡航歴のない人が SFTS に罹患していたことが初めて報告され，それ以降，他にも SFTS 患者が確認されるようになった．SFTS ウイルス（SFTSV）に感染すると 6 〜14 日の潜伏期を経て，発熱，消化器症状（食欲低下，悪心，嘔吐，下痢，腹痛）が多くの症例で認められ，頭痛，筋肉痛，意識障害や失語などの神経症状，リンパ節腫脹，皮下出血や下血などの出血症状などを起こす．検査所見では白血球減少，血小板減少，AST・ALT・LDH などの血清肝逸脱酵素の上昇が多くの症例で認められ，血清フェリチンの上昇や骨髄での血球貪食像も認められることがある．致死率は約 30 ％である．感染経路はマダニ（フタトゲチマダニなど）を介したものが中心だが，血液などの患

154　Ⅳ　環境と健康

者体液との接触により人から人への感染も報告されている．治療は対症的な方法しかなく，有効な薬剤やワクチンはない．わが国での報告例は2016年7月末現在，生存患者155人，死亡者48人，合計203人（男性97人，女性106人）で，60歳以上の高齢者に多く，ほとんどの感染者が西日本と九州に偏っている．

1．チクングニア熱 Chikungunya fever

チクングニア熱はヒトスジシマカやネッタイシマカが媒介して，人に感染するウイルス性の感染症である．アジア，アフリカの熱帯・亜熱帯で流行していたが，最近は中南米の各地にも流行地が広がっている．潜伏期間は通常2〜4日である．症状は発熱，関節炎，発疹がみられ，関節痛はあらゆる関節に出現する．時に結膜炎や出血傾向，胃腸症状（悪心，嘔吐）をきたすこともある．また，稀に脳症や劇症肝炎をみることもある．症状によるデング熱との鑑別は困難である．日本国内での感染や流行はないが，2006年12月に海外からの輸入症例2人の報告がある．

2　紫外線の影響—オゾン層破壊の影響

オゾン層の破壊が現在社会問題となっているが，オゾン層は地球上の生物全ての繁栄を維持する上で極めて重要である．オゾン層破壊の防止に向けて，わが国だけでなく世界の国々が協力してその対策を検討している．フロン類とは，炭素と水素の他にフッ素や塩素，臭素などハロゲンを多く含む化合物の総称である．冷媒や溶剤として1950年代に大量に使用されたが，オゾン層破壊の原因物質ならびに温室効果ガスであることが明らかとなり，今日ではさまざまな条約・法律によって使用には大幅な制限がかけられている．普通フロンといえば炭素，フッ素，塩素のみからなるクロロフルオロカーボン（CFC）を指すが，塩素を含まないフルオロカーボン（FC）や，水素を含むハイドロクロロフルオロカーボン（HCFC）およびハイドロフルオロカーボン（HFC），臭素を含むハロンも含める場合がある．1985年には「オゾン層保護のためのウイーン条約」が，1987年に

はこの条約に基づく「オゾン層を破壊する物質に関するモントリオール議定書」がそれぞれ策定された．オゾン層の破壊は地球温暖化ガスの排出と密接に関連しているため，1997年12月に京都市で開かれた第3回気候変動枠組条約締約国会議（地球温暖化防止京都会議，COP3）で採択された気候変動枠組条約に関する議定書である．正式名称は，「気候変動に関する国際連合枠組条約の京都議定書（Kyoto Protocol to the United Nations Framework Convention on Climate Change)」という名称である．温室効果ガスの一種である二酸化炭素，メタン，亜酸化窒素，ハイドロフルオロカーボン類，パーフルオロカーボン類，6フッ化硫黄について，先進国における削減率を，1990年を基準にして各国別に定め，共同で約束期間内に目標値を達成することが定められた．しかし，3大排出国の中国，米国，インドが参加しない不十分な議定書であった．2015年11月30日から，フランスのパリでCOP21（国連気候変動枠組条約第21回締約国会議）が開催され，2020年以降の温暖化対策の国際枠組み「パリ協定」を正式に採択した．このパリ協定は京都議定書と同じく，法的拘束力を持つ強い協定として合意された．その骨子は，①世界全体の平均気温上昇を2度未満に抑える．1.5度未満に抑えることに向けて努力する．②各国の削減目標を作成・報告し，達成の国内対策を義務化する．③途上国への支援として先進国の拠出を義務化し，途上国に自主的な拠出を奨励する．④温暖化対策として被害の軽減，救済策への取り組み，などである．発効には55ヵ国以上が締結し，その排出量が全世界の55％以上になることが条件となっているが，この度，地球温暖化対策に消極的と批判されてきた2大排出国の中国と米国が批准，締結を約束したことで，発効が実現する見通しとなった．しかし，2017年に就任した米国の新大統領が，パリ協定からの離脱を表明し，その将来に暗雲が垂れ込めてきた．HFCはオゾン層の破壊はしないが，温暖化の作用が強くモントリオール議定書締約国会議で，先進国，途上国すべての国が2047年までに80〜85％の削減に同意した．

　健康への影響としては，皮膚に対するオゾン層破壊による紫外線の影響が指摘されている．皮膚には紫外線を防御する機能が備わっており，それ

がメラニン色素で，紫外線を吸収して皮膚を守っている．また，皮膚には厚い角質層や角質層の直下にある顆粒細胞層などによって，紫外線によるDNA損傷を防御し，修復作用を行っている．

太陽光の紫外線は波長の短いものから，それぞれUVC（波長290 nm以下），UVB（波長290〜320 nm），UVA（波長320〜400 nm）に分けられ，波長の短いものほどエネルギーが強く，生物学的影響が強い．しかし，短波長のUVCは，通常はオゾン層で吸収される．オゾン層が破壊されて，従来の中〜長波長の通常紫外線のほかに短波長の紫外線もまた地球上にふりそそぐようになる．このような紫外線が皮膚の細胞核のDNAに損傷を与え，その修復過程でがん化が引き起こされる可能性が高くなる．中〜長波長の紫外線を長期間繰り返して浴びると，日焼けやいわゆる光老化といわれる色素沈着によるシミや弾力性の低下によるシワなどが起こる．これらの変化は，紫外線に対する皮膚の一種の防御反応とも考えられる．人によっては光線過敏症を起こすこともある．

わが国でもオゾン層保護法で特定フロンの製造は禁止されている．

フロンは非常に安定な物質であるため，ほとんど分解されないまま成層圏に達し，太陽からの紫外線によって分解され，オゾンを分解する働きを持つ塩素原子ができる．現在規制対象はフロン類全てである．また，紫外線には活性酸素の産生を高める作用も指摘されている．もちろん，太陽光は人体にとって害を与えるだけでなく，ビタミンDの合成という重要な作用も持っている．皮膚においてビタミンDの前駆物質は紫外線照射によって，最終的な活性型の$1,25\text{-}(OH)_2D_3$に転化する．適度な紫外線照射は，ビタミンD欠乏によるくる病や骨軟化症を予防する．紫外線から皮膚を守るには日傘，帽子，長袖の着用など物理的防御のほかに，サンスクリーンを使用して紫外線を吸収・散乱させる方法がある．紫外線防御効果としてSPF（Sun Protection Factor）値が用いられ，これは主としてUVBの遮断率を表している．SPF25というと，無対策の場合より紫外線の遮断が25分の1になるという意味である．紫外線が活性酸素を介して作用する場合もあり，抗酸化薬の投与もよい．紫外線は皮膚のみならず，眼に

も影響を与える．すなわち，紫外線による角膜への損傷や水晶体のたんぱくの不溶化が原因となって，白内障を起こす．サングラスの使用は有効である．

　紫外線は害を与えるだけでなく，その利用も進んでいる．その例として害虫駆除や殺菌（上・下水道の殺菌，加工食品の殺菌など）が挙げられる．

3　大気汚染と健康

　大気汚染（air pollution）の原因としては，表 29 に示したように，その多くが化石燃料や木材などの燃焼によって発生し，粒子状物質とガス状物質に大別される．粒子状物質はさらにその粒子の大きさによって，浮遊粉塵（dust）と降下煤塵に分けられる．粒子の大きさが，$10 \sim 100 \mu g$ と比較的大きいものは，早めに燃焼地域近くの地上に落ちてきて，広範囲な汚染を引き起こすことは少ない．一方，その粒子サイズが $10 \mu g$ 以下の小さい粒子は，長時間大気中に浮遊し，その性質によっては，人体に影響を及ぼす可能性が高い．ガス状物質ではよりその影響は深刻である．

　最近，焼き畑農業や森林火災の噴煙によって健康被害がでている現実が報道されている．大気汚染への取り組みは，1962 年のいわゆる「煤煙規正法」以降，工場からの煤煙や自動車排出ガスへの規制，水質汚濁防止法などを経て，2004 年には浮遊粒子状物質（Suspended Particulate Matter；SPM）および光化学オキシダントによる大気汚染の防止をめざして，

表 29　大気汚染物質の種類

大気汚染物質	降下ばいじん	浮遊粉じん
		降下ばいじん
	ガス状物質	硫黄酸化物；(SOx)
		窒素酸化物；(NOx)
		炭素酸化物；一酸化炭素，オキシダントなど
		ハロゲン化合物；HF，Cl_2 など
		有機化合物；アルデヒド，ケトンなど (VOC)

2006 年に揮発有機化合物（volatile organic compounds；VOC）を規制するための改正が行われている．SPM とは 10 μm 以下の浮遊物質をさす．浮遊物質（Particulate Matter：PM）で最近問題になっている PM 2.5 とは，粒子の直径が 2.5 μm 以下の微小粒子状物質をさす．わが国の環境基準では，1 日の平均値が 100 μg/m³ 以下で，かつ 1 時間値が 200 μg/m³ 以下であることとなっている．これらの値を大きく上回ると予想される時は，大気汚染注意報が発令される．現在の中国中心都市の PM 2.5 の年間平均濃度は 60 μg/m³ 以上といわれている．

　大気汚染の代表的物質としては，二酸化硫黄に代表される硫黄酸化物，一酸化炭素に代表される炭素酸化物，二酸化窒素に代表される窒素酸化物，これらの化学的反応物質としての光化学オキシダントなどがある．揮発性有機化合物とは，揮発性を有し，大気中で気体状となる有機化合物の総称であり，トルエン，キシレン，酢酸エチルなど多種多様な物質が含まれる．大気汚染物質として防止法の対象になる．

A．硫黄酸化物

　二酸化硫黄（SO_2）や三酸化硫黄（SO_3）があり，硫黄分を含む重油，石油，石炭などが燃焼することによって生じる．呼吸器系への影響は，四日市喘息で知られるように，公害病の原因物質となるほか，森林や湖沼などに悪影響を及ぼす酸性雨の原因となる．吸い込まれたこの微粒子は気道粘膜の線毛運動を障害し，気道粘液層が肥厚し，細菌の二次感染などを繰り返すうちに急性気管支炎症状から慢性化して，肺気腫へと進行する．なお，酸性雨とは pH 5.6 以下の雨のことで，化石燃料が燃焼する際に生ずる硫黄酸化物（主として SO_2）や窒素酸化物（主として NO，NO_2）が大気中で酸化されて，生成された硫酸や硝酸が雨に吸収されて発生する．酸性雨の被害としては，石造建造物，森林，農作物への影響，河川や湖沼の酸性化による生物への影響や，人への健康被害などがある．1992 年 6 月，世界 179 ヵ国が集まって「環境と開発に関する国際会議」，いわゆる「地球サミット」が，ブラジルのリオデジャネイロで開催された．ここでは先

進国のみならず開発途上国でも，酸性雨など広域的な環境問題への取り組み強化が必要であると指摘している．

B．窒素酸化物

主要なものとしては，酸化窒素（NO）と二酸化窒素（NO_2）であるが，これらを総称してNOxと呼ぶ．自動車の排気ガスや石化燃料などが燃焼し，排出することによって生じる．特に，ディーゼルエンジンからの排出が問題となっている．刺激臭が強く，呼吸器系への影響は，気管の深部まで到達して肺胞や細気管支粘膜に炎症反応を起こし，ヘモグロビンをメトヘモグロビンに転換して，酸素運搬能を低下させる．これらのNOxと太陽光の紫外線によりアルデヒド類が発生して，光化学スモッグの原因となる．

C．炭素酸化物

大部分は，自動車の排気ガスによる一酸化炭素（CO）であるが，これは石化燃料の不完全燃焼によって発生し，人体への影響は，ヘモグロビンと結合して酸素運搬能の低下を起こし，組織での低酸素状態による症状，すなわち頭痛，集中力低下，悪心，耳鳴り，倦怠感などの原因となる．

D．光化学オキシダント

窒素酸化物（NOx）や炭化水素類（HCs）と太陽光との反応によって生じる．光化学スモッグと呼ばれる現象の主要な原因物質となる．非常に強い酸化力をもつ過酸化物で，鼻，眼，咽喉頭などを刺激し，濃度が高いと肺への影響もみられる．これらの物質の発がん性についての懸念もある．また，アレルギー性疾患の原因物質としても，今後の影響が心配されている．

E．じん肺症—石綿（アスベスト）肺

微粒子の多くは，気道から肺に取り込まれ，気道粘膜に沈着して，線維性・増殖性の肺病変をきたす．高濃度の粉塵を長期間吸入して起こった肺

疾患をじん肺症という．じん肺症の中でも，珪酸の粒子によるものを珪肺（silicosis），石綿（アスベスト）によるものを石綿肺（asbestosis）などと呼ぶ．いずれも進行すると慢性呼吸不全，肺性心を起こす．肺結核との合併が問題となる．じん肺症は古代エジプトの記録にもみられ，わが国でも江戸時代の金山・銀山・銅山などの採掘人に多くの患者が発生した．1978年の改正じん肺法によって，珪肺，溶接工肺，石綿肺などをじん肺と総称し，予防対策として設備・施設の改良，排気，防じんマスクの使用など作業環境の改善，作業上の注意や衛生教育の充実，適正で定期的な健康管理や事後措置の実施が決められた．当然ながら粒子が小さいほど気管の内部や肺胞まで達して，慢性気管支炎，肺気腫などを含むCOPDの原因となる．

　アスベストは，保温や耐火性に優れているため，断熱ボードとして建築材や自動車のブレーキなどに使用されてきた．阪神・淡路大震災で大問題になったが，建築解体作業によるアスベストを含む粉じんが大規模にみられ，その対策が求められた．アスベスト線維を吸入することにより，通常型間質性肺炎（usual interstitial pneumonia）に似た，びまん性間質性線維症を起こす．石綿肺は高率に肺がんを合併し，悪性中皮腫や胸膜の肥厚性変化，肺線維症などをきたすことも多い．中皮腫はアスベストへの曝露からおおよそ40年後に発症することがわかっている．今回の東日本大震災においても当然問題になっている．

　世界的にアスベストの生産量は1900年頃から増加し，1970年頃の600万トンを最高に，その後は徐々に減少し，2002年以降は200万トンをきる生産量となっている．生産量が多いのはロシア，中国，カナダなどとなっている．わが国はそのほとんどが輸入に頼り，戦前の1939年（昭和14年）の4.4万トンを最高に，大東亜戦争で一時輸入が途絶えたが，1949年以降は輸入が再開され，1973年の第一次石油ショックの頃には34万トンを超え，その後は年間20〜32万トンの間で推移している．わが国では1995年4月から，毒性の強いクロシドライト（青石綿）とアモサイト（茶石綿）は使用が中止された．2004年（平成16年）には，全消費量の大部

分を占めるクリソタイル（白石綿）を含む製品の製造も禁止された.

　環境庁は内分泌かく乱化学物質（環境ホルモン）と疑われる物質について全国規模で大気，水質，底質（水底を構成している表層のこと），生物を対象に調査を行っている．大気からは，発がん性が指摘されるベンゾ（a）ピレンやフタル酸ジエステル類，河川や湖沼の水質と底質では，ポリ塩化ビフェニール（PCB）が高い割合で検出された．ことに魚介類に含まれるコプラナーPCBの平均濃度が，ダイオキシンより約3倍も高いという．大気中の排ガス，粉じんなど浮遊粒子状物質（SPM）に含まれるベンゾ（a）ピレンは工業地域や道路沿線で多く検出される．自動車の排ガスに対する規制は強化されたが，地球温暖化の問題を含む環境衛生に与える影響が大きいことから，将来にわたってより厳しい対策が求められている.

4　放射線の人体への影響

A．放射線の種類と線量単位

　電離放射線には，α線，β線，γ線，X線，中性子，陽子，宇宙線など多くの種類がある．その量を表すのに用いられる単位として，放射線の種類によらず，共通して用いることができる量に吸収線量がある．これは，放射線照射により物質が1kgにつき吸収したエネルギーで，単位はグレイ（Gy）である.

　しかし，発がん性や遺伝子などへの生物学的影響は，吸収線量が同じでも放射線の種類によって異なる．そこで，人体組織の吸収線量に，その放射線の危険度に対応した1から20までの係数値をかけたものを線量当量といい，シーベルト（Sv）という単位で表す．すなわち「リスク係数」とは，1Sv（あるいは1rem）被曝したらどのくらいの確率で発がん，あるいは遺伝的影響が現れるかを示す数値である．この係数は国際的に権威のある数値で，国連科学委員会が国際的規模で科学的情報を検討して得た数値を基にして，国際放射線防護委員会（International Commission of Radiological Protection；ICRP）が勧告している数値である．多くは人の

162　Ⅳ　環境と健康

データに基づいて決められた値であるが，生殖腺に対する遺伝的影響については，動物実験の結果に依存している．

　また，身体の一部が被曝した時は，肺や生殖腺など，各器官の線量当量に，器官ごとに決められているリスク係数をかけて加えれば，身体全体としての危険度に比例した量になる．これを実効線量当量と呼び，単位は同じくシーベルトである．われわれは自然界に存在する放射性同位元素が放出する放射線や宇宙線によって，年間約 2 ミリシーベルト（mSv）の実効線量当量を受けている．

　生涯にわたり毎年 1 mSv を受け続けると，がんにより平均寿命は約 15 日短くなるという．

　以前から親しまれているレントゲン（R）は照射線量の補助計量単位で，空気を電離する能力で放射線の量を決める単位である．

B．放射線による障害
a．放射線障害の歴史的考察

　放射線が発見されて 120 年以上経過したが，発見当初の歴史的事件を表 30 に示した．電離放射線の著しい生物学的作用については，レントゲンが X 線を発見した翌年から問題になっていた．すなわち，X 線作業従事者に脱毛，皮膚の紅斑，水疱や潰瘍の発生が認められていた．ノーベル賞学者であるマリー・キュリー自身も皮膚に紅斑を認め，最後は放射線によると思われる白血病の疑いで死亡している．表 31 に主な放射線障害の歴史をまとめた．

　広島と長崎に原爆が投下されてから，72 年以上が経過した．この被曝後 4 ヵ月以内に急性障害で死亡した人の合計は，広島で約 14 万人，長崎で約 7 万人，合計で約 21 万人にのぼるとみられている．また，広島・長崎の原爆被曝者において，白血病の誘発作用が明らかになっている．ことに 10 歳未満の幼児の被曝で，正常人の 17 倍に達している．その後の追跡調査によって，線量の増加に伴って甲状腺のがん，腺腫，腺腫様甲状腺腫，および組織学的診断のつかない充実性結節の発生が有意に増加している．

4 放射線の人体への影響 *163*

表30 放射線発見100周年の歴史

(a) 1895年：レントゲン（W. C. Röntgen 1845-1923）X線発見，1901年度ノーベル物理学賞受賞
(b) 1896年：ベクレル（A-H Becquerel 1852-1908）ウラン鉱石の放射能発見，1903年度ノーベル物理学賞受賞
(c) 1898年：ピエール・キュリー（Pierre Curie 1859-1906）マリー・キュリー（Marie Curie 1867-1934）夫婦でラジウム発見，1903年度ノーベル物理学賞受賞
(d) 1911年：マリー・キュリー　ラジウム金属製造などの業績でノーベル化学賞受賞 ジャン・フレデリック・ジョリオ・キュリー（Jean Frederic Joliot Curie（1900-1958）—J Curie の夫—，夫婦で人工放射性元素を生成，1935年度ノーベル化学賞受賞
(e) 1934年：イレーヌ・ジョリオ・キュリー（Irene Joliot Curie 1897-1956）—M Curie の娘— ジャン・フレデリック・ジョリオ・キュリー（Jean Frederic Joliot Curie（1900-1958）—IJ Curie の夫— 夫婦で人工放射性元素を生成，1935年度ノーベル化学賞受賞

　これは被曝線量が多いほど，また被曝時の年齢が低いほど多く発生していることも明らかになった．また，原爆被曝者に甲状腺抗体が陽性の特発性甲状腺機能低下症など，自己免疫疾患の有意な増加が認められている．広島市・放射線影響研究所の報告によれば，広島・長崎の被曝者8万6,572人を対象に，DS86（日米両国の線量委員会が1986年に共同で開発した線量システム）を用いて追跡調査した結果を報告している．それによれば，1990年までに白血病以外のがんで死亡したのは7,578人であり，日本人の平均的がん発生率からの予測死亡者より335人（4.4％）も多く，白血病は87人（34.9％）多いことがわかった．ことに，被曝時の年齢が低い人ほどその傾向が強いという．

　1954年3月1日午前6時45分，中部太平洋のマーシャル諸島北部のビキニ環礁で，米国が水爆実験「ブラボー」を行った．威力はTNT火薬15メガトン（広島型原爆の4倍）で，数万トンの「死の灰」が四国と同じ広さの海域に降り注いだ．この時，爆心地から東160kmの海上で操業

164 Ⅳ 環境と健康

表31 放射線障害の歴史

(1) 1875~1912年：ウラン採鉱夫に肺がん多発

(2) 1895~1898年：1895年 レントゲン Röntgen が X 線を発見．1896年 ベクレル Becquerel ウラニウムを発見．1898年 ピエール・キュリー，マリー・キュリー夫妻がポロニウムとラジウムを相次いで発見．マリー・キュリー自身皮膚紅斑を認める

(3) 1904年：ヘインケ Heinke が X 線による著明な白血球減少を認める

(4) 1905年：ブラウン Broün とオーグッド Orgood が 10 人の X 線従事者に無精子症を認める

(5) 1906年：ベルゴニー Bergonie とトリボンドー Tribondeau が組織の放射線感受性はその分裂活性に正比例し，その分化の状態に逆比例するという法則を発表．その後妊娠初期の照射で死産・流産・奇形の発生を認める

(6) 1920年：職業的ラジウム中毒．夜光塗料作業に従事する少女達に晩発障害による骨肉腫の報告

(7) 1927年：Muller が放射線による突然変異の増加をショウジョウバエによる実験で確認

(8) 1928年頃：X 線造影剤トロトラストによる肝腫瘍の多発

(9) 1945年：広島・長崎原子爆弾被曝後 4 ヵ月以内の急性障害で約 21 万人死亡．原爆被曝後の白血病の誘発，その後の追跡調査による線量ならびに年齢依存性に甲状腺がん，腺腫，腺腫様甲状腺腫などの発症増加

(10) 1948年頃：サイクロトロンからの中性子による白内障の報告

(11) 1954年：アメリカ・ビキニ環礁での水爆実験で静岡県焼津市のマグロ漁船「第五福竜丸」の船員死亡事故
　　爆心地から東約 190 キロのマーシャル諸島・ロンゲラップ島住民が避難・離島．3 年後帰国した住民に甲状腺異常が多発

(12) 1958年：ユーゴスラビア・ヴィニカで原子炉事故．放射線被曝に対して初めて骨髄移植治療を実施

(13) 1967年：米国ピッツバークでの加速炉内事故で 3 人が X 線ビームで 1~6 Gy の被曝

(14) 1979年3月28日，米国ペンシルベニア州のスリーマイル島の原発で給水ポンプの誤作動による炉心溶融
　　放射性物質を含む汚染水が漏えい．米原子力規制委員会（NRC）などによると，住民への明確な健康影響はなし．事故レベルは 5．

(15) 1986年：ウクライナ共和国・チェルノブイリ原発事故．この事故でウクライナ，ベラルーシ，ロシアの 3 ヵ国だけで約 900 万人が何らかの影響を受けた．事故後子どもを中心に甲状腺がん多発

(16) 1987年：ブラジルで医療施設からのセシウム線源によって 243 人が被曝，

4　放射線の人体への影響　*165*

> 　4 人死亡
> ⒄　1992 年：中国，^{60}Co 線源の紛失事故で 3 人死亡
> ⒅　1999 年 9 月茨城県東海村の民間ウラン加工施設 JOC で臨界事故．2 名が
> 　　死亡，周辺住民 600 人以上が被曝
> ⒆　2011 年 3 月 11 日午後 2 時 46 分，三陸沖を震源とするマグニチュード
> 　　（M）9.0 の大地震と，それに伴う大津波によって東京電力（東電）福島第
> 　　1 原発の 1 ～ 3 号機の電源が喪失・自動停止
> 　　　その後炉心融解（メルトダウン）をおこし，水素爆発による原子炉建屋の
> 　　損傷によって放射性物質が拡散．多数の周辺住民が避難
> ⒇　実害の報告はないが，2006 年以来繰り返されている北朝鮮による核実験
> ㉑　2017 年 6 月 6 日，茨城県大洗町の日本原子力研究開発機構大洗研究開発
> 　　センターで，ウランとプルトニウムが入った保管容器から主たる放射性物質
> 　　（プルトニウム 239）により 5 人が被曝し，そのうち 4 人が内部被曝を受け
> 　　た可能性．

していた，静岡県焼津市のマグロ漁船「第五福竜丸」にも「死の灰」が降り注ぎ，その影響で漁船員一人が死亡した．最近明らかになった記録によると，その近海で操業していたわが国の船舶は，約千隻にのぼるという報道もある．当時水揚げされた魚の放射線量の測定もうやむやにされ，処分されたという．爆心地から東約 190 km にあるマーシャル諸島のロンゲラップ島住民全員が避難・離島した．3 年間の避難生活後，米軍が「安全宣言」を行い，約 290 人の島民が帰国したが，残留放射能によって被曝した．その影響で，1970 年代に入って「死の灰」を直接浴びなかった住民の中にも甲状腺の異常が発生したため，1985 年に全員で島を脱出した．

　ユーゴスラビア・ヴィニカで原子炉事故が起きたのは，1958 年のことである．原発臨界実験中に炉が暴走し，男性 5 人，女性 1 人の合計 6 人が被曝した．うち 4 人が 4 グレイ（Gy）以上，2 人が 2 ～ 3 Gy の被曝量で，この 6 人に対してこの時初めて骨髄移植（Bone Marrow Transplantation；BMT）治療が行われた．しかし不測の事故のため，緊急的にヒト白血球抗原（Human Leukocyte Antigen；HLA）不適合の BMT が行われ，4 人が助かった．BMT の効果については不明である．

　1967 年 10 月の米国ピッツバーグで起きた事故では，3 人の男性技術者

166 Ⅳ　環境と健康

が直線加速器の冷却装置の故障を修理するために標的室に入ったとき，X線ビームによって被曝した．3人とも全身被曝線量としては3〜6Gyであったが，軽症の1人は骨髄抑制を示す所見もなく，3年後に正常女児が誕生したという．中等度被曝の男性は，悪心，嘔吐とともに白血球，血小板減少を認め，血小板輸注などの処置で回復している．重度被曝の1人は骨髄抑制が強く，8日目に一卵性双生児の同胞からBMTを受け，約3週間で血液所見の改善をみている．しかし，この男性は両手に59Gy，両足に27Gyという大量の被曝を受けており，翌日から局所の皮膚に発赤，水疱形成から難治性の潰瘍を生じ，感染，壊死に至ったため四肢を切断した．

　1979年3月28日，米国ペンシルベニア州のスリーマイル島の原発で事故が発生した．その結果，圧力容器内から冷却水が流失し，炉心の3分の2が露出する空だき状態になった．非常事態が宣言され付近の住民が避難した．この事故で大気中に大量の放射性物質が放出されたが，幸い周辺住民の被曝による健康被害はみられなかった．

　1986年4月26日，旧ソ連のウクライナ共和国にあるチェルノブイリ原子力発電所の炉心溶解（メルトダウン）事故が起こった．現地で怪我，火傷などの救急処置を受けた従業員225人のうち，現地で亡くなった人が4人，急性放射線障害に対して要治療と判断された人が115人で，このうち3ヵ月以内に27人が死亡，この時13人が同種骨髄移植を受け，7人は移植が一旦生着したが，結局，拒絶反応で死亡した．また，6人は生着して30日以上生存したが，4人は移植片対宿主反応（Graft versus host reaction；GVHD）を起こして感染症などで死亡し，2人だけが生存したにすぎなかった．この2人についてもドナーからの骨髄細胞が定着したか否かについては定かでない．

　チェルノブイリ原発事故後，ベラルーシ，ウクライナ両共和国で，小児の甲状腺がんが増加している．ベラルーシのミンクス甲状腺腫瘍センターの調査では，1986年から1989年までは年間2〜6人の発症をみるにすぎなかったのが，1990年には29人，1991年には57人，1992年は65人と，異常な増加傾向を示した．ウクライナのキエフ内分泌代謝研究所の調査で

も，甲状腺腫大，甲状腺腫などが，中心地に近いほど多くみられたという．このような病態を起こす原因としては，^{131}I など放射性ヨードが影響している可能性が高い．事故後 10 周年に際し，WHO，ヨーロッパ共同体（EU），国際原子力機関（IAEA）などの国際機関が共同で会議を開いて，事故後の影響を総括した．それによると，500 万人近くの人が被曝し，急性放射線障害が 150〜250 人，3 ヵ月以内に 28 人が死亡した．小児の甲状腺がんは約 800 人に達し，そのうち死亡が確認されたのは 3 人であった．別の調査によれば，出産前の染色体検査の結果，先天異常を疑われ，妊娠中絶がかなりの数で行われたという．先天異常としては，小頭症，水頭症，中枢神経系疾患，多指症，ダウン症などが知られているが，一方では母親の被曝量と新生児の異常との間には，明確な相関関係を認めなかったという報告もある．過去のデータから，白血病は被曝から発病まで 10 年以上，固形がんについては 20 年以上かかることから，白血病および固形がんの発生がどれほど増加するかは継続的な調査によらなければならない．

　2002 年 4 月のロシア保健省の発表では，ウクライナにおいてチェルノブイリ事故で放射線汚染除去作業に携わった作業員の 3 万人以上が死亡し，うち 38 ％は自殺であったという．

　1987 年 9 月，ブラジルのゴイアス州ゴイアス市において，廃業した医療施設に放置されていた放射線治療機器のセシウム（^{137}Cs）線源によって，多数の被曝者がでた．内部の塩化セシウム（$CsCl_2$）粉末が取り出され，蛍光を発するきれいな治療秘薬として多くの人に配られた．この事故で，軽度のものまで含めると 249 人が被曝し，骨髄抑制の強かった 10 人に造血因子などが投与されたが，結局 4 人が出血や感染が原因で死亡した．

　1992 年，中国・陝西省の放射線施設から紛失した ^{60}Co 線源を拾って被曝した 3 人が死亡している．

　この他にも，旧ソ連時代に資源探査や石油採掘などの産業目的で行われた地下核爆発が，環境や人体に影響を与えているという．ボルガ川やカスピ海で，放射線による汚染の心配も指摘されている．

　わが国での放射線に関わる大きな事故としては，1999 年 9 月 30 日，茨

城県東海村の民間ウラン加工施設（JOC）で臨界事故が起きた．放射線医療総合研究所によれば，推定16〜20 Svを被曝した35歳男性が被曝後83日目，6〜8 Svを被曝した40歳男性が211日目にいずれも多臓器不全で死亡した．周辺住民を含め700人近くの人が被曝したが，現在までのところ大きな後遺症は出ていない．

　2011年3月11日午後2時46分，三陸沖を震源とするマグニチュード（M）9.0の大地震と，それに伴う大津波によって東京電力（東電）福島第一原発の1〜3号機の電源が喪失して，原子炉は自動停止した．その後炉心融解（メルトダウン）を起こし，水素爆発による原子炉建屋の損傷によって放射性物質の拡散が起こった．チェルノブイリ原発事故と同じレベル7という最悪の事故となってしまった．経済産業省（経産省）原子力安全・保安院や文部科学省による緊急時迅速放射能影響予測ネットワークシステム（SPEEDI）のデータの発表が遅れたことにより，原子炉周辺の市民に対する放射線被曝の影響が広がったという．放射線は大気中のみでなく，汚染水として海中に流れ込み，食品の汚染を心配する風評被害も全世界に広がった．1年を経過した2012年3月11日の時点で，死亡者1万5,854人，行方不明者3,155人，避難した人は34万4,000人にのぼった．

　先に触れたように大気中，土壌や海水に放出されたセシウムを中心とした放射性物質の食物への直接的汚染や，食物連鎖による間接的被曝，いわゆる内部被曝への心配は当分続くものと思われる．原子力発電に対する安全神話はもろくも崩れ去った．この原因をつくった東電，電力業界，経産省や原子力安全・保安院，内閣府・原子力安全委員会，文部科学省・日本原子力研究開発機構，大学を含めた研究者などの，いわゆる原子力村の責任は重い．このような事故の背景を，天野之弥 IAEA 事務局長が2012年3月9日報道関係に明らかにした記事は，簡明にして時宜を得たものである．すなわち，①日本の経産省原子力安全・保安院の東電に対する監督不十分，②津波など極限状態に対する保安院や東電の備えの甘さ，③水素爆発など重大事故を防ぐための原発職員の訓練の未熟さ，という内容である．

　2015年，宇宙線ミュー粒子を利用して原子炉内部を透視した結果，1

号機の核燃料はほぼ全量が熔融落下し，核燃料は圧力容器の底から格納容器へ漏れ出たとみられるという．また2号機では7割以上が熔融落下していることがわかり，2016年7月には落下した燃料の大部分が圧力容器の底に残存している可能性が高いという．健康被害の状況推移は，今後注意深く監視していく必要がある．事故後5年が経過した2016年3月現在，震災による死亡者は1万9,418人，行方不明者は2,592人にのぼっている．福島の避難指示区域では，約7万人が故郷へ戻れず，廃炉には30～50年かかるとされている．

直近では2017年6月6日，茨城県大洗町の日本原子力研究開発機構大洗研究開発センターで，ウランとプルトニウムが入った保管容器から拡散された放射性物質（主としてプルトニウム239）により5人が被曝し，そのうち4人が内部被曝を受けたという報道がなされている．今後の健康被害が心配される．

b．放射線障害の分類

放射線の影響を分類するのに二つの方法がある．その一つは臨床症状の発現という面からの分類であり，もう一つは放射線防護・管理の観点からの分類である．通常は後者の分類がよく用いられる．放射線を被曝した人に現れるのが身体的障害であり，被曝した人の子孫などに現れるのが遺伝的障害である．図9に示したように，身体的障害は臨床症状が現れるまでの潜伏期の長短によって，早期障害と晩発障害に分けられる．放射線を被曝した後，数週以内に臨床症状が現れるのが早期障害，もっと長い潜伏期を経て現れるのが晩発障害である．晩発障害の潜伏期は，通常数年ないし

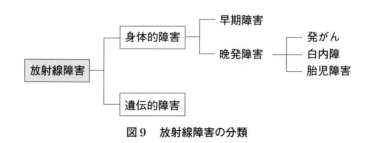

図9　放射線障害の分類

170 Ⅳ　環境と健康

十数年，時には数十年にも及ぶ．晩発障害に該当するものは，発がん，白内障，妊娠時の被曝による奇形の発生など胎児障害である．

　しかし，最近の ICRP の勧告では，①非確率的影響と，②確率的影響の二つに分類されている．

　①非確率的影響（non-stochastic effect）とは，ある線量，すなわち「しきい値」を超えなければ生じない影響をいい，その影響の程度は「しきい値」を超えて線量が増えるにつれて重症度が増す．発がんを除く多くの身体的影響はこれに属し，表32に，勧告に示された非確率的影響の「しきい値」を示す．

　人体のほとんどの放射線障害については，「しきい値」がわかっている．たとえば，白血球減少の「しきい値」は 0.5 Sv（50 rem）である．ただし，これは全身に短時間に被曝した場合，すなわち全身急性被曝の場合である．一般に健康被害をもたらす「しきい値」は 100 mSv とされ，この数値以下のいわゆる低線量被曝の健康被害については，意見が分かれる．

　②確率的影響（stochastic effect）とは，影響の発生にしきい値がなく，線量が増えるにつれて，その影響が生ずる確率が増えるという性質のものをいう．確率的影響の主なものは，発がんと遺伝的障害であり，このような障害の生ずる確率，すなわち「リスク係数」は各臓器で決められており，表33に示す通りである．1シーベルト（Sv）を被曝したときに起こるリスクの割合をいう．放射線防護の目的は非確率的影響を防止し，確率的影

表32　非確率的影響のしきい値

臓器・組織	影　　　響	しきい線量*
生殖腺	女性（20歳）：一時的無月経	3 Gy（300 rad）
〃	女性（40歳）：受胎能力の永久停止	3 Gy（300 rad）
〃	男性：精子の一時的減少	0.25 Gy（25 rad）
赤色骨髄	造血機能の低下	20 Gy（2000 rad）以上
水晶体	角膜混濁／白内障	0.5/2 Gy 以上
皮膚	皮膚紅斑	20 Gy（2000 rad）以上

＊線量当量：1シーベルト（Sv）＝ 100 レム（rem）
　吸収線量：1グレイ（Gy）＝ 100 ラド（rad）

表33　各臓器のリスク係数

臓器・組織	影　　響	全身照射 1 rem 当たりの頻度	リスク係数 （1 Sv 当たり）
生　殖　腺	子孫に現れる重大な遺伝的影響	$4/10^5$	$4/10^3$
乳　　　房	乳がんによる死	$2.5/10^5$	$2.5/10^3$
赤 色 骨 髄	白血病による死	$2/10^5$	$2/10^3$
肺	肺がんによる死	$2/10^5$	$2/10^3$
甲　状　腺	甲状腺がんによる死	$5/10^6$	$5/10^4$
骨	骨がんによる死	$5/10^6$	$5/10^4$
残りの組織	がんによる死	$5/10^5$	$5/10^3$
全　　　身	放射線誘発がんによる死	$1/10^4$	$1/10^2$

響をできる限り制限することにあり，このレベルを線量当量限度と呼ぶ．

　ICRP が勧告しているリスク係数を用いて計算した放射線医学総合研究所やその他の施設によるデータから，主要な医学的検査によって受ける一件当たりの実効線量当量（mSv）を示すと次の通りとなる．ただし被曝線量については，使用機器，撮影条件や撮影フイルム枚数などの条件を考慮する必要がある．また，被曝の影響についても被曝した線量以外に年齢，性別，妊娠の有無や被曝部位などで異なることはいうまでもない．

(1)　胸部単純 X 線撮影：0.02～0.06（単位は mSv，以下同じ）

　　　　　　　　　　　　デジタル X 線撮影：0.01～0.02

(2)　腹部単純撮影：0.6～1.0（平均：0.7）

(3)　上部消化管造影撮影：1.5～5.0（平均：3.0）

(4)　注腸造影撮影：5.0～20.0（平均：8.0）

(5)　頭部 CT 撮影：2.0～10.0（平均：7.0）

(6)　胸部 CT 撮影：7.8

(7)　上腹部 CT 撮影：7.6

(8)　骨盤部 CT 撮影：3.0～10.0

(9)　歯（オルソパントモ）撮影：0.04～0.1

(10)　マンモグラフィー：0.1～12.0

(11) ^{18}FEG-PET：15.0〜17.0

(12) PET-CT：2.0〜37.0（平均：20.0）

(13) 胸部集検：0.05

(14) 胃集検：3.0〜5.0

　PET で使用される ^{18}FEG（フッ素-18）の半減期は 110 分と短いので，1 回の PET 検査では 2.2 mSv の被曝量に過ぎないが，CT と組み合わせると約 32〜37 mSv に増加することもある．

　一人の人間が一年間に被曝する線量当量限度は，年間に職業人で 50 mSv，一般人で 1 mSv である．医療被曝については，制限は設けられていない．その理由として，その検査によるメリットの方が大きいか，それとも被曝による損失の方が大きいかによるが，その判断は実施する医師に任されている．放射線医学総合研究所の推計によれば，日本人が年間に被曝する平均線量は約 5.3 mSv で，そのうち約 3.8 mSv が診断を主とする医療被曝によるとみなしている．これには放射線治療の被曝は含まれていない．なお，組織線量当量限度は，医療法施行規則第 30 条第 2 項により，次の通り決められている．

　　眼水晶体：150 mSv/年

　　水晶体以外の組織：500 mSv/年

　　女子の腹部：13 mSv/ 3 ヵ月

　　妊娠中の腹部（妊娠診断時から出産まで）：10 mSv

　100 mSv の X 線照射により，がんが発症する確率は 100 人当たり 1 人という危険性，10 mSv の CT 検査で 1,000 人当たり 1 人のがん発症の危険性，遺伝的障害は最初の世代の新生児 100 万人当たり約 20 人という推定値が得られている．OECD の「Health Data2015」によれば，人口 100 万人当たりの CT 保有台数は日本が 101.3 台で，世界で最も多く，2 位のオーストラリアの 53.7 台，3 位米国 43.5 台，フランス 14.5 台，英国の 7.9 台に比べて圧倒的に多い．ちなみに MRI についても日本は 46.9 台で，米国 35.5 台，オーストラリア 13.4 台，フランス 9.4 台，英国 6.1 台に比べて多い．米国の 2007 年の CT 検査の放射線被曝で，2 万 9,000 例（約

2％）のがんが将来発生するという推計をした論文が，2009年米国で発表された．同じく米国の小児救急医療でのCT検査が，1995年の3,300人から2008年には165万人と，実に500倍も増加したという．CT検査の普及で，医療被曝が今後増加することが懸念される．

放射線被曝は，被曝対象によっても分類できる．すなわち，①職業被曝，②医療被曝，③公衆被曝の三つである．

①職業被曝とは，「業務として放射線を取り扱う作業者が，その作業，すなわち放射線作業の過程で受ける放射線被曝」とされている．医療領域では，放射線診療に携わる医師，技師，看護師などの被曝である．

②医療被曝とは，「放射線診療の対象者が，自分自身の診療のために受ける放射線被曝」であるとされる．すなわち，患者として受ける被曝である．日本人一人当たりの年間医療被曝量は，2.25 mSv と考えられている．

③公衆被曝とは，「職業被曝および医療被曝以外の放射線被曝」である．病院・診療所にあっては，放射線診療に携わる医師，技師，看護師などの従業員以外，および診療対象としての患者以外の被曝は公衆被曝である．したがって，待合室での患者や面会人の被曝は公衆被曝である．

また，自然放射線被曝と人工放射線被曝という分類法もある．自然放射線被曝とは，すべての人が自然界の放射性物質から受けるもので，1993年に国連科学委員会が報告したところによると，年間約5.3 mSv の放射線を受けている．その内訳は，平均的な個人の年間線量当量として，①宇宙線として 0.39 mSv，②大地からの放射線により 0.46 mSv，③体内に取り込まれたラドン以外の放射性物質から 0.23 mSv，④体内に摂取されたラドンおよびそれ以下の系列核種からの放射線として 1.3 mSv などである．この自然放射線被曝量は，居住する地域によって差異がある．この自然放射線被曝を減らすことは不可能であるが，人工放射線被曝はその大部分が医療被曝であるため，減らすことが可能なものである．たとえば，医療被曝に属する胃のX線診断時の実効線量当量は，2.0 mSv であり，胃透視

では 3.0 mSv とされている．不必要な医療検査を減らすことも大切である．

1996 年 2 月に IAEA は医療診断領域での放射線検査のガイダンスレベルを発表している．代表的な成人の診断放射線検査，CT 検査，乳房撮影線量，透視検査の線量率が示されている．

日本学校保健会健康診断調査研究委員会の勧告により，文部科学省は小・中学生の結核患者の減少をうけて，1993 年（平成 5 年）から小・中学校 1 年生時の健診で，ツベルクリン反応陽性の生徒に一律に胸部 X 線撮影を行うことを廃止した．

放射線は生物学的作用から，次のようにも分類できる．

1）対外照射—X 線，γ 線，中性子

　　　急性障害

　　　晩発障害

2）体内照射—α 線，β 線

　　　個人の身体的影響

　　　遺伝的影響

最近は，胃の集団検診による放射線被曝は急激に減少しており，10 年前より約 10 分の 1 に減ったという．その理由として，(1)被曝に対する関心の高まり，(2)少量の線量で撮影することが可能になった，(3)画像増幅装置の普及効果などが大きく貢献している．

ICRP は 1990 年に，航空機乗務員の被曝線量を管理することを勧告している．ジェット航空機の乗務員は，年間被曝線量が地上生活者の 2 倍に達することが，ポケット線量計の携帯によってわかった．1 時間に受ける平均 γ 線量は，日本から北米東部便が 1.5 マイクロシーベルト（μSv），欧州便が 1.4 μSv，北米西部便が 1.3 μSv，アジア・オセアニア便が 0.7 μSv と，極に近い高緯度を通過するルートほど線量が多いこともわかった．また，地上でほとんど観測されない中性子線も γ 線とほぼ同程度に検出された．さまざまな飛行ルートを年間飛行時間 800 時間として計算すると，年間被曝総線量は約 2 mSv となる．この値は，現在認められている職業被曝の年間限度線量の 50 mSv より低いが，一般人の年間被曝量である 1

mSv の約 2 倍の線量を受けていることになる．ちなみに航空機で成田からニューヨーク間を往復すると，1 回で実効線量は約 0.2 mSv となる．

C．放射線障害の臨床的特徴

　全身被曝により最も影響を受けやすい臓器は，①造血臓器，②生殖腺，③皮膚，④水晶体の順である．

　ベルゴニー・トリボンドの法則というのがある．細胞の放射線感受性に関する法則で，a）細胞の分裂頻度の高いものほど，b）将来行う細胞分裂の数が多いものほど，c）形態および機能の未分化なものほど放射線感受性が大きい，という三つから構成されている．歴史的な法則であり，現在では細部で当てはまらない点もあるが，比較的よくできた法則である．1906 年，フランス人医師のベルゴニー（Jean Alban Bergonie）およびトリボンドー（Louis Tribondeau）によって発表された．

　放射線障害の症状に臨床的な特徴はない．つまり，

　a）被曝直後の無自覚性：被曝直後は自覚症状を認めず，被曝局所に何の変化もみないことが多い．

　b）症状の遅発性：被曝部位や線量によっても異なるが，一般的には被曝後，かなりの期間を経てはじめて症状が現れる．急性大線量被曝では放射線宿酔（悪心，嘔吐，不安状態）といわれる症状が現れることがあっても間もなく消退し，再び増悪期がみられるまで無症状期がある．皮膚の初期紅斑は，被曝後数時間以内に観察され，24～48 時間で消退する．悪性腫瘍の発生など，いわゆる晩発効果は遅発性である．

　c）症状の非特異性：被曝に関する記録がなければ，症状だけで原因をみつけるのは困難である．

　d）臨床経過の複雑性：病変は経過とともに複雑で多様となる．

　再発，悪性化など，複雑な臨床経過をとるが，難治が最も重要な特徴であり，厳密な意味では，一旦発生した放射線障害が痕跡なく治癒することはない．

　e）遺伝的影響：遺伝子座である染色体に変化を起こす．

176　Ⅳ　環境と健康

f）特効的治療法の欠如：特異的な治療法がなく，体内に入った放射能を完全に排除するのは困難で，自然減衰を待つしかない.

　放射線障害の概要を述べると，500 mSv の被曝を越えると，火傷や組織の破壊などが起きる. 造血組織である骨髄が傷害されると，白血球や血小板が減少する. 細菌感染を防ぐために無菌室の利用，骨髄移植などが必要となることもある.

　原子炉でウランが燃えてできる核分裂物質の中で，特に問題となるのは ^{131}I，（半減期 8 日），^{137}Cs （半減期 30 年）であり，ことに後者は半減期が長く，体内で筋肉などに取り込まれる.

　a）急性障害：初期症状としては，悪心，嘔吐に続いて下痢，口内炎，咽頭炎，発熱などがみられ，6 〜 8 Gy の被曝では，2 週間以内に速やかに衰弱死する. 広島・長崎の原爆では，1 〜 50 Gy の γ 線や中性子の外部被曝のほかに，火傷と爆風による損傷や，栄養失調などが関与して大量の死者を出した. 広島，長崎の原爆による死亡は，爆心地付近での当初の原因は爆風と熱線による火傷によるものであったが，放射線の急性影響の関与も大きかった. 被曝後 4 ヵ月の死者は広島で 14 万人，長崎が 7 万人にのぼった.

　b）慢性障害：1 〜 3 Gy 程度の中等量被曝では，初期には無症状に経過するが，第 2 〜 3 週目頃から脱毛，食欲不振，全身倦怠感，咽頭炎，発熱，貧血，白血球減少，血小板減少とそれに伴う出血傾向，下痢などが起こり衰弱する. 末梢血液の変化は，造血組織である骨髄中の幹細胞ないし幼若細胞の障害による.

　原爆被爆者の多くは，被曝後 1 〜 2 年以内にはほぼ正常化したが，それ以降に白血病の発生率が高く，その他，甲状腺がん，悪性リンパ腫などの発生率も高いことは前に述べた.

　ラドンガスの放射性崩壊生成物に強く曝される炭坑夫は，肺がんにかかる比率が高いという報告がある.

　一方で，米国の生命科学者トーマス・ラッキー博士は，各国の膨大な研究データを集積し，微量放射線も有害という従来の考えは正しくなく，

4 放射線の人体への影響 177

1982年に低線量被曝は発がん抑制，生殖能力の増大，抵抗力増進など「ホルミシス効果」があると提唱した．ラドン温泉で有名な鳥取県の三朝温泉地域の住民の疫学調査でも，がんの発生率は高くないという結果もある．

医療従事者の中でも，X線撮影などの放射線従事者は，そうでない人に比べて，皮膚がんや白血病などにかかる率が高いという報告もあるが，必ずしも一般的に認められているわけではない．

D．放射線被曝と妊娠

妊娠中に放射線を下腹部に受ける可能性はありうる．ことに妊娠していることがわからずに，誤って被曝してしまうということは稀ではない．放射線の被曝と奇形発生について，最低限の知識を持っておくことは大切なことである．

ⅰ）受精2週から8週までが，奇形形成に作用する放射線感受性が高い．

ⅱ）この時期は妊娠を見逃す危険性も高いので，「妊婦の放射線防護」という考えでなく，「妊娠可能年齢の女性の放射線防護」という考え方をとる必要がある．

ⅲ）「しきい値」は50 mSv である．

ⅳ）10日規則といって，「妊娠可能年齢の女性の腹部のX線診断は，月経開始日から10日以内に行う」という決まりがある．しかし，最近のICRP の考えではこの「10日規則」の適用は現実的でなく，予定月経の遅れなど，妊娠の可能性を詳しく問診することが重要という．妊娠可能な女性の連続した3ヵ月，腹部に対する組織線量当量の限度は13 mSv である．妊娠と診断された時から出産までの間の，妊娠中女子の腹部への組織線量当量の限度は10 mSv である．

奇形や発がん以外の影響としては，

ⅰ）胚の死亡：①受精から9日までの，着床前期の被曝が問題である．②しきい値は50 mSv である．③臨床的所見として認識できない．

ⅱ）精神発達遅滞：①受精後8週から15週の被曝が問題となる．②しきい値は200 mSv と考えられている．③広島・長崎の原爆被曝者を対象

178　Ⅳ　環境と健康

とした疫学調査の結果から近年注目されている．しかし，現在臨床的には問題化されていない．

iii）遺伝的影響：①被曝した胎児の子ども，すなわち妊婦の孫以降の世代に及ぼす影響である．原則として，どの妊娠時期（胎生期）に被爆しても問題となる．②しきい値はないと考えられている．③臨床的には問題とならない．

注意：被曝胎児の人工妊娠中絶の適応については，一般的には「胎児の被曝線量が，100 mSv を越えた場合には人工妊娠中絶について検討する」という程度の認識である．人工妊娠中絶については，①妊娠による母体への影響，②胎児の放射線障害の状態，③家族の倫理観や宗教的背景，④法律上の問題，⑤その他を考慮して決定する．

E．放射線業務従事者の健康診断

これは業務として放射線作業に従事している人たちに対する，法律で規定された健康診断である．

その骨子を述べると，以下のようなものである．

i）放射線業務従事者に対する健康診断は，初めて管理区域に立ち入る前および管理区域に立ち入った後は，1年を超えない期間ごとに行わなければならない．

ii）ただし，過去1年間の被曝線量が，実効線量当量限度および組織線量当量限度の3/10（15 mSvと考えてよい）を超えず，かつ，当該年度の4月1日を始期とする今後1年間の線量当量が，実効線量当量限度および組織線量当量限度の3/10を超える恐れがない場合で，かつ，医師が省略してもよいと判断した場合に，検査項目の一部（血液検査）を省略することができる．

iii）その項目は

(a)問診：放射線被曝の有無ならびに身体状況などについて次の項目について実施する．

①放射線（1 MeV 未満のエネルギーを有する電子線および X 線を含

む）の被曝歴の有無.

②被曝歴を有する者については，作業の場所，内容，期間，当量線量，放射線障害の有無，その他放射線による被曝状況.

(b)検査または検診：検査または検診は次の部位および項目について行う.

①末梢血液中のヘモグロビン量，赤血球および白血球数.

②末梢血液中の白血球像.

③皮膚.

④眼（水晶体）.

⑤その他特別に定める部位および項目.

ただし，②から④までの部位または項目については，医師が必要と認める場合に限る.

F．放射線の効用

現在利用されている主要なものについて触れる.

(1)農業：①害虫駆除，②農作物，食品への照射（わが国ではジャガイモの発芽防止のみ可能），③品種改良など

(2)医学：①医療器具滅菌，②診断装置，③がん治療，④実験動物飼料滅菌，⑤新しい医用材料の創生など

(3)工業：①吸着脱臭剤，②電池用隔膜，③半導体の改質，④シリコンの半導体化，⑤ガラス製品の彩色，⑥ラジアルタイヤなど

(4)工業計測分野：①超高感度微量分析，②非破壊検査，③工事用土壌水分密度計，④新計量計，⑤大気中浮遊粒子濃度計，⑥プラスチックなど工業製品の強化，⑦耐熱性電線など

(5)その他：①遺跡の年代測定，②微量元素の測定，③魚類の行動調査，④放射線による排煙処理実験，⑤加熱せず殺菌・殺虫ができる（わが国では原則禁止）ことなど

最近の放射線治療の進歩は目覚ましく，リニアック，定位放射線照射，強度変調放射線治療，粒子線治療など，がんの種類に応じた，あるいはその部位に応じた方法が用いられている．さらには化学療法との併用によっ

180　Ⅳ　環境と健康

ても有効率が上がるという.

　ちなみに，国連食糧農業機関（FAO）とIAEA，WHOは1980年に「一定の放射線量—10 kGy—以下ならどんな食品でも危険はない」という見解を示している.

（付）電磁波の人体への影響

　高圧送電線や電気製品から出る超低周波の電磁波（平均磁界0.4マイクロテスラ以上）の健康への影響が心配されており，1992年にスウェーデン・カロリンスカ研究所を中心とした大規模な疫学調査の結果，2 mG（ミリガウス）以上の磁場で小児白血病が2.1倍，小児脳腫瘍が1.5倍多く発生したとの調査結果を発表したことで世界に大きな反響を呼んだ．携帯電話から出る高周波（10億ヘルツ前後）が心臓ペースメーカーに与える影響はよく知られている.

5　増えてきたアレルギー性疾患

　アレルギーとは抗原・抗体反応が，過剰あるいは不適切に起こって，その結果として人体に障害をもたらす状態をさす．過敏反応あるいは過敏症（hypersensitivity）とも呼ばれる．通常は抗原とならないような食物や花粉などの異物が体内で抗原・抗体反応を起こし，組織障害，すなわちアレルギー反応を起こす．その反応には，一過性で急激に起こる(1)即時型アレルギー（immediate allergy）と，反応の出現が遅い(2)遅延型アレルギー（delayed allergy）がある.

　(1)即時型アレルギーは液性抗体によって起こり，①アナフィラキシー型（Ⅰ型），②細胞溶解型（Ⅱ型），③アルサス型（Ⅲ型）（免疫複合型）がある.

　　①アナフィラキシー型の代表的な疾患は気管支喘息，花粉症，アレルギー性鼻炎，じんま疹，食物アレルギー，アトピー性皮膚炎などがある.

　　②細胞溶解型には不適合輸血，自己免疫性溶血性貧血，薬物アレルギーによる溶血，貧血，血小板減少などがある.

③アルサス型には糸球体腎炎，血清病，過敏性肺炎，全身性エリテマトーデス（systemic lupus erythematosus；SLE）などの膠原病がある．

(2)遅延型アレルギー（IV型）は，感作Tリンパ球と抗原の反応によるもので，緩徐に現れる細胞性免疫反応である．ツベルクリン反応，接触性皮膚炎，移植免疫にみられる移植片対宿主反応（GVHD）や，腫瘍免疫などが代表的な病態である．

次にこれらのうちの主な疾患について解説する．

A．アトピー性皮膚炎 atopic dermatitis：AD

アトピー性皮膚炎は，元来アトピー体質を有する人に生じやすい疾患である．乳幼児や小児に多くみられ，この期間の発症率は11％前後である．幼児期は軽症例が多く，小学生以降は中等症例が増えてくる．1980年以降は，思春期から成人にかけての症例が増加している．ことに最近では，皮疹が広範囲に広がり重症化しているケースが増加した．成人例が増加してきた原因として考えられているのは，住宅環境の変化，すなわち，住宅の気密性が高くなったことによるアレルゲンの増加，生活習慣の欧米化に伴う皮膚バリア機能の低下，ステロイド軟膏の不適切な使用，いろいろな民間療法の流行などが考えられている．また，ストレスなど精神的な要因も挙げられている．今回の東日本大震災の後に，特に小児で皮膚のケアが十分でなく，アトピー性皮膚炎の悪化する例が増えたという．必須脂肪酸であるn-6脂肪酸であるリノール酸を多く含む食事をとりすぎると，体内でアラキドン酸が生成し，この物質から炎症やアレルギー反応と関連した強い生理活性物質であるn-6プロスタグランディン，n-6ロイコトリエンが生成される．このことがアレルギー反応と深く関わっているという指摘もある．アトピー性皮膚炎患者に対してn-6脂肪酸（リノール酸）が少ない食事を与えたところアトピーに改善効果が認められたという．

本症は，サイトカインの機能亢進に基づくIgE抗体の過剰産生によるアレルギー性の炎症と，皮膚のバリア機能の異常に伴う，皮膚の過敏性を基盤とした皮膚の湿疹性病変である．本症には食物アレルギーを伴うこと

182 Ⅳ　環境と健康

が多い.

　食物アレルギーが最近増加していることについては，①食生活が欧米型になり，高たんぱく・高脂肪食になったにもかかわらず，消化管の機能がこのような食品に対応できないまま，未消化な食品により腸管が刺激されていること，②1960年以降，わが国では寄生虫感染者がほとんどみられなくなり，本来，寄生虫に対応して産生されるIgE抗体が作られないため，他の刺激によってIgE抗体を産生しやすい体質になっていること，③一般的に離乳時期が早まり，腸管が未成熟な時期に，卵製品を中心としたいろいろな離乳食が与えられ，乳児の腸管を傷つけること，などが原因ではないかと推測されている.

　食物アレルギーは食物過敏症ともいわれ，これは食物抗原と，体の中にできた抗体との反応によって起こる過敏反応である．過敏症のうち全身的に起こるのが食物アナフィラキシーである．一般的なアレルギー性疾患の誘因と考えられるものを，表34に挙げた.

　皮疹の特徴は，顔面，頸部，膝や肘の裏側などに湿疹をみることが多く，ひどい場合には全身に生じ，痒みのため睡眠が障害されることもある．一般的には，汗をかく夏場や，皮膚の乾燥が著しい秋から冬にかけて悪化することが多い．診断は皮膚所見から容易である.

　治療は，この病気が慢性疾患であることから，根気よく治療を続けることが大切である．ステロイド外用薬がその中心になる．スキンケアとして，皮膚を清潔に保ち，乾燥する季節には保湿効果の高い外用薬を用いる．着衣，ことに下着に注意を払うことも大切である．ステロイド外用薬の副作用については，常に注意を払う必要がある．ステロイドの副作用としては，脱毛，ヘルペス，皮膚萎縮などがある．痒みに対しては，抗ヒスタミン薬や抗アレルギー薬が用いられる．時にはステロイドや抗生物質の内服も必要となる.

　食事療法としては，乳幼児では卵，牛乳，大豆などが抗原になって症状が悪化することがあるので，注意深く観察して，このような傾向が認められる時には，この種の食品を避けるように指導する．ただし，成長期にむ

5 増えてきたアレルギー性疾患 *183*

表34 アレルギー疾患の要因

(1) 吸入性アレルゲン 動物由来：ネコ，イヌ，ウシ，ウマ，ニワトリ，小鳥などの羽毛やフケなど 昆虫由来：ダニ，ハウスダストなど 植物由来：スギ，ヒノキ，カヤ，ブタクサ，ヨモギなどの花粉やたんぱく質 　　　　　ないし糖たんぱく カビ由来：真菌（カンジダ，アスペルギルス）などの胞子
(2) 食物性アレルゲン ソバ，鶏卵，牛乳，肉類，大豆，小麦，香辛料，青身の魚など
(3) 化学的アレルゲン 接触性：綿，化粧品，染毛剤，点鼻薬など 吸入性：たばこ，シンナー，トルエン，香水など 医薬性：アスピリン，アミノピリン，ヨード，ブロム化合物，サルファ剤など
(4) 物理的要因 気温・湿度の変化，運動など
(5) 身体的要因 心因性：ストレス，心身症，自律神経失調症など 内分泌性：妊娠，月経，閉経など 感染性：細菌，ウイルスなどの気道感染

やみに食物除去を行うことは好ましいことではないので，専門医の指導を受けるようにする．2002年（平成14年）4月から加工食品のアレルギー表示制度がスタートした．必ず表示される7品目には発症人数の多い乳製品，卵，小麦，エビ，カニと，重篤な症状に至ることが多いそばと落花生が指定されている．

　アトピー性皮膚炎の合併症として，一番問題になるのが白内障である．これはステロイドによる白内障とは異なる．

　なお，アトピー性皮膚炎ではないが，最近「茶のしずく石鹼」の旧商品による皮膚アレルギーが問題になった．旧製品に含まれていた小麦由来の成分が原因となってアレルギーが発症した．約1,600人が皮膚の痒み，呼吸困難，眼瞼浮腫などを示す軽症例から，血圧低下などの重症例までが報告されている．

184 Ⅳ　環境と健康

B. アレルギー性鼻炎 allergic rhinitis（花粉症）

　本症は，その大部分が吸入性のアレルゲン，たとえば，ハウスダスト，花粉，真菌，ペットなどが発症誘因抗原となる病態で，発作性に反復するくしゃみ，水性鼻漏，鼻閉を3主徴とする鼻粘膜のⅠ型アレルギー性疾患である．

　アレルゲンが吸入されると，その抗原に対してIgE抗体が産生され，IgE抗体が鼻粘膜に分布する肥満細胞や，好塩基球の表面のIgE受容体に結合することによって感作が成立する．そして，再度アレルゲンが接触すると，鼻粘膜表面の肥満細胞や好塩基球のIgE抗体と結合し，脱顆粒が起こり，ヒスタミンやロイコトルエンなどのケミカルメディエータが放出される．これらのメディエータによって，鼻粘膜の神経，血管，分泌細胞などが刺激され，前述したような症状をきたす．鼻炎の他に結膜炎を伴うことも多い．スギやヒノキの花粉が原因となり，毎年同じ季節に起こる季節性アレルギー性鼻炎（花粉症）と，ハウスダストなどが原因で，季節に関係なく年間を通じて起こる通年性アレルギー性鼻炎とがある．いずれのケースも近年著しく増えている．

　治療としては，抗アレルギー薬として抗ヒスタミン薬，ケミカルメディエータの拮抗薬や遊離抑制薬，ステロイド薬などが広く用いられる．妊娠時のこれらの薬物の安全性については不明であり，妊娠4～5ヵ月まではできるだけ使用しないことが望ましい．

C. 気管支喘息 bronchial asthma：BA

　気管支喘息とは慢性の炎症性気道狭窄による呼吸不全に基づき，喘息発作をきたす疾患である．本症は戦後ほとんどみられなかったが，最近は増加してきている．何らかの刺激によって気道が過敏になり，気道平滑筋の収縮，気道粘膜の浮腫，気道内の炎症による分泌物の貯留，気道壁の肥厚性変化などが考えられている．このように，本症の基本的病態は気道の過敏性亢進であるが，その原因としてβ受容体の感受性低下が存在すると考えられている．アレルゲン，ことにハウスダストなどの吸入によってIgE

抗体が産生され，この抗体が肥満細胞の表面で反応を起こし，好酸球やT
リンパ球などが関与し，気道の狭窄などの変化を起こす好酸球性のアレル
ギー炎症が病態の主体である．このような成因によるものを，アトピー型
と呼ぶ．小児や若年者の喘息発作は，この型がほとんどを占める．この他
に，感染があって起こる感染型と，アトピー型と感染型が混ざった混合型
の三つに分けられる．

　原因としていろいろな説があるが，表34に示すような誘因が考えられ
ている．代表的なものは吸入アレルゲンと食物アレルゲンであるが，不安
や葛藤などのストレスが誘因になることも多い．

　症状としては，喘鳴，息切れ，胸部圧迫感，咳の発作などが，夜間ある
いは早朝に繰り返して起こる．冷房の部屋に入った時や，たばこの煙，香
水などの刺激に対して敏感に反応して発作が起こることが多い．また，日
本人には飲酒によって喘息が悪化する症例が多くみられるので，飲酒にも
注意する必要がある．

D．薬剤アレルギー drug allergy

　古くはペニシリンによるアナフラキシー・ショックが問題になったが，
比較的多いのがNSAIDs（non-steroidal anti-inflammatory drugs）によ
るアスピリン喘息である．アラキドン酸からプロスタグランディンを生ず
る酵素COX-1の阻害作用が強い薬剤ほど重篤な喘息発作を誘導する．最
近盛んに使用されるようになった分子標的薬による皮膚障害も多くみられ
る．重篤な薬疹としてStevens-Johnson症候群（SJS）や中毒性表皮壊死
症（toxic epidermal necrolysis：TEN）がよく知られている．SJSは皮膚
粘膜症症候群とも呼ばれる．高熱とともに口唇，口腔，眼結膜，外陰部に
高度の発赤，びらん，出血などの粘膜病変が発症し，さらに全身の皮膚に
紅斑，水疱，びらんが認められる重篤な全身性疾患である．その多くは薬
剤が原因であるが，一部はウイルスやマイコプラズマの感染によっても発
症する．

　治療法は，医薬品によるSJSやTENに対しては，発熱や発疹などの初

期症状を認めたら，直ちに原因と推定される医薬品の投与を中止することが最も重要で，かつ最良の治療法である．抗炎症薬，抗アレルギー薬，気管支拡張薬，吸入 β_2 刺劇薬，吸入ステロイド薬なども適宜用いる．

アレルギー性疾患の一般的な予防法としては，①風邪をひかないこと，②ハウスダストなどアレルゲンとの接触を避けること，③部屋などを清潔にすること，④ペット類はなるべく飼わないこと，⑤たばこの煙を吸わないこと，⑥過労を避け，十分な睡眠をとることなどが挙げられる．

6　地球温暖化と健康

A．地球温暖化の原因

1997 年 6 月，国連環境特別総会において，前回の地球サミット，いわゆる環境と開発に関する国連会議から 5 年間に得られた成果を評価し，今後の環境開発政策の優先課題と実施方法について検討し，「アジェンダ 21 のさらなる実行計画」をまとめて採択した．地球温暖化をもたらす主要な原因は，二酸化炭素（CO_2）など温室効果ガスの排出である．地球は空気に包まれているが，この空気のおかげで現在の地球の平均気温は 15℃ 前後に保たれている．つまり，地球から逃げていく赤外線などの熱を吸収し，夜間に再度その熱を放出する作用があるからである．この温室効果ガスが急激に空気中に増えて，地球が異常に暖かくなるという現象が起きている．このガスのうちで最も排出量が多いのが，CO_2 というわけである．その削減については，1997 年 12 月に京都で開かれた気候変動枠組み条約の「第 3 回締約国会議—京都会議」（The 3rd session of the Conference of the parties to the United Nations Framework Convention on Climate Change）（地球温暖化防止会議・COP3）で採択され，2005 年 2 月 16 日に発効した．2005 年 4 月 29 日現在，150ヵ国が批准している．ただし，世界最大の排出国である米国が加入していないことや，第 2 位の中国や第 5 位のインドなどに削減義務がないという問題点があることは前に触れた．そして 2015 年 12 月にフランス・パリでの COP21（国連気候変動枠組条

約第 21 回締約国会議）において，国際社会は 2020 年以降の新しい温暖化対策の枠組みに合意したこともすでに触れた．

　地球温暖化の防止には，環境を守ろうという強い政治的意志のもとに，産業界のみならず一般市民も，無駄なエネルギーを浪費しないという運動が求められている．先進国の中にも経済的負担が増え，景気後退や失業を増加させるという懸念がある．そして，先進国の中にも地球の砂漠化防止やその対象となる国，開発途上国への資金援助，石油産出国に対する補償などを行うことに対する抵抗もある．

B．地球温暖化の影響

　地球温暖化の影響は，いろいろな面でわれわれの生活を脅かすようになる．たとえば，不十分で不衛生な水の供給，貧困層の健康や食糧問題の悪化，砂漠化による凶作と豊作の落差の拡大，病虫害被害の拡大などが考えられる．また，酸性雨や有害物質の蓄積，温室効果ガスによる大気と水の汚染が進むようになる．2100 年の二酸化炭素濃度が 1990 年の 2 倍になると平均気温が 2 度上昇し，海面が平均 50 cm 上昇するという予測がなされている．海面上昇による影響は特に，ヴェネツィアなどの海抜が低い都市，オセアニア地域（ミクロネシア，ツバル，バヌアツ，ソロモン諸島，ミクロネシア連邦，マーシャル諸島など）の小さな島国，モルディブなどで深刻な問題となっている．仮に海面が 1 m 上昇するとマーシャル諸島は国土の 80 ％が水没すると予測されている．東京やオランダ，バングラデシュの一部地域のいわゆる海抜ゼロメートル地帯でも深刻な問題が起こりうる．

　この他にも降雨量の変化，すなわち少雨による砂漠化と大雨による洪水，気候の変動による農作物収穫の減少，台風パターンの変化，森林の移動と動物媒介性疾患のまん延，漁業への影響，礁の死滅や水鳥の数や種類の減少など，自然環境の悪化が考えられる．

　二十一世紀最大の課題は環境問題であるが，極めて悲観的な「地球環境概況 2000」を国連環境計画（UNEP）が報告している．

188　Ⅳ　環境と健康

　地球温暖化，淡水資源の不足，砂漠化，水質汚染などが今後深刻な問題となる．農薬やダイオキシンなどの化学物質汚染は現在も深刻だが，今のままのペースが続けば，2050年に環境中に出る有害物質の量は，現在の3倍以上になる可能性がある．アジア地域では，工場や自動車からの硫黄酸化物，窒素酸化物の量が2030年には1990年の4倍以上になり，大気汚染や酸性雨が大問題になると指摘している．

　2002年8月に欧州中東部の大雨による大洪水は，エルベ川の増水でドイツの古都ドレスデン，チェコではブルタバ（モルダウ）川の増水でプラハ市街，ハンガリーではブダペストなどで記録的な被害が出た．ロシア黒海沿岸でも大洪水の被害が報道されている．アジアでも中国南部，韓国，インド，ネパール，バングラディシュをはじめ南アジアで大雨の被害が続出している．その一方で，2003年のヨーロッパでの熱波や，2005年8月に米国南部を襲ったハリケーン「カトリーナ」では1,700人以上の死者がでており，気候の異常で農作物への被害も心配されている．またインド南西部でも干ばつの被害が広がった．最近，わが国においてもゲリラ豪雨や迷走台風が，あまり上陸しない東北地方・北海道に上陸して，大きな被害を引き起こした．

　タイの首都・バンコクの大洪水による被害は，世界経済にも大きな影響を与えた．

　2007年2月に発表された国連の一組織である「気候変動に関する政府間パネル（Intergovernmental Panel on Climate Change；IPCC）」の第一次作業部会・第四次評価報告書によれば，①2001年のIPCC第一次作業部会の予測より地球の平均気温の上昇がみられ，最高6.4度上昇する，②赤道周辺や緯度の高い地域で降水量が増加し，河川での洪水の危険性が増大する，③亜熱帯地域では雨量は変わらないが，蒸発量が増えて乾燥化が進む，④世界中で熱波が増加する，⑤海水温の上昇と海面の上昇で，国によっては冠水の被害が広まる，としている．同年4月に発表された第二次作業部会においても，途上国を中心に水不足による被害の拡大，洪水や熱波，感染症の被害拡大など，世界的な影響が危惧されている．2007年12

月の温暖化防止バリ会議（COP13）において，数値目標が議論されたが，結論は出なかった．

アル・ゴア前米国副大統領は地球温暖化の危険性を訴えて，「不都合な真実」というドキュメンタリー映画を作成して評判になった．

温暖化ガスの削減という目標は世界各国とも一致しているが，具体的な取り組みになるとまとまらない．最近 UNEP は排出ギャップ報告書の更新版を刊行した．それによると 1.5～2℃ 以下に気温の上昇を抑えようとすると，2020 年までに世界で 440 億トンの排出削減が必要であると結論づけている．2012 年南アフリカで行われた COP17 においても，産業イノベーションによるエネルギー効率の向上や低炭素技術の促進，再生可能エネルギー転換への取り組み，廃棄物処理や農業技術の改善，航空機や船舶からの廃棄量減少とその規制などが問題となったが，その成果はみられなかった．2013 年に発表された気候変動 2013（IPCC Fifth Assessment Report：AR5）によれば，温室効果ガスの上昇は続き，エルニーニョ現象の発生メカニズムについては不確実としている．北極域の越年氷や多年氷の面積は確実に減少し，海面の上昇も続くという．大気中の二酸化炭素濃度は 2002 年から 2011 年の間に 2 ppm 増加したという．近未来には熱波と高温の持続により，陸地で大雨が増加し，海面水位の上昇が続くと予測している．最近の研究では，PM2.5 に含まれる酸化鉄が温暖化の原因の一つであるという．

C．健康への影響

国立環境研究所の予測によると，猛暑や大寒波などの異常気象により，65 歳以上の高齢者の熱中症，日射病，心不全，脳出血などでの死亡率が約 10 ％も増加するという．図 10 に示したように，このような暑熱ストレスは高齢者のみでなく，抵抗力の弱い乳幼児，妊婦にも影響を与え，出産率が低下してますます少子化が進む．気候の変化によって食糧生産や漁業に影響が及び，飢餓による栄養失調，感染症のまん延がみられるようになる．前にも述べたように，少雨による砂漠化，大雨による洪水，森林や湿

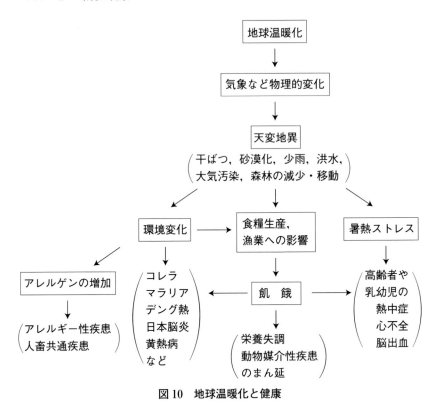

図10 地球温暖化と健康

原での動植物の生態系の変化をきたし，媒介動物が繁殖・増加して動物媒体性疾患が増え，森林限界や植物帯の変化からアレルゲンである花粉が増加して，アレルギー性疾患の増加などが予想されている．

a）心血管系，脳血管系，呼吸器系の疾患

心血管系，脳血管系，呼吸器系の疾患を持っている人は，寒冷や熱波に敏感である．心血管系の疾患の中でも，心筋梗塞，狭心症など冠動脈硬化症による病気や，リウマチ性心疾患などは特に敏感である．気温がマイナス5℃からプラス25℃の間は，気温の上昇につれて死亡率は減少するが，マイナス5℃以下，もしくはプラス25℃以上では死亡率の急激な増加がみられることは，統計的に明らかにされている．また，地球温暖化は地球規模の大気汚染に関係してくる．すでに多数の呼吸器系疾患，たとえば，

肺がん，肺気腫，慢性気管支炎や気管支喘息などの増加は，都市スモッグに含まれる汚染物質に起因することは明らかである．

b）動物媒介性疾患

ダニによって媒介される疾患として慢性遊走性の紅斑を特徴とするライム病，蚊が媒介する疾病としてマラリア，デング熱，日本脳炎や黄熱病などのまん延が心配される．ことに地球温暖化によって，わが国の西日本までマラリア汚染地域になってしまう危険性がある．わが国でも終戦後，戦地から持ち帰られたマラリアが，日本にも生息するヒトスジシマカによって媒介され，西日本を中心に流行し，約20万人が発病したことがある．その後，海外からの輸入感染症として年間100～300例が報告されてきた．

2014年には約70年ぶりにデング熱の国内感染の大流行が確認された．このときは東京の代々木公園周辺に集中的にみられ，2014年の感染者数は341人，翌2015年も293人の感染者数であった．デング熱は熱帯・亜熱帯地方が主な感染地で，世界的には年間5,000万～1億人が感染すると推測され，重症化するとデング出血熱となる．インドネシア・バリ島は本症の大流行地であるので，観光旅行で感染する機会も高くなるので注意が必要である．

c）その他の疾患

温暖化に伴う気温の上昇により，カビや菌による皮膚病の発生率も高くなると予想される．

D．温暖化防止のために

前に述べたIPCCは，二酸化炭素（CO_2），メタンやフロンなどの温室効果ガスによって世界の平均気温が約6度上昇すると予測している．その根拠としてIPCCの報告書では，世界のCO_2排出量が1994年度の年間62億トン（炭素換算）から2000年度には230億トンに増加したことを挙げている．

地球温暖化の影響，ことに健康被害については，最高気温が32度を超えると日射病，熱中症などによる死亡者も増える．ことに西日本で，65

192　Ⅳ　環境と健康

歳以上の高齢者が死亡する割合が増加する．マラリアについては，温暖化によって，奄美大島などの南西諸島が流行域に入るという従来の推定を覆し，西日本一帯のほか，韓国，中国北部も流行危険域に入る可能性がある．大気汚染が悪化し，光化学スモッグの影響も拡大すると予測され，呼吸器系の疾患が増える危険性がある．

　農業については，CO_2濃度が高くなるとイネの収量が増え，開花期の気温が35度以上になると，実る割合が減少することから西日本では減収，たとえば，近畿・四国では5％の減収となり，北日本では冷害が減って，たとえば北海道では26％，東北では13％の増収となり，国内総生産量は6％減収から9％増収までの変化幅が示されている．小麦の生産量は，現状維持か，最大22％の減収になるとみられている．

　水への影響については，集中豪雨による洪水被害，一方で旱魃による田植え前の水不足などの影響が心配される．雪解けが早くなるため，河川の流量が1〜3月に増加，4〜6月に減少すると推定され，河川やダムの水位管理の見直しが迫られるとも指摘されている．海洋では，沿岸や内湾で河川から流入するプランクトンなどによって水質汚染がすすむ．日本近海のサンゴ礁についても，急激な温暖化の影響が心配されている．また，海面が30cm上昇すれば，今の海浜は57％が消失し，1m上昇すれば，防波堤や港湾の改造などに20兆円以上の対策費が必要になるとの試算もある．

　わが国では温室効果ガスのうち規制の対象に，次に挙げる6種類の化合物が記載されている．すなわち，①二酸化炭素（CO_2），②メタン，③亜酸化窒素，④ハイドロフルオロカーボン（HFC）類，⑤パーフルオロカーボン（PFC），⑥六フッ化硫黄（SF_6）である．

　成層圏のオゾン層を破壊するクロロフルオロカーボン（CFC）は1995年に全廃されたが，それに替わってオゾン層は破壊しないが地球温暖化作用が極めて強い代替フロンであるHFCやハイドロクロロフルオロカーボン（HCFC）の消費量が，今後急増するという予測がなされている．HFCはエアコンや冷蔵庫の冷媒，冷蔵庫などの断熱材を作る際の発泡剤として

使用されている.

　オゾン層破壊が比較的少ない,代替フロンの HCFC の一種 HCFC22 は,HFC134a に転換され,この物質は地球温暖化の主な原因となる二酸化炭素の数千倍もの温暖化作用を持つといわれている.PFC は半導体の製造に使われ,SF_6 は絶縁体として使用されている.

　CO_2 削減には,代替エネルギーとして太陽エネルギーを利用する住宅の開発,ごみの減量化,市街地の緑化,自動車使用の抑制,電気自動車や電気とガソリンを共用するハイブリッド・カー,水素ガスを燃料とする低公害車の開発と普及,冷暖房の省エネルギー化,生ごみや木屑などバイオマス（生物資源）の有効利用など,今後開発が見込まれるリサイクル技術や自然エネルギーを活用する技術を積極的に取り入れ,その開発に対して優遇措置をとるなどが考えられている.また,カーボンプライシングといって CO_2 の排出に価格をつけて,CO_2 排出削減を促す取り組みも行われている.また「炭素税」や,企業間の「排出量取引」も行われている.温室効果ガスの削減には,発展途上国の対応も問題になる.いま先進国の人口は 2 割余りなのに,CO_2 の排出量は 60 ％を超えている.しかし,今後は中国や東南アジア,インド,ブラジルなど経済発展の著しい途上国での排出量急増が予想される.

　わが国では,CO_2 排出量の約 30 ％が火力発電所の煙突から大気中に放出されている.わが国の CO_2 排出量は,炭素換算で 2005 年度には 13 億6,400 万トンである.1990 年度に比べて 8 ％以上増えて,過去最高になっている.内訳は,産業部門が 38 ％,自動車や船などの運輸部門が 20.7 ％,家庭が 13.5 ％,事務所や事業所などが 15.6 ％となっている.世界全体で2050 年までに排出量を半分以上削減するという取り決めを速やかに締結すること,そのロードマップを作成すること,技術移転や資金供与などによる途上国における削減強化のための支援が求めたれる.このような時に,わが国を襲った東日本大震災による東京電力福島原発事故,その後の全国各地の原発運転停止と,原発事故の最終的な処理も終えないままでの運転再開など,今後の環境問題,エネルギー問題,経済的影響など,全てを含

194　Ⅳ　環境と健康

めた最善の方法をうる努力が求められている.

（付）わが国における公害病の歴史

（1）　足尾銅山鉱毒事件（1890年頃）：原因企業である古河鉱業（現古河機械金属）から，精錬時に発生する廃ガスである亜硫酸ガスにより，銅山周辺の山林が荒廃した. それにより同鉱山周辺を水源地とする川が氾濫. また，精錬廃棄物が川に流入し，流域農作物に被害をもたらした.

（2）　熊本水俣病（1953年以降）：熊本県水俣市のチッソ水俣工場からの廃液中に含まれるメチル水銀による. 1953年〜1960年にかけて，不知火海の魚や貝を食べていた漁民や周辺の人びとが手足の感覚障害，運動失調，求心性視野狭窄などを主症状とする「いわゆる水俣病」により死亡者も2,000人近くにのぼった.

（3）　新潟水俣病（1964年以降）：新潟県阿賀野川流域で起きた，熊本と同じ水銀による公害病である. 第2水俣病とも呼ばれる. 原因は昭和電工鹿瀬工場から廃棄された有機水銀化合物による有機水銀中毒である.

（4）　イタイイタイ病（1940年代半ば以降）：神岡鉱山の亜鉛鉱石に含まれるカドミウムが原因で，富山県神通川流域で発生した大規模公害である. イタイイタイ病はカドミウムの慢性中毒で，腎障害，骨軟化症，骨折によって体のあちこちが痛くて，「痛い，痛い」と苦しみながら死んでいく悲惨な病気である. 裁判で勝訴が確定し，その後の公害病裁判に大きな影響を与えた. スーパーカミオカンデが岐阜県飛騨市神岡町（旧吉城郡）旧神岡鉱山内の坑道に設置され，ノーベル賞の受賞に貢献した.

（5）　四日市喘息（1960〜1972年）：高度経済成長期に，三重県四日市やその周辺を中心とした四日市市・石油化学コンビナートから発生した大気汚染による大規模な喘息である. 工場の近くに住む住民を中心に，喘息などの病気で苦しむ人が増え，工場から出された有害な煙に含まれる亜硫酸ガスなどによる公害と認定された. 患者数は2,200人以上に達している. 四日市以外にも兵庫県尼崎市や各地のコンビナート周辺に，同様の呼吸器障害患者が多発して，環境問題に関心が集まるきっかけとなった.

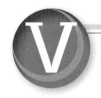

遺伝子と分子生物学

　組み換えDNAの技術を使って臨床医学の研究や農作物などをつくる新しい技術革新や研究を総括して遺伝子工学（genetic engineering）と呼ぶ．
　1960年代から1970年代にかけては，先天性疾患の病態について，遺伝子レベルでの解明が中心に研究されてきた．すなわち，ヘモグロビン異常症，サラセミア，一部の酵素欠損症のような比較的単純なDNA異常による先天性疾患，いわゆる遺伝病の病態解明，ならびに診断に利用された時代である．
　1980年代に入り臨床遺伝学の進歩がみられ，遺伝子工学の知識や技術が臨床医学の世界に導入され，がん遺伝子，がん抑制遺伝子などのがんの発症や進展における役割の解明が進んだ．1982年，rasがん遺伝子における一点染色体変異（one point mutation）の存在についての発表以降，糖尿病，高血圧症，動脈硬化など，生活習慣病の病態における遺伝子異常の有無を調べる研究が，広く行われるようになった．つまり遺伝子病についての研究である．同時に臨床医学への応用としてのもう一つの面は，遺伝子組み換え技術による新しい医薬品の開発と応用である．たとえば，遺伝子組み換え産物（recombinant product）として，ヒトインスリン，ヒト成長ホルモン，インターフェロン，エリスロポエチン・トロンボポエチン・G-CSF（granulocyte-colony stimulating factor：顆粒球コロニー刺激因子）などの一連の造血因子などが精製・純化され，臨床応用されるようになり，多くの人に恩恵をもたらした．この他にも，遺伝子操作の応用に

196　Ⅴ　遺伝子と分子生物学

よって，農業，水産業，畜産業など広範囲にその技術が応用され，われわれの生活に身近なものになってきた．

　1990 年代は遺伝子治療の時代に入ってきた．遺伝子治療とは，「疾病の治療を目的として，遺伝子または遺伝子を導入した細胞を人の体内に投与すること」と定義されている．1990 年に米国でアデノシンデアミナーゼ（ADA）欠損症の遺伝子治療が行われ，成功をみたことから世界中の研究者が注目した．その後，わが国においてもこの病気に罹患した小児に遺伝子治療が行われ，一応の成功をおさめた．これは ADA 酵素遺伝子を，ベクターによって患者のリンパ球に導入し，患者の体内でその酵素を作らせるようにする治療法である．しかし，造血幹細胞への遺伝子導入効率が不十分で，成功とはいえない成績であった．2000 年には X 連鎖重症複合免疫不全症（X-linked severe combined immunodeficiency；X-SCID）に対する造血幹細胞遺伝子治療が劇的に成功した．X-SCID は細胞性免疫と液性免疫の両方とも先天的に障害せれ，重症の感染を繰り返す予後不良の疾患である．フランスにおいて造血幹細胞にレトロウイルスベクターを用いた遺伝子治療が成功した．しかし，その後 2 〜 3 年経過したのちに T 細胞白血病を発症するという事件がおこった．2008 年頃から眼科領域での成功例もあるが，現在は患者の体細胞を遺伝子の導入によって正常化し，この正常化した体細胞から作製した iPS 細胞から正常の細胞や組織を作製し，それを治療に用いるという試みがなされている．

1 遺伝子診断

　すべての生物は固有の遺伝情報を持っている．その遺伝情報を担う遺伝子を調べて，疾病の原因を究明するのが遺伝子診断である．ヒトゲノム計画が完了し，ヒトゲノムの全塩基配列が読了され，これによって遺伝子診断の進展が期待されている．WHO が遺伝子診断について，「遺伝医学の倫理的諸問題および遺伝サービスの提供に関するガイドライン」を作成しているが，その骨子は，①患者自身の自己決定権，②発症前診断で遺伝的

リスクがわかった場合，患者は広く親族にその情報を伝える道徳的義務がある，③患者に重大な遺伝性疾患がある場合，予防に役立てるためなら，医師は患者の情報を親族に開示してよい，などがその基本的な考え方である．また，2011年2月には日本医学会は，17学会を中心に作成した「医療における遺伝学的検査・診断に関するガイドライン」を発表している．その遺伝学的検査の留意点について，以下の5項目に分類している．

　1）すでに発症している患者の診断を目的として行われる遺伝学的検査：遺伝学的検査は疾患の確定診断や鑑別診断を目的に行う．

　2）非発症保因者診断，発症前診断，出生前診断を目的に行われる遺伝学的検査：この場合には，検査を行う前に適切な遺伝カウンセリングが必要である．

　3）未成年者など同意能力がない者を対象とする遺伝学的検査：未成年者や知的障害者など，同意能力がない者に実施する場合は，検査の実施を承諾することができる立場にある人の代諾をえて，検査によって最善の利益が望めることが必要である．

　4）薬理遺伝学検査：副作用や薬物の効果判定に用いられる．

　5）多因子疾患の遺伝学的検査（易罹患性診断）：多因子遺伝要素を有する疾患の発症予防などの応用が期待できる．

　妊娠中に遺伝子診断で異常が見つかり，妊娠を継続するかどうかは，出産する女性自身や夫婦で決める．妊娠中絶については別の問題を含むため，今後も議論される必要がある．

　現在，遺伝子診断が応用されている疾患や検査の一部を紹介すると，

①感染症の診断：結核菌や抗酸菌，マイコプラズマ，インフルエンザ菌，ピロリ菌，大腸菌，クラミジア，B型やC型肝炎ウイルス，サイトメガロウイルスなどに対するPCR法を応用した迅速診断への応用．

②がんの診断：家族性腫瘍でのがん遺伝子存在の有無，がんの確定診断，がんの進行度，悪性度，薬剤や放射線治療の効果，感受性などを調べる目的，遺伝性がんの発症前診断などへの応用．

③遺伝病の診断：その用途によって，出生前診断，発症前診断，保因者

198　V　遺伝子と分子生物学

　　診断，確定診断に分けられる．出生前診断には，母体血清マーカー試
　　験，羊水診断，絨毛診断，超音波診断などがある．
　　また，遺伝子診断の具体的な方法として，多型診断（間接診断）法と，
遺伝子の変異を直接検出する直接診断法に分けられる．間接診断法は，遺
伝子マーカーを用いて，発端者の持っている遺伝子変異を追跡する方法で
ある．遺伝子ゲノムプロジェクトの進行によって遺伝子マーカーが増え，
診断の対象になる病気も増えてきている．一方，直接法は変異を直接発見
する方法である．この場合は，遺伝子変異と疾患との関係が明らかにされ
ている必要がある．
　　がん以外に，どのような疾患が現在遺伝子診断の対象になっているか，
主な疾患群に限って一覧表示する．
　①鎌形赤血球症やヘモグロビン異常を初めとする溶血性貧血の病因解析
　　と遺伝子解析診断．
　②糖原病など先天性代謝異常症の遺伝子診断：先天性代謝異常症に新生
　　児マススクリーニングとしてタンデム型質量分析器が応用され，早期
　　発見・治療が有効な疾患がみつかっている．重篤な神経学的後遺症や
　　精神発達障害を引き起こす前に，適切な対応・治療を，出生後速やか
　　に行う必要があるときに有効である．
　③ハンチントン病，家族性アミロイド性多発性神経障害，進行性筋ジス
　　トロフィー，脊髄小脳性失調などの神経・筋疾患の遺伝子診断．
　④白血病，悪性リンパ腫など造血器腫瘍の DNA 診断．
　⑤家族性大腸腺腫症や大腸がん，乳がんなど固形腫瘍の DNA 診断．
　⑥性機能不全の早期診断：性腺自体に原因があるターナー症候群，クラ
　　インフェルター症候群など，脳下垂体からの性腺刺激ホルモンの不足
　　によるカールマン症候群などがある．
　⑦ダウン症の出生前診断：前に述べたように，超音波診断法，絨毛診断，
　　羊水診断ことに羊水染色体検査，血清マーカーテストなどと進化し，
　　最近は非侵襲性出生前検査（non-invasive prenatal genetic testing；
　　NIPT）といって，母体の血中染色体を検査する母体血胎児染色体検

査が行われるようになった．簡易な方法のため，事業として簡単な手続きで検査を行う者が現れるなど，妊娠中絶につながる問題だけに産婦人科学会，日本医学会，人類学会，マスメディアなどが中心になって，早急に対応がなされる必要がある．また，外国の研究チームが，人の受精卵の遺伝子を操作する技術や方法の研究に言及し議論となった．優れた能力を持つ，いわゆる「デザイナーベビー」の作成に懸念が高まった．

　表35に，遺伝子診断の対象となっている主な疾患と，その遺伝子，遺伝形式を挙げた．

　遺伝子診断の問題点は，診断をうけた疾患が治療可能な病気か否かが焦点になる．先天性の酵素欠損症の場合には遺伝子治療が行われるようになったが，まだ実施症例数も少なく，将来どのような問題点が明らかになるか注意する必要がある．診断後のカウンセリング体制の整備，人権への配慮，社会的不利益，差別の排除などが問題となる．ことに遺伝性発がん遺伝子の発症前診断については，研究目的で実施するのでなく，検査目的について被験者から了承が得られていること，その結果については秘密を守るべきで，被験者にとって何のメリットもない検査は行うべきでない．本人のみでなく家族を含めて人権に配慮し，遺伝相談やカウンセリングを実施する必要がある．発症前診断がついた場合の対応としては，定期的に検診を受けることをすすめ，早期発見・早期治療を目指すことや，発がんを抑制する研究の成果などについて情報を提供することなどが含まれるであろう．

　欧米諸国で問題になっているハンチントン病（Huntington disease）を例に挙げて説明すると，この病気は中年以降に発病する常染色体優性遺伝型式を示す遺伝性神経変性疾患である．舞踏運動などの不随意運動，精神症状，行動異常，認知症などの臨床症状がみられる．これらの症状は中年以降に始まり，ゆっくり進行する．舞踏運動というのは，体が自分の意志と関係なく動いてしまう運動である．これらの症状は大脳基底核や大脳皮質が萎縮してしまうために生ずる．これらの変化はCTやMRIなどの画

200　Ｖ　遺伝子と分子生物学

表 35　遺伝子診断の対象となる主な疾患の遺伝子と遺伝形式

対象疾患	遺伝子	遺伝形式
1）肥大型心筋症	MYH7, MYBPC3 など	AD
2）QT 延長症候群	KCNQ1, KCNH2 など	AD
3）Burgada 症候群	SCN5A	AD
4）家族性大腸腺腫症（FAP）	APC	AD
5）家族性非腺腫性大腸がん 　（HNPCC：リンチ症候群）	MLH1/MLH2, MSH2, PMS1, PMS2, hMSH6	AD
6）Wilson 病	ATP7B	AR
7）家族性乳がん，卵巣がん	BRCA1/BRCA2	AD
8）網膜芽細胞腫	RB1	AD
9）色素性乾皮症（XP）	XPA, XPB, XPC, XPD, XPE, XPF, XPG, ERCC1, POLH	AR
10）多発性内分泌腺腫症Ⅰ型	MEN1	AD
〃　　　　　Ⅱ型	RET	AD
11）フォン・ヒッペル・リンダウ病 　（von Hippel-Lindau disease） 　（遺伝性腎がん）	VHL	AD
12）膵嚢胞性線維症（cystic fibrosis）	CFTR	AR
13）ハンチントン病	IT15	AD
14）血友病 A	F8	XL
15）血友病 B	F9	XL
16）Peutz-Jeghers 症候群	LKB1/STK11	AD
17）家族性黒色腫	P16/MTS1, CDK4	AD
18）Cowden 病	PTEN	AD
19）若年性ポリポーシス	SMAD4, BMPR1A	AD
20）家族性 GIST	KIT	AD
21）Li-Fraumeni 症候群	p53	AD

AD：常染色体優性遺伝　AR：常染色体劣性遺伝　XL：X 連鎖遺伝
最近遺伝学会が「優性」を「顕性」，「劣性」を「潜性」と言い換える提案をしている.

像検査で診断できる. 最近, 第 4 染色体短腕に位置する IT15 (huntington)
遺伝子の異常によって発症することが明らかになった. わが国においては,
欧米諸国に比べて頻度は低い. 米国では健康保険, 生命保険などの契約時
の拒否や解約, その他の差別的行為を禁じている州が多く, また, これら

の保険に加入する時に遺伝情報の提出を求めること，本人の同意なしに遺伝子情報を公開することを禁じている．結婚や就職に際しての差別や偏見などの問題は，慎重に検討されなければならない．

2 がんと遺伝子

がんの遺伝子研究は近年目覚ましい進歩をみせている．がんの遺伝子診断ばかりでなく，発がんのメカニズムを明らかにするためのがん遺伝子，がん抑制遺伝子の研究が進行している．

1982 年，人のがんにおける遺伝子異常として，がん遺伝子 ras の突然変異が報告され，その後の研究の端緒を開いた．発がん物質や放射線は細胞に作用して DNA と結合したり，染色体を破壊したりする．その結果として DNA 染色体の突然変異，転座や欠失を起こし，損傷を受けた DNA の修復過程においてがん遺伝子が活性化される．1986 年から 1987 年にかけて，網膜芽細胞腫のがん遺伝子として RB 遺伝子がクローニングされ，劣性がん遺伝子が，がん抑制遺伝子という概念に統一され，この方面での研究に拍車がかかった．その後 10 種類以上のがん抑制遺伝子が分離されている．これらのがん抑制遺伝子は，遺伝性のがんのみならず，非遺伝性のいわゆる散発性がんにおいても高い頻度で異常が発見されている．たとえば，p53 遺伝子は種々のがんにみつかっており，発がん機構に深く関わっている可能性が指摘されている．がん抑制遺伝子は，がん遺伝子と同様にシグナル伝達，転写やアポトーシスなどにも関係しているといわれている．がん遺伝子とがん抑制遺伝子の相違は，がん遺伝子の活性化には 2 本の対立遺伝子のうちの 1 本の変異のみが活性化すれば十分であるが，がん抑制遺伝子では 2 本ともに変異が起こり，不活化される必要がある．最近では発がん機構の説明として，DNA が損傷を受けて修復されるとき，あるいは複製遺伝子を作るときにミスマッチを起こし，遺伝子が不安定化し，その結果としてがん遺伝子やがん抑制遺伝子に変異が蓄積してがんになるという考え方がなされている．この際のがん抑制遺伝子 P53 の作用機序

202　V　遺伝子と分子生物学

としては，DNA 損傷を察知して P53 たんぱくの産生量を著しく増大させる，つまり P53 遺伝子は，細胞内の何らかのシステムによって DNA の状態を監視し，塩基配列に異常をきたした DNA の複写，増殖を防止するものと考えられている.

　がんと正常との比較や判断を容易にすることを目的に，人の遺伝子構造をすべて明らかにしようというヒトゲノムプロジェクトが世界中の協力で進行した.

3　遺伝子治療

　遺伝子治療が最初に行われたのは，1980 年に遺伝性貧血であるサラセミア患者に対するものとされている. その後 1990 年に米国の NIH で，ADA 欠損症の子どもに対して，アデノシンデアミナーゼの遺伝子を患児の末梢 T リンパ球にレトロウイルスベクターを用いて導入する遺伝子治療が行われたということについては前に述べた. この遺伝子治療を終了してから 2 年を経過して，患児への ADA 酵素補充療法において，酵素投与量を減量しても免疫能が維持されていることから，臨床的な有効性が確認された. しかし，前にふれたようにその後 2 〜 3 年経過したのちに T 細胞白血病を発症するという事態がおこった.

　今後は使用されたベクターの長期的な安全性の評価，より安全で安価な方法の開発である. 骨髄移植や末梢血幹細胞移植もこのような疾患に対する治療法の一つである.

　遺伝子治療の対象となる疾患としては，ADA 欠損症のように単一の遺伝子の異常による病気であることが判明している遺伝性代謝疾患や，がんやエイズのような病気の治療への応用などが期待されている. しかし，がんの遺伝子治療に関してはまだ完成された方法はなく，いろいろながんに特異的な治療効果を発揮する遺伝子治療，複数の遺伝子の異常に対応する方法，がん細胞に対し特異的に効率よく作用する遺伝子治療法の確立は，なお今後の問題である.

免疫遺伝子治療が米国で悪性黒色腫に対して行われた．この方法は，腫瘍の部位に浸潤したリンパ球（tumor infiltrating lymphocyte；TIL）を遺伝子導入の標的細胞にするものである．TIL にはその腫瘍を特異的に認識し，傷害するクローンが含まれているという考えから，TIL を採取して分離し，このリンパ球をいろいろなサイトカインや抗原で刺激して活性化し，サイトカインをレトロウイルスベクターによってリンパ球に導入し，そのリンパ球を体内に戻して抗腫瘍効果を期待するという方法である．ウイルスベクターによる遺伝子導入法についてもレトロウイルス，アデノウイルスから，最近は HIV ベクターや水疱性口内炎ウイルス（VSV）のエンベロープたんぱく質 VSV-G を利用したシュードタイプウイルスベクターがある．最近では人工染色体ベクターといって，酵母，大腸菌，ファージなどの複製ベクターが主流となりつつある．

骨髄保護療法は，骨髄あるいは末梢血幹細胞に薬剤耐性遺伝子を導入し，特定の抗がん薬に耐性にする．そして，その化学療法薬を用いて強力な化学療法を行う．この場合，強度の骨髄抑制に対処するために多くは自家骨髄移植が行われるが，この骨髄に混在している可能性があるがん細胞を，遺伝子の導入前に取り除く，いわゆるパージングという操作を行う必要がある．このパージングの方法についても改良が加えられている．

1992 年から米国で，脳腫瘍に対して自殺遺伝子治療という方法で，特殊な酵素を分裂の盛んながん細胞に導入して，その酵素に感受性の高い薬物を投与してがん細胞を殺傷する一方で，正常の脳細胞への影響を抑える試みがなされている．また，がん抑制遺伝子である p53 を導入する治療法も開発されている．このように，ウイルスやがん細胞の増殖を抑え，殺傷する機能を持つたんぱく質をつくる遺伝子の導入によって，がん治療やエイズ治療を行うという研究も進んでいる．

わが国でも遺伝子治療についてのガイドラインが作成されており，それによると，①治療目的に限ること，②遺伝子導入は体細胞のみに限定し，次世代に影響を与える生殖細胞への遺伝子導入は禁止すること，③他に有効な治療法のない致死性の遺伝性疾患，がん，エイズなどに限定し，他の

204　V　遺伝子と分子生物学

治療法に比べて優れていること，④安全性や有効性が，十分な科学的知見に基づき予測されること，⑤被験者の人権保護の観点から，インフォームド・コンセントが確保されていること，などがその骨子である．現在までに報告されているがん遺伝子は約200種類あり，遺伝子診断が可能となっている．

4　ヒトゲノムの解明と分子生物学の進歩

A．アルツハイマー病 Alzheimer's disease（AD）の遺伝子学的研究

　厚生労働省によれば，2005年度には約169万人の認知症患者が，高齢化に伴って増加し，2012年には65歳以上の高齢者で462万人，2025年には約700万人に増加すると予測している．

　わが国での認知症は，脳血管性認知症とアルツハイマー型認知症の分類で，当初は脳血管性認知症の方が多かったが，最近では3対2でアルツハイマー型認知症の方が多いという．従って約300万人以上がアルツハイマー型認知症ということになる．

　本症の初期は，単なる物忘れというより，新しく経験したことを覚えていない，あるいは思い出せないという程度の，いわゆる記銘力の低下で始まることが多い．進行するにしたがって，最近の事柄についての記憶だけでなく，過去の経験や知識が失われ，その結果，自分の生年月日，親兄弟の名前も思い出せないし，記憶違いも目立つようになる．さらには思考力，判断力の低下も明らかになる．このように，知的障害あるいは認知機能障害の出現に先行してさまざまな症状，例えば感情の障害，人格変化などを認めるようになる．ついには徘徊をはじめ，着衣，食事，排泄物の処理もできなくなり，日常生活上の介護を必要とするようになる．5～10年の間に，このような症状が徐々に進行するのが一般的である．

　この疾患では，脳の病理解剖学的所見に特徴がみられる．全体的な脳の萎縮，アミロイド前駆体たんぱく（アミロイドβ；Aβ）の沈着による老人斑や，リン酸化タウたんぱくの蓄積をみる．また，神経細胞の萎縮，死

4 ヒトゲノムの解明と分子生物学の進歩 *205*

表36 アルツハイマー型認知症の成因についての学説

(1) 最大の危険因子は加齢である
(2) 遺伝的要因がみられる
(3) 異常たんぱく蓄積説：リン酸化タウたんぱくやアミロイド前駆体たんぱく
　　の蓄積による神経原線維の変化による
(4) 神経成長抑制因子減少説：神経細胞突起が肥大化，過剰成長して神経細胞
　　が早期に死滅する
(5) アポトーシス説：プログラム化した神経細胞の死滅による
(6) 神経伝達物質異常説：記憶や学習に関係のあるアセチルコリンなどの含量
　　が低下する
(7) アルミニウム中毒説：現在では否定的である

滅，脱落などによる神経原線維の変化を認める．

　本症の成因についてはいろいろな説があるが，表36に示しておく．

　一部の家族性アルツハイマー病（Familial AD：FAD）の原因として，遺伝子異常による可能性が示唆されている．家族性アルツハイマー病は，全体のアルツハイマー病のうちの数パーセントにすぎないが，その原因遺伝子として4種類が明らかになっている．1番，14番，19番，21番染色体上に存在し，常染色体優性のメンデル型の遺伝形式をとる．21番染色体のアミロイド前駆体たんぱく遺伝子，14番染色体のプレセリン1遺伝子，1番染色体のプレセリン2遺伝子，19番染色体のアポE遺伝子の4種類である．アポE遺伝子には $\varepsilon2$，$\varepsilon3$，$\varepsilon4$ の三つの対立遺伝子があり，このうちで，$\varepsilon4$ がFADのみならず単独性に発病するケースにおいてもその頻度が高く，AD発症の促進因子と考えられている．$\varepsilon4$ をもつ日本人の頻度は約20％弱で，$\varepsilon4$ を一つ持つ人の発病危険率は，持たない人の約3倍，二つ持つ人は10倍前後にもなるという．しかし，$\varepsilon4$ アレル（allele：対立遺伝子）をホモ接合体で有している高齢者の70％が知能低下を来たさないし，健常者でも10％の人が $\varepsilon4$ を保有しているというデータもあり，アポEの多型を単独で本症の発症前診断に利用することには慎重であるべきである．最近，マウスでADの原因となるアミロイド β たんぱく質を脳から取り除くADワクチンの開発に国立長寿医療センター研究所が成

206 Ⅴ　遺伝子と分子生物学

功したという報道もある.

　診断に関する研究で，アルツハイマー病患者によくみられるタウたんぱく質およびβアミロイドの検出を，血液や脳脊髄液の分析で早期にみつけだそうという試みがある．そのほか，初期のアルツハイマー病患者を特定する高性能な画像システムの開発も期待される.

B．肥満症ならびに糖尿病の病因解析

　肥満についても，最近の分子生物学的研究は著しい．肥満は，白色脂肪細胞と褐色脂肪細胞の数と量（大きさ）で決まると考えられている．ごくわずかな褐色脂肪細胞しか存在しないトランスジェニックマウスでは，過食もないのに肥満になり，インスリン抵抗性を呈するという．これはエネルギーを消費すると考えられる褐色脂肪細胞がわずかなため，エネルギーを消費するよりも蓄積する方向に傾くためではないかと考えられる．その働きを調節しているのが，それぞれの細胞の表面にあるβ_3アドレナリン受容体である．β_3アドレナリン受容体（β_3AR）にノルアドレナリンというホルモンが結合することで白色脂肪細胞から遊離脂肪酸が遊出し，褐色脂肪細胞で脂肪の燃焼が行われる．1994年12月，米国の研究者らは高度肥満マウス（ob/ob）で，ある遺伝子の欠損を確認し，人との関連を指摘した.

　その後の研究で，体重減少を促すobたんぱくを遺伝子操作で合成し，それを肥満マウスと正常マウスに注射したところ，劇的な効果が得られた．すなわちこのobたんぱくをob/obマウスに注射したところ，体重，体脂肪率，食物摂取量，糖およびインスリンの血清濃度がいずれも著明に減少し，一方で代謝率，体温，活動性のいずれもが増加を示した．少量のこのたんぱくを直接側脳室に注射することにより，大量の全身投与と同じ効果が得られ，このobたんぱく受容体は脳に存在することも判明した．その後の研究の進展により，摂食によるインスリン濃度の増加に反応して，正常のob遺伝子は，脂肪細胞にレプチン（leptin）と呼ぶたんぱくを発現させ，血中を運ばれたレプチンは視床下部に達し，結果的に食欲を減退さ

せ，エネルギー消費を増し，インスリン濃度を低下させることがわかった．このネガティブ・フィードバック機構により摂食が抑制され，カロリーを消費させることになる．肥満動物は正常に機能するレプチンが作られないため，このネガティブ・フィードバックの調節を受けられない．しかし，肥満マウスにレプチンの注射をすると，摂食量の減少，代謝効率や体温および活動性の増加，血糖とインスリン濃度の減少，速やかな体重および体脂肪の減少が認められた．やせマウスも同様に反応したが，その程度は少なかったという．

　スウェーデンとカナダのグループは，超肥満者の脂肪細胞では，やせた人の脂肪細胞よりも ob 遺伝子の mRNA が多いことを発見した．このことから，視床下部がレプチンに正常に反応しないこと，またはレプチンの機能に欠陥があることが考えられるとした．さらに，ラットの脂肪細胞の ob 遺伝子の発現が摂食開始後に起こること，その遺伝子を活性化するシグナルは，インスリンらしいこともわかってきた．別の研究によれば，レプチンをマウスに投与すると，脳の食欲中枢での視床下部ホルモンである神経ペプチドＹの合成を阻害したという．なお，神経ペプチドＹには体温の低下，インスリン産生の増加および摂食刺激作用を有することがすでに知られている．つまり，まず摂食によりインスリン濃度が上昇し，インスリンは脂肪細胞の ob 遺伝子を刺激することによりレプチンを産生する．つぎにレプチンが脳に到達すると神経ペプチドＹを阻害し，結果として食欲抑制と体温上昇をきたす．このネガティブ・フィードバック経路が，人においても同様に働いているかについての研究が進んでいる．

　最近になって，ほとんどの人における肥満の原因が，レプチンに対する脳の反応性の欠陥であることがわかってきた．肥満者の血中レプチン濃度を放射免疫測定法（radioimmunoassay；RIA）で測定し，それが体脂肪量と正の相関を示すことが判明した．また，肥満者の脂肪細胞には，ob 遺伝子の mRNA が多く認められる．したがって，肥満者の脂肪細胞はレプチンを多く産生するが，体脂肪が多いというシグナルをうまく脳に伝達できない可能性が指摘されている．その後，レプチン受容体の遺伝子が発

見され，このmRNAは生体の多くの部位，特に肺と腎臓に強く発現する．また，マウスob受容体遺伝子が第4染色体上に存在することも確認され，別系列の肥満マウスdb/dbマウスの肥満原因遺伝子も第4染色体上に存在することから，両遺伝子が極めて近隣に存在することが示唆されている．db/dbマウスは正常のob遺伝子を有し，正常のレプチンを産生するが，このマウスには正常に機能するレプチンの受容体が欠損している．肥満と糖尿病，脂質異常症などの生活習慣病は密接な関係にあるが，これらの予防につながる研究成果として期待される．レプチンの他には，脂肪組織におけるTNFα（tumor necrosis factor α）の関与についての研究も注目されている．インスリン非依存性糖尿病（NIDDM）の成因に関する研究が，遺伝子レベルで解明されつつある．インスリン分泌に関与する遺伝子としてインスリン遺伝子，ミトコンドリア遺伝子，MODY（maturity-onset diabetes of the young）の原因遺伝子が明らかになり，肥満に関連した遺伝子として，β_2アドレナリン受容体遺伝子（β_2AR），β_3アドレナリン受容体遺伝子（β_3AR），アディポネクチン遺伝子，カルパイン10遺伝子，インスリン抵抗性に関与する遺伝子としてインスリン受容体遺伝子異常などが明らかとなり，節約遺伝子との関連が盛んに研究されている．

C．高血圧と遺伝子

高血圧の原因は，その大部分が不明であるが，加齢，食生活，運動習慣，嗜好品，ストレスなどの生活習慣病が関係している．その大部分は原因不明の本態性高血圧症で，多くの患者で遺伝が高血圧の発症に関わっているとみられている．しかし，高血圧の原因となる遺伝子，すなわち責任遺伝子は数多くみつかっているが，さまざまな生活習慣が複雑にからみあって発症するので，親から受け継ぐ体質という概念で説明されている．高血圧と関連のある遺伝子の研究も近年盛んに行われているが，血圧調節に関与する遺伝子としてアンジオテンシン変換酵素（ACE）遺伝子やアンジオテンシノーゲン遺伝子，キニン・カリクレイン系などが有力視されている．また，飲酒の項で説明したアセトアルデヒドを分解する酵素を作る

ALDH2 が，高血圧と関係が深いということが最近いわれている．

D．寿命と遺伝子

　染色体の両端には，テロメアと呼ばれる DNA とたんぱくの複合体が覆って染色体を安定化している．そして，細胞の寿命を決定するのはテロメアの長さであることが，近年明らかにされた．すなわち，TTAGGG 塩基配列の数によるという．テロメア配列を次々に付加していく酵素をテロメラーゼと呼ぶ．がん細胞は連続的に細胞分裂を繰り返すが，がん細胞ではテロメラーゼ活性が上昇し，テロメアの長さが長いことがわかってきた．テロメラーゼ活性は，分裂を繰り返している生殖細胞などでは活性が高いが，通常の体細胞ではほとんど活性を認めない．このような事実から，テロメラーゼ活性そのものが細胞の寿命を決定している可能性が指摘され，寿命の延長とテロメラーゼ活性の関連について興味がもたれている．テロメアは染色体を保護する役割のほかに，細胞の分裂回数を制限する役割を担っていると考えられている．テロメアは細胞が分裂する度に短くなっていき，長さが半分くらいになると細胞の老化が始まり，分裂する能力を失っていく．多くの細胞は老化して，死すべき運命にある．何回も分裂していくと，がん抑制遺伝子が壊れて細胞ががん化してしまうこともある．

　最近，老化を制御する遺伝子として Klotho 遺伝子が同定され，老化を抑制する可能性が探られている．この遺伝子は β-グルクロニダーゼ活性を有するたんぱく質で，腎臓，脳の脈絡膜，副甲状腺などで発現している．またカロリー制限による寿命の延長に Sir2（silent information regulator 2）という遺伝子が同定さて，長寿遺伝子とみなされている．

E．遺伝子操作とその影響

　遺伝子操作による新技術の開発は，医療・医学の分野のみでなく，農業，畜産業，水産業などに広く用いられている．たとえば，日持ちの良いトマト，除草剤に耐性のある大豆，病虫害に強いトウモロコシなど，新品種が次々に世に送り出されている．この技術の応用によってもたらされる効用

210　V　遺伝子と分子生物学

表 37　遺伝子組み換え技術の応用

1）栄養成分の優れた野菜，果物など
2）観賞価値の高い草花など
3）効能の優れた診断薬，ワクチン，治療薬の開発など
4）除草剤耐性・害虫抵抗性作物による収穫増量など
5）環境汚染物質の分解除去，環境浄化能力の高い微生物や植物の開発
6）生産効率を向上する微生物，植物，動物への応用

を表 37 に挙げた.

　栄養価が優れていることだけに農産物や果物の価値を見いだすことには，一部で抵抗があるであろうし，食品としての独特の風味や色彩を望む人も少なくないであろう. いわゆる「遺伝子組み換え食品」の安全性や明示化などの問題とともに，一般消費者の受け入れる反応によって決まっていく問題である. しかし，少なくとも人体に有害な作用を及ぼさないということは，最小限望まれるところである.

　薬剤耐性生物については，その生物が雑草化して異常に繁殖し，生態系に与える影響を懸念する人もいる. また，土壌中の微生物相への影響，結果的に農薬使用量が増加することへの懸念など，環境破壊につながると心配する人もいる. さらには長期的に人体に取り込まれる食品については，長期的影響のデータのない現在，常に疫学的な調査を続けていく必要がある. わが国は食品原料や家畜の餌として輸入しているが，栽培はしていない. わが国の食料自給率はカロリーベースで 38 %に過ぎない.

　国際アグリバイオ事業団（International Service for the Acquisition of Agri-biotech Applications : ISAAA）の調査によれば，世界の遺伝子組み換え作物の栽培面積は 2011 年には 1 億 6,000 万ヘクタール，2015 年には 28 ヵ国において 1 億 7,970 万ヘクタール，2016 年には 1 億 8,510 万ヘクタールにまで増加した. 前年度より 540 万ヘクタール（約 3 %）増えた. 遺伝子組み換え作物生産国は 2016 年には 26 ヵ国（発展途上国 19 ヵ国，先進工業国 7 ヵ国）になっている. 発展途上国 19 ヵ国で 54 %，先進工業国 7 ヵ国で 46 %という割合になっている. 2016 年度の遺伝子組み換え作物

の作付面積の多い順に，①米国7,290万ヘクタール，②ブラジル4,910万ヘクタール，③アルゼンチン2,382万ヘクタール，④カナダ1,155万ヘクタール，⑤インド1,080万ヘクタールとなっている．インドでは主に綿花が栽培されている．なお，日本においては遺伝子組み換えバラが商業栽培されている．遺伝子組み換え作物の大部分（約80％）は大豆とトウモロコシで，ナタネ，トマト，綿花なども作られている．

2010年11月に名古屋市で開催された生物多様性条約第10回締約国会議（COP10）で，本来の生態系に悪影響を及ぼした場合に，被害補償や原状回復の費用を求めることができる枠組みが作られた．

動物においても，DNA操作技術を利用した品種改良が行われている．たとえば体重の大きくなる鮎を作ることもできるし，品質の良いウシを育てることも可能である．2014年世界食糧賞受賞者のSanjaya Rajaram博士は，小麦の遺伝子操作を利用しなくては，将来の食糧不足につながるという．遺伝子組み換え技術は，将来の世界の人口を養うために必要であるという．Rajaram博士は，世界の需要を賄うために，小麦生産量を2050年までに現在の7億トンから10億トンに増やす必要があるという．そのために従来の植物育種では，それを達成できないと強調している．しかし，最近米国において遺伝子組み換え食品に異変が起きている．大手菓子メーカーが「脱遺伝子組み換え」に舵を切った．消費者の安全と安心志向に配慮したものと考えられる．

英国のロスリン研究所で，クローン羊が作られて話題になった．「ドリー」と名付けられたこの羊は，母親と全く同じ遺伝情報を持っている．母親の体細胞から作られたクローンを操作すれば，同じ遺伝子を持った羊を思うままに作ることができるという．このような方法を人に応用することも技術的には可能という．しかし，倫理的な面からだけでなく，政治的にも世界的な問題として禁止の方針が打ち出されたのは当然である．

遺伝子組み換え実験に従事する人については，実験の開始前と，開始後も定期的な健康診断を受けなければならないと規定されている．特に，病原微生物を取り扱う場合には，実験の開始前に予防法や治療法について十

212　V　遺伝子と分子生物学

分検討しておくことが必要である.

　さらに，遺伝子を扱う実験施設や，治療を実施する施設については，審査委員会による審査を受けて，間違いのないように努めなければならない.遺伝子組み換えではないが，遺伝子操作によって幹細胞を体外で増殖させて，その細胞を用いる再生医療が注目されている.胚性幹細胞（ES細胞）やヒト人工多能性幹細胞（iPS細胞），神経などの組織幹細胞，骨髄などの間葉系幹細胞などの臨床応用の研究が進められている.

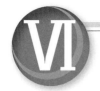

メンタルヘルス

1 アイデンティティの確立と社会的適応への訓練

A. 少年期のメンタルヘルス

a. 不登校と校内暴力

　文部科学省の発表している学校基本調査によると,「学校嫌い」として長期欠席している児童の数は表38からも明らかなように, 2001年をピークに減少傾向がみられたが, 最近になって再び増加傾向を示している. また, 中学校や高校における校内暴力は, 表39にみられるように, 最近では中・高校においてはほぼ横ばい, ないしはやや減少傾向を示している. 一方で, 小学生では2013年以降1万件を超え, 最近では2万件を超えた. つまり校内暴力の低年齢化が著しい. 不登校にいたらなくても, いわゆる「保健室登校」も急増している. 2016年の不登校児童生徒数は, 小学校3万1,151人, 中学校10万3,247人となっており, 両者ともに前年度より著明に増加している. 小学校内で子どもが起こした暴力行為は, 2005年2,018件, 2008年6,484件と徐々に増え, 2013年に初めて1万件を超え, 2016年には2万1,611件となっている. 中学校では2009年の4万3,715件をピークに減る傾向にあり, 2016年は2万8,690件であった. 高校生では2007年の1万1,611件をピークに減り続け, 2016年度は5,964件となっている.

　最近の進学率の傾向をみると, 2011年度の高校への進学率は, 通信制を含めると男女合わせて98.2％であったが, 東日本大震災の影響か, 前年度より僅かに減った. しかし, 最近は96.5％前後で, ほぼ一定してい

214 VI　メンタルヘルス

表38　長期欠席児童生徒数（小・中学生合計）

年　度	不登校 （年間 30 日以上）
1991 年	66,817 人 (0.47)
1992 年	72,131 人 (0.52)
1993 年	74,808 人 (0.55)
1994 年	77,449 人 (0.58)
1995 年	81,591 人 (0.63)
1996 年	94,351 人 (0.75)
1997 年	105,466 人 (0.85)
1998 年	127,692 人 (1.06)
1999 年	130,227 人 (1.11)
2000 年	134,286 人 (1.17)
2001 年	138,696 人 (1.23)
2002 年	131,252 人 (1.18)
2003 年	126,212 人 (1.15)
2004 年	123,317 人 (1.14)
2005 年	122,327 人 (1.18)
2006 年	126,890 人 (1.18)
2007 年	129,255 人 (1.20)
2008 年	126,805 人 (1.18)
2009 年	122,432 人 (1.15)
2010 年	119,891 人 (1.13)
2011 年	117,458 人 (1.12)
2012 年	112,689 人 (1.09)
2013 年	119,617 人 (1.17)
2014 年	122,897 人 (1.21)
2015 年	125,991 人 (1.26)
2016 年	134,398 人 (1.35)

資料：文部科学省

る．2016 年度の浪人生を含めた短大・大学進学率は 56.8 ％であった．四
年制大学だけでは 52.0 ％に達し，高学歴化傾向は相変わらず続いている．
男女の進学率を比較してもほとんど差を認めない．ちなみに大学院生は
2012 年には約 26 万 3,300 人であった．国・公立が約 75 ％，私立が約 25

1 アイデンティティの確立と社会的適応への訓練　*215*

表 39　校内暴力の発生学校数・発生件数

年　度	小学校		中学校		高等学校	
	発生校数	発生件数	発生校数	発生件数	発生校数	発生件数
1983 年	——	——	1,373	3,547	349	768
1984 年	——	——	1,203	2,518	281	647
1985 年	——	——	1,173	2,441	283	642
1986 年	——	——	979	2,148	314	653
1987 年	——	——	988	2,297	309	774
1988 年	——	——	1,010	2,858	392	1,055
1989 年	——	——	1,136	3,222	452	1,194
1990 年	——	——	1,187	3,090	498	1,419
1991 年	——	——	1,237	3,217	572	1,673
1992 年	——	——	1,293	3,666	590	1,594
1993 年	——	——	1,285	3,820	597	1,725
1994 年	——	——	1,477	4,693	693	1,791
1995 年	——	——	1,460	5,954	775	2,077
1996 年	——	——	1,862	8,169	918	2,406
1997 年	546	1,304	3,147	18,209	1,519	4,108
1998 年	557	1,528	3,599	22,991	1,809	5,152
1999 年	565	1,509	3,761	24,246	1,730	5,300
2000 年	523	1,331	3,715	27,293	1,935	5,971
2001 年	538	1,465	3,560	25,769	2,193	5,896
2002 年	548	1,253	3,317	23,199	1,809	5,002
2003 年	620	1,600	3,446	24,463	1,819	5,215
2004 年	665	1,890	3,366	23,110	1,734	5,022
2005 年	725	2,018	3,294	23,115	1,701	5,150
2006 年	1,371	3,803	5,709	30,564	3,487	10,254
2007 年	1,559	5,214	5,849	36,803	3,714	10,739
2008 年	1,907	6,484	6,308	42,754	3,553	10,380
2009 年	2,081	7,115	6,735	43,715	3,668	10,083
2010 年	2,103	7,092	6,871	42,987	3,818	10,226
2011 年	1,747	7,175	4,544	39,251	2,742	9,431
2012 年	2,085	8,296	4,654	38,218	2,705	9,322
2013 年	2,389	10,896	4,756	40,246	2,555	8,203
2014 年	2,500	11,472	4,465	35,683	2,383	7,091
2015 年	3,387	17,078	4,537	33,073	2,376	6,655
2016 年	4,063	21,611	4,637	28,690	2,302	5,964

（注1）「暴力行為」を「自校の児童生徒が，故意に有形力（目に見える物理的な力）
　　　　を加える行為」として調査
（注2）調査対象：国公私立小・中・高等学校，1996 年度まで
（注3）1997 年度からは調査方法を改めている．1997 年度からは公立小学校
　　　　2006 年度からは国・私立学校も調査．また，中学校には中等教育学校前期課
　　　　程を含める
（注4）2010 年度は東日本大震災の影響で回答不能の学校あり
（注5）2013 年度からは高等学校に通信制課程を含める
（注6）発生件数はのべ数

（資料：文部科学省）

%である．女子が約 30 ％を占めている．しかしながら文部科学省の白書によれば，15 歳を対象とする経済協力開発機構（OECD）の学習到達度調査で，わが国の習熟度は他国に比べて決して高くはない．わが国では，就学前教育の在学率が高いにもかかわらず，その教育機関への公的支出の対 GDP 比は 3.2 ％で，OECD 平均の 4.5 ％を下回り，OECD 加盟国で最も低い水準を示した．この結果，児童 1 人当たりの公財政支出・私費負担合計も OECD 平均より少ない（OECD 平均 8,008 ドルに対し，日本は 5,872 ドル）．さらに，他の OECD 加盟国の場合とは異なり，就学前教育支出の大半は私費負担で，就学前教育支出に占める公的財政支出の割合は 44 ％である．先進 OECD 加盟国の中で最も低く，OECD 平均の 80 ％を大きく下回っている．高等教育においても私費負担の割合は 65 ％で，韓国に次いで高く，OECD 加盟国平均の 30 ％を大きく上回っている．

　このように高学歴化している一方で，「学校嫌い」と位置づけられている小・中学校生徒が増えてきていることは，今日の社会が二極分化していることを表しているとも考えられる．その原因がどこにあるかはいろいろ分析されているが，簡単に解決できる問題ではない．"少なく生んで大きく育てる"ということが叫ばれた時代があったし，"Double income no kids；DINKS"，すなわち「夫婦共稼ぎで子どもなし」という考え方が若者の間に浸透し，今日の少子高齢化の要因となっている．少子化社会はその国の活力を殺ぎ，高齢化はその時代の若者に経済的な負担を強いるという悪循環をもたらす．初めに述べたように，高齢者にかかる医療費は高騰し，社会福祉を充実するための予算は，結局のところ働く若者が負担しなければならない．将来に希望が見えてこない社会を敏感に感じ取っている児童・生徒が増えているとも考えられないが，刹那的な考え方をする若者が増えているという事実も指摘されている．小さいときから塾や家庭教師をつけて，偏差値で輪切りにされて，落ちこぼれていく子どもを救済する方法はどのようなものか，教育者は考えなければならない．

b．飲酒，喫煙と不法薬物使用

　ゲートウェイ・ドラッグ（Gateway Drug）という考え方が米国にある．

ある薬物の依存症になると，より強い薬物に移行して，その依存症に結びつくという思考である．たとえば，①ビールやワインの飲用が，②蒸留酒の飲用または喫煙につながり，③さらにマリファナの吸引から，④ヘロイン，コカインの依存症に結びつくという．

このような観点から，飲酒や喫煙の影響，ことに低年齢からの使用は身体にとって有害であることを厳しく教育する必要がある．

飲酒や喫煙の低年齢化は世界的な傾向であり，最近のミラー（P. M. Miller）らによる英国からの報告でも明らかである．1979年生まれの連合王国（UK）の児童をサンプルとして，飲酒，喫煙，不法なドラッグの使用について，自己申告による調査を行ったもので，1995年3月から4月にかけて，70の連合王国の中等学校生徒を層化し，そこから横断的にサンプルを選び出した調査である．対象は15〜16歳の男女生徒7,722人で，アルコール，たばこおよび不法ドラッグについての使用報告をまとめたものである．その結果は，ほぼすべての生徒がアルコールを飲み，男女合計で全く飲酒経験のない者は5.6％に過ぎなかった．また，男女合計で飲酒中毒の経験のある生徒は77.9％を示した．男女合計で喫煙経験のある生徒は67.6％であり，また36.0％が過去30日以内にたばこを吸ったことがあるとしている．重要なことは，喫煙率が高いほど学業成績が悪いという関係がみられたという事実である．

不法な薬物についての調査でも，42.3％の生徒が不法なドラッグ，主としてカンナビス（cannabis 大麻）を一度は使ったことがあった．40回以上使用したことがある生徒が10.3％もいたという．コカイン（cocaine）やヘロイン（heroin）の使用経験は少なかったが，エクスタシー（ecstacy, 3,4-methylenedioxymethamphetamine；MDMA）は男子で9.2％，女子で7.3％であった．喫煙とcannabis 使用との間には強い相関を認めたという．すなわち，非喫煙者ではわずかに6.9％がcannabis を過去に使ったことがあるに過ぎないのに対して，過去1ヵ月間に1日10本以上のたばこを吸っている生徒では89.2％と高い使用率であった．男子ではcannabis のような不法なドラッグの使用が多く，女子ではトランキライ

ザー，たばこ，ピルの使用経験や飲酒率が高かったという．最近は女子の間で喫煙率の上昇が著しいと警告している．

ロウリー（R. Lowry）らも，米国の12〜17歳の若者6,321人での調査から，若者の五つの危険行動として，喫煙，運動不足のライフスタイル，果実や野菜の不十分な摂取，脂肪分の摂りすぎやアルコールの過飲を挙げ，これらの行動が及ぼす社会的な影響について述べている．

米国のCDCは，1990年から2年毎に継続して全米規模で青少年危険行動調査を実施している．この調査は，青少年危険行動（Youth Risk Behavior Surveillance-United States；YRBSS）と呼ばれ，学校における青少年の危険行動の実態を把握するために，CDCによって開発された調査モニタリング制度であることは喫煙の項でふれた．対象は9〜12年生（15〜18歳）で，(1)故意あるいは偶発的傷害，(2)喫煙，(3)飲酒および他の薬物乱用，(4)性行動—不本意妊娠やSTD感染を含む，(5)不健康な食行動，(6)身体活動の6項目，全部で84の質問項目から構成されている．このような調査結果は，教育現場における健康教育に利用されている．YRBSSを実際に行うのは，CDCによる全国調査，実施母体が州政府の州別調査および地域教育委員会が母体となって行っている地域別調査の3種類の調査から構成されている．現在ではプライバシーの保護に注意を払いながら，無記名のアンケート方式で実施されている．

今回（2015年）は全米50州の公・私立学校の9〜12年生（15〜18歳）生徒1万5,425人からアンケートが回収され，分析された．これまで米国では10〜24歳の若者の死亡原因の71％が，次に挙げる四つの原因に基づくとされていた．すなわち，①自動車事故（31％），②殺人（15％），③不慮の事故（14％），④自殺（11％）である．今回の調査の結果では，最近1ヵ月以内に飲酒運転を行った者は女子で6.0％，男子で9.5％であった．武器類を保持している者は女子で7.5％，男子で24.3％となっている．最近1ヵ月間に20本以上喫煙した者は男子3.4％，女子3.3％で，前回の調査の時に比べて大幅に減っている．飲酒経験者は男子61.4％，女子65.3％，これまでにマリファナを使用したことのある者は男子39.8

％，女子 37.5 ％で，1 ヵ月以内に使用した経験のある者は男子 23.2 ％，女子 20.1 ％であった．また，違法薬物を血管内注射した者は男子 2.3 ％，女子 1.0 ％，最近 1 年間の自殺企図者は男子 5.5 ％，女子 11.6 ％という結果がでている．前回に比べてやや低下している．また，高校生男子の 46.1 ％，女子の 45.7 ％が性行為を経験し，男子で 38.5 ％，女子で 48.0 ％がコンドームを使用していなかったという．避妊用ピルを使用していなかった者の割合も男子で 84.8 ％，女子で 78.7 ％にのぼった．

　最近，ユニセフ（国際連合児童基金）と UNAIDS（国連合同エイズ計画）がエイズ対策として，青少年の HIV 対策キャンペーン「オール・イン」を発足させた．青少年の新たな HIV 感染者が，他の年代では減少が著しいのに比べ顕著でなく，ことにサハラ砂漠以南のアフリカの女子での感染が問題となっている．2013 年の時点で青少年の HIV 感染者は約 210 万人と推定されている．

　わが国においても，若者の覚せい剤など不法薬物の使用に関する意識調査や使用経験についての調査が，文部科学省や総務省で行われている．過去の覚せい剤汚染については，2004 年度に警察に摘発されたのは 1 万 7,955 件（前年度 1 万 2,397 人）であり，同年，覚せい剤事犯で検挙された少年は 395 人，大麻事犯で検挙された少年 221 人，シンナー等有機溶剤事犯で検挙された少年 2,205 人となっている．覚せい剤事犯で検挙された少年は 2000 年（平成 12 年）をピークに毎年減少し，2004 年度には中学生 7 人，高校生 41 人が検挙されている．最近では 2016 年（平成 28 年）上半期に刑法犯で検挙された少年は 1 万 5,489 人で，前年同期より 3,859 人減少し，平成 15 年上半期から連続で減少している．年齢別では 16 歳が 3,214 人，15 歳が 3,094 人，14 歳が 2,662 人，次いで 17 歳が 2,549 人という順に低くなっている．薬物事犯では覚せい剤乱用が 77 人で，前年度より 10 人増えている．大麻の乱用では 94 人（前年比 36 人増）であった．覚せい剤乱用の少年の内訳は，中学生 6 人，高校生 11 人で，大学生にはみられず，大部分が働いている少年や無職の少年が占めている．大麻の乱用は中学生 1 人，高校生 17 人，大学生 2 人で，ここでも勤労・無職の少

年が大部分を占めている.

2015年に覚せい剤取締法違反により検挙された者のうち暴力団構成員などが51.8%，外国人が5.4%であった．国籍別では韓国・朝鮮が17人，ナイジェリアが12人，イラン10人，タイ9人などが目立っている．しかし，わが国においてはまだ欧米諸国に比べ使用者は少ない．この事実は法律上の取締りの違いが大きい．薬物犯罪における最高刑は，死刑がエジプト，韓国，シンガポール，タイ，中国，マレーシアで，アメリカとオーストラリアは終身刑，日本，イギリス，フランスでは無期懲役である．わが国の薬物事犯の検挙の状況は，表42に示したよう，検挙件数，人員ともにここ数年はほぼ横ばいである．最近，とくに若者の間で香料のハーブなどと称した「脱法ハーブ」が広がりつつある．インターネットや店頭で堂々と販売されていることもある．幻覚作用や興奮作用のある合成大麻に似た成分が混ぜてあるという．健康被害や異常行動などの事例の報告が増えている．厚生労働省によると，合成麻薬にはペチジン，メサドン，MDMA，LSD，PCP，2-CBなどが含まれる．大麻事犯で検挙された人数が増加している背景として，20歳未満の若者や，20歳代の検挙者の増加が指摘されている．人口10万人当たりの検挙人員がそれぞれ6.9人（前年比1.9人増），2.0人（同0.9人増）であり，若年齢層での大麻の乱用が危惧される．危険ドラッグがインターネットを利用した密輸・密売の流通ルートとなるなど，薬物取引の潜在化は今後も広がることが心配される.

c．摂食障害 eating disorder

米国精神医学会：精神疾患の診断・統計マニュアル新訂版（American Psychiatric Association：Diagnostic and Statistical Manual of Mental Disorders, the 4th ed. Text Revision（DSM-IV-TR, APA）による分類は次の通りである.

神経性無食欲症（anorexia nervosa；AN）はいわゆる拒食症，思春期やせ症といわれ，若い未婚女性に多くみられる特異な無飲食と，著しいやせを特徴とする病態である．消耗性の身体的疾患は見出されず，食べること自体を拒否する型と，むちゃ食いしたあと嘔吐，あるいは下剤を用いて

体重を低く抑える型とに分かれる．摂食障害は，思春期・青年期の女子に多い心身症である．神経性無食欲症で拒食症あるいは「やせ症」の場合，極端な場合には治療，食事を全く拒否して死に至る場合もある．やせ細った身体にも拘らず，行動は過剰なほど活動的で，性格的には真面目で几帳面，負けず嫌いの頑張り屋である．一定期間の拒食のあと過食になり，この状態を繰り返す傾向がある．

神経性過食症（bulimia nervosa；BN）は，いわゆる過食症で，過食後に嘔吐を繰り返し，下剤などを用いた排出型と，排出以外の方法，例えば絶食や過度の運動による非排出型に分かれる．このような事態が続くと，後悔から自己嫌悪，罪悪感，抑うつ状態，自虐行動に走る者がでてくる．

特定不能の摂食障害は，神経性過食症に類似の症状としてスタンカード（A. J. Stunkard）の指摘している夜間摂食（night eating）があり，その他にも気晴らし食い症候群（binge-purge syndrome）や，夜間の多飲症などがある．女性に多くみられるが，欧米では肥満症と過食の関係で男性例も多いといわれている．

摂食障害の特徴として，他人から評価されることを求め，自己評価能力が欠如した受動的，非主体的な生き方をする者が比較的多い．幼児期への憧憬（どうけい）と，少年のような中性的存在に留まることへの願望，女性としての成熟拒否（ボディ・イメージの障害），肥満嫌悪，痩身への偏愛，禁欲と主知主義，厭世的（えんせい）観念などが挙げられている．また家族関係，ストレス，性的虐待などのトラウマ，ダイエットがきっかけで発症することもある．

発症年齢は 18 歳にピークがみられ，ほとんどは 25 歳以下の発症である．そのほとんどが無月経である．随伴してみられる症状として，二次的な皮膚乾燥，うぶ毛の密生，低体温などがある．ときに飢餓感におそわれて盗み食いや，過食と拒食を交互に繰り返すことがあることは前に述べた．このような観点から食行動異常（eating disorder）と呼ぶことが多い．表 40 に神経性無食欲症（anorexia nervosa），表 41 には神経性大食症（bulimia nervosa）の診断基準を挙げた．わが国における摂食障害の頻度は年々増加する傾向にあり，女子高校生，大学生では 1982 年の 1.0〜1.2 ％から

表40　神経性無食欲症の診断基準

厚生省特定疾患・神経性食欲不振症調査研究班—1990
1. 標準体重の−20％以上のやせ
2. 食行動の異常—不食，大食，隠れ食いなど
3. 体重や体型について歪んだ認識
4. 発症年齢が30歳以下
5. 女性においては無月経
6. やせの原因と考えられる器質性疾患がない
備考：1，2，3，5は既往症を含む．6項目全てを満たさないものは，疑診
　　　例として経過観察する

米国の精神医学会による診断基準（DMS-IV-TR）
1. 標準体重の最低限を維持することを拒否し，−15％以上の体重減少
2. 成長期では期待される体重増加がなく，標準より−15％以上の体重減少
3. やせていても，肥満への強い恐怖心を持っている
4. 体重，体のサイズ，体型の感じ方の障害
5. 無月経（連続3ヵ月以上）

ICD-10の診断基準（確定診断）
　　確定診断のためには，以下の条件すべてを要する
　　1. 体重が少なくとも15％以上減少し，BMIが17.5以下，前思春期では，
　　　　成長期に本来あるべき体重増加がみられない場合もある
　　2. 体重減少は太ることを避けるため，自ら誘発する嘔吐，緩下薬の自発
　　　　的使用，過度の運動，食欲抑制薬や利尿薬の使用などが1項以上ある
　　3. 肥満への恐怖，ボディイメージのゆがみから，自分の体重の許容限度
　　　　を低く設定
　　4. 視床下部下垂体の内分泌系の障害が，女性では無月経，男性では性欲，
　　　　性的能力の減退を起こすことがある
　　5. 発症が前思春期であれば，思春期に起こる一連の現象は遅れ，あるい
　　　　は停止することさえある

2002年度では10.5〜13.2％と，約10倍増えているという．有病率は神経性無食欲症が0.5〜3.7％，神経性過食症が1.1〜4.2％，特定不能型が約12％というデータもある．一般的に摂食障害がアルコールや薬物依存症と関連することもあり，学生では拒食症，過食症から不登校や休・退学に至ることもある．

表 41　神経性大食症の診断基準（DMS-IV-TR による）

1. むちゃ食いのエピソード（多量の食物を急速に摂取する時間帯が他とはっきり区別される）の反復
2. むちゃ食いの時間中，摂食行動を自己制御できないという感じがある
3. 患者はいつも体重増加を防ぐために，自己誘発性嘔吐，下剤や利尿薬の使用，厳格な食事制限または絶食，または激しい運動を行う
4. 少なくとも 3 ヵ月間に，最低 1 週間に平均 2 回のむちゃ食いのエピソード
5. 身体の形や体重についての関心がありすぎて持続

　栄養障害が著しいために，一時入院治療を要することもある．家族関係を重視した精神療法が試みられており，長期経過をたどるけれども予後は比較的良好である．しかし一部の例では，次第に人格変化をきたし，社会生活に関心を示さなくなる場合もあり，また統合失調症（精神分裂症）に移行する例が数％にみられる．

　厚生労働省研究班によれば，神経性食欲不振症による死亡率は約 6 ％である．この数字は比較的大きな病院へのアンケート調査の結果によるもので，専門的治療を受けた患者に関する死亡率である．実際にはもう少し多いと考えられている．死因はほとんどが飢餓死である．このため，ある程度の低体重（体重 35 kg 以下）になれば強制栄養を行う．この方法には，経管栄養，点滴静注，中心静脈栄養療法（intravenous hyperalimentation；IVH）などの方法がある．低栄養状態そのものによる精神状態への影響で，考え方が病気を肯定する方向に固定されてしまい，精神療法がうまく機能しないことがあるため，低体重から脱出することが臨床的に重要な側面を有するからである．

　本症の治療法は，身体的治療法と心理的治療法とに分けられる．さらに身体的治療法は，薬物療法，食事療法，経鼻腔栄養，IVH 療法など栄養面の治療法と，無月経に対する婦人科的治療法がある．心理的治療法としては，一般心理療法，環境調整，行動療法，芸術療法，家族療法などがある．

　この病気では本人に病識がない，すなわち自分が病気であるという認識がないので，本人が治療を受けようという動機づけ（motivation）が重要となり，治療をする者との人間関係が重要になる．極度のるい痩を認め，自分

で嘔吐し，下剤や利尿薬を服用する，自殺の恐れがある，家族との人間関係が悪い，過去に治療がうまくいかなかったというような時には，なるべく早く入院させて，家族療法，認知療法，認知行動療法などの治療を行う．

行動療法は間違った食行動を理解させ，新しい食習慣を形成するようにする．オペラント条件付け法（報酬学習）では，体重増加を認める度に報酬を与え，食事をすることへの適応行動を強化する方法である．報酬の内容を本人が決めるのを自己強化法といい，このほうが効果は期待できる．

過食については，早急に治療する必要はないといわれるが，英国での統計で，過食症には自殺による死亡率がかなり高いということもいわれているので，十分な精神的安定と，完全な社会復帰が得られるまでは，気長にフォローする必要がある．

d．心的外傷後ストレス障害 Post Traumatic Stress Disorders（PTSD）

心的外傷後ストレス障害とは，もともとは自然災害，身近な人の死亡，戦争，犯罪，交通事故などを契機にして，不安感，孤独感などの精神症状や，頭痛，悪心，嘔吐などの身体症状を伴うもので，大きなストレスが原因となっている．米国でPTSDという概念が広まったのは，ベトナム戦争から帰還した兵士の間に，精神的失調を訴える者が多くみられるようになってからである．1995年1月に起こった阪神・淡路大震災の後に，子どもたちの心に大きな傷跡を残したが，もちろん大人にとっても同様であり，震災によるショックとそれに続く仮設住宅での生活などのストレスは，将来の生活に対する不安などとも相まって，その影響が長引いた．多くの学校が避難所として使用され，児童・生徒たちも落ち着いて友だちと一緒に学んだり，遊んだりする生活が遅れた．その後も2001年6月に起きた大阪教育大付属池田小学校での児童殺傷事件，同年9月ニューヨークでおきた同時多発テロ事件，滋賀県・信楽鉄道や兵庫県・尼崎市における列車脱線事故などは，幼い子ども達だけでなく，多くの人たちに多大な精神的影響をあたえた．2011年3月11日に発生した東日本大震災は，地震の揺れ方もさることながら，津波による多くの死傷者の発生，東京電力福島原子力発電所のメルトダウンや水素爆発による放射線被害は，東北地方だけ

でなく北関東，北海道に住む人たちにも大きな衝撃をあたえた．長期にわたる精神的なフォローが今後も必要である．DSM-IV-TR による診断基準では外傷的事件後，4週間以内に起こるストレス症状については，「急性ストレス障害 acute stress disorder；ASD」という項目を設けている．WHO の診断基準である国際疾病分類第10版（ICD-10）ではエピソードのあと6ヵ月以上経過して発症することは稀としている．

　PTSD の典型的なタイプとしては，ストレスの直後は茫然自失の状態で，感情に乏しく，行動を起こす元気もない．胃腸症状として，胃・十二指腸潰瘍，不眠症，心臓神経症，過呼吸症候群などの自律神経失調症状を主要な症状とする心身症が増加する．ついで精神的に落ち込み，抑うつ状態や神経症にみられるような身体的な症状，たとえば円形脱毛症，チックなどがみられる．阪神淡路大震災から9ヵ月経過した後の調査結果によれば，児童・生徒のうち女子の22％，男子の15％以上が恐怖感，無気力など，何らかの精神的影響が残っていることが判明した．子どもでは長期的な教育的配慮が必要とされる所以である．

B．青年期のメンタルヘルス

a．スチューデント・アパシー student apathy

　米国の有名な心理療法家である E. H. エリクソンは，青年期を「モラトリアムの時期」ととらえた．モラトリアム（moratorium）とは猶予期間という意味で，要するに，いろいろな経験を積みながら自分自身を確かめ，自己を確立していくための試行錯誤の時期であるということができる．そのことを感覚的にとらえて，「アイデンティティ（identity）」と名付けた．アイデンティティの確立が青年期の重要な課題であると考えられている．自分の育ってきた歴史を認識して，自分の性格，能力，適性などを基本的に受け入れ，社会的に自立していく上での自信を獲得していく過程である．

　大学に入学して約1ヵ月経過した5月の連休の頃に，妙に落ち込む学生が増え，「五月病」と名付けられて有名になった．これは受験勉強からの開放と，親元を離れての生活に対する不適応にその原因があるといわれ，

おおむね数ヵ月で治癒する．最近ではほとんどみられなくなり，代わって出てきたのが，無気力，無関心，無快楽学生，退却神経症などとも呼ばれるスチューデント・アパシーである．このような学生は，長期欠席学生や留年生の中に高率にみられるという．学生の本分である学業からの退却が主症状で，朝起きられない，起きられても授業に出られない，しかし，授業以外のサークル活動やアルバイトなどには支障がみられず，内心では苦しんでいても，他人に相談もしない中途半端な状態でいるので，発見が遅れるという特徴が指摘されている．もともと完全癖のある真面目な学生に多いといわれ，自分自身のアイデンティティ確立の過程であると指摘されている．

アパシーは男子学生に多く，性格として強迫的で，高校までは成績もよく，ただ拒否され，挫折することへの恐怖感があり，非常に敏感な自己愛的性格を持っている．したがって，人間関係が苦手である．

留年を続ける学生の中には，情報化が進み複雑化した大人社会への適応に対する不安から，あえて卒業を先送りしている学生もいる．このような学生をピーターパン・シンドロームと呼んでいる．

大学生の精神的健康の定義として，次のように述べられている．精神的健康とは，①大学の授業，進級，就職，大学院進学などを予定通りこなして卒業する，②友人をもち，活動的で，ある程度の社会性を身につけている，③自分が社会の中でどのように生きていくべきかというアイデンティティの確立を模索しており，年齢相応の悩みを持っており，それを解決する柔軟性と能力を有している，④在学中にふりかかる不慮の不幸な事態にも対応できる能力を有することや，社会そのもののあり方について考える力がある，というものである．大部分の学生は前述の事態の他にも，いろいろな問題に遭遇し，悩み，青年期特有の葛藤をくり返し，それを解決しながら成長していくものである．

最近，米国などの大学生の間で問題にされているのが，インターネット「中毒者」の増加である．中毒症の学生は，1日5～10時間もパソコンに向かい，キーボードをたたいて，パソコン依存症という状態に陥る．そ

の世界では生き生きし，明け方までパソコンと過ごす．ところが，日常生活となると時間の感覚を失い，授業に出ず，人間関係を壊してしまうようになる．パソコンから離れれば，孤独感や絶望感にあえぐ．最近は携帯電話や iPad，iPhone などスマートフォン依存症ともいえる現象がみられ，とりわけ年少者への健康面だけでなく，学業面への影響が心配されている．

b．飲酒，喫煙と不法薬物使用

大学生の喫煙率は，全国的に同世代の人の喫煙率より低く，国立大学95 校が参加して実施した 1995 年度の「学生の健康白書 1995─基本編─」によれば，男子学生約 2 万 7,600 人の喫煙率は 26.0 ％であり，女子学生約 2 万 2,800 人のそれは 3.8 ％であった．毎日たばこを吸うのは男子学生で 20.0 ％，女子学生が 1.8 ％であつた．

東京都が 2006 年 1 ～ 3 月に，大学生 2,850 人（男子 1,613 人，女子 1,056 人），短期大学生 150 人（男子 18 人，女子 114 人），合計 3,000 人で調査した喫煙率は，男性 33.5 ％，女性 8.3 ％であったという．喫煙本数は 16～20 本が 36.3 ％で最も多かった．最近の大学生の喫煙傾向については，入学時の男子学生がおおむね 3 ％以下，女子ではほとんどの学生が吸わないという．学年が進むにつれて喫煙率は上がってくる．

飲酒については，前述の「学生の健康白書 1995─基本編─」の結果では，毎日飲む学生は男子で 55.6 ％，女子で 37.6 ％であり，女子学生で飲酒の機会が多いように思われる．飲酒，喫煙ともに学年が進むほど高率になってくるが，大学において問題になるのは，「アルコールの一気飲み」による事故であり，アルコール依存症についての大規模な調査資料はない．

ちなみに厚生労働省が調べた 1999 年のデータでは，15 歳～19 歳の未成年者の喫煙率は，男子 19.0 ％，女子 4.3 ％であった．

2015 年度の JT の調査で 20 歳代の喫煙率は男子が 28.3 ％，女子 10.1 ％，2016 年度のそれは男子 27.2 ％，女子 8.9 ％，2017 年度は男子が 22.8 ％，女子 7.0 ％となっている．

2004 年の中・高校生の喫煙調査によると，高校男子 3 年で，最近 1 ヵ月に 1 度でも喫煙した生徒（月喫煙者），毎日喫煙した生徒（毎日喫煙者）

の喫煙率はそれぞれ8.7％，13.0％，合計21.7％（2000年36.9％）であり，女子高校3年生では月喫煙者5.4％，毎日喫煙者4.3％，合計9.7％（2000年15.8％）であり，いずれも減少傾向を示している．厚生労働省研究班の調査については前にも述べたが，男子高校生の喫煙が1996年では5人に1人であったのが，2008年には20人に1人に減った．2008年度の調査で「毎日吸う」と答えた生徒の割合は男子4.7％（1996年18.0％），女子1.7％（同4.6％）であった．

その後，全国規模の調査は2010年の全国中学校89校（3万8,552人），高校81校（6万315人），延べ9万8,867人の調査がある．この報告によれば，月に1回でも喫煙する生徒の割合は，中学男子2.5％，女子1.9％，高校生男子7.1％，女子3.5％であった．毎日喫煙する割合は，中学生男子0.7％，女子0.3％，高校生男子3.5％，女子1.4％となっている．

大学生ともなると，海外へ出かける機会も多く，外国で簡単に入手できる不法薬物の使用経験なども心配されるところであるが，それに関するデータは見当たらない．

英国でも児童・生徒の間で不法ドラッグの使用が増加しているということから，ウエッブ（E. Webb）らは英国の10大学から3,075人の2年度大学生（男子1,610人，女子1,447人，性別不明18人）を選んで調査を行っている．平均年齢は20.9歳である．その結果によれば，11％の学生が全く飲酒をせず，男子学生の61％，女子学生の48％が過量のアルコールを飲用すると答えた．飲酒学生での一気飲み（binge drinker）は28％でみられた．男子の60％，女子の55％が1回か2回cannabisを使ったことがあると答えた．cannabisを習慣的に使用している学生は33％であり，最も多いのがLSD（lysergic acid diethylamide），アンフェタミン（amphetamines），Ecstasyとamyl/butyl nitrateなどが13〜18％の学生で使用されており，これらの数種類を使用している学生は34％にも達していた．ドラッグの使用は46％の者が中学校までに始め，13％が大学入学後に始めていた．アルコールやドラッグの使用の理由の多くは，快楽のためであったという．また同じ調査で，現在1週間に1箱以上喫煙した

学生は，男子 26 ％，女子 25 ％であった．喫煙開始年齢は男女とも平均
16.5 歳（7 〜24 歳）であり，現在喫煙している学生の 51 ％が cannabis
の常用者であった．トランキライザー，睡眠薬，抗うつ薬（入学後 2 回以
上の使用）は男子で 3 ％，女子で 7 ％にみられた．最近のアメリカの調査
では，中学生で 60 万人以上，高校生で 600 万人以上が喫煙しているという．

表 42　麻薬・覚せい剤等薬物犯罪の法令別違反人員の推移

		昭和50年 ('75)	55 ('80)	60 ('85)	平成2 ('90)	7 ('95)	12 ('00)	14 ('02)	15 ('03)	16 ('04)	17 ('05)
総 数	件数	14,987	36,063	38,329	22,630	26,846	28,662	26,953	24,384	22,395	23,879
	人員	9,703	22,055	25,198	17,238	19,425	20,701	19,219	17,555	15,412	16,231
麻薬及び向神 経薬取締法	件数	268	241	168	331	572	498	709	1,027	1,224	1,144
	人員	232	158	138	240	334	254	327	530	635	498
あへん法	件数	158	269	449	113	229	122	93	89	91	31
	人員	140	264	443	111	172	67	55	55	68	12
大麻取締法	件数	971	1,745	1,597	2,091	2,314	1,815	2,677	2,925	3,125	2,818
	人員	909	1,433	1,273	1,620	1,555	1,224	1,873	2,173	2,312	1,933
覚せい剤 取締法	件数	13,590	33,808	36,115	20,095	23,731	26,227	23,474	20,343	17,955	19,886
	人員	8,422	20,200	23,344	15,267	17,364	19,156	16,964	14,797	12,397	13,261

		18 ('06)	19 ('07)	20 ('08)	21 ('09)	22 ('10)	23 ('11)	24 ('12)	25 ('13)	26 ('14)	27 ('15)
総 数	件数	21,661	21,356	20,752	20,912	20,624	19,667	19,116	18,191	18,378	19,463
	人員	14,440	14,790	14,288	14,947	14,965	13,768	13,466	12,951	13,121	13,524
麻薬及び向神 経薬取締法	件数	1,133	1,088	1,103	767	687	564	526	862	637	706
	人員	519	469	491	344	375	256	280	378	378	398
あへん法	件数	50	57	19	34	26	16	8	11	24	6
	人員	27	41	14	28	21	12	6	9	24	3
大麻取締法	件数	3,252	3,282	3,829	3,903	3,011	2,287	2,220	2,086	2,362	2,771
	人員	2,288	2,271	2,758	2,920	2,367	1,648	1,603	1,555	1,761	2,101
覚せい剤 取締法	件数	17,226	16,929	15,801	16,208	16,900	16,800	16,362	15,232	15,355	15,980
	人員	11,606	12,009	11,025	11,655	12,200	11,852	11,577	11,127	10,958	11,022

資料：警察庁；警視庁

わが国における麻薬・覚せい剤など薬物犯罪の法令別違反人員の推移を表 42 に挙げた.

若者の間での流行は世界共通であり，喫煙の害とともにドラッグの身体への悪影響を教えていかなければならない．最近，香料と称して，吸引を目的に違法すれすれの乾燥植物「脱法ハーブ」が出回っていることはすでに述べた.

c．燃えつき症候群 burn out syndrome

自分が全力を尽くして打ち込んできた仕事，事業，学業，対人関係などでうまくいかず，精神的，身体的に不調をきたす状態をいう．無気力で，いらいらや不安感が強く，慢性的な疲労感を訴える．カウンセリングの対象となる．うつ病との鑑別は難しく，最悪の場合は自殺などの危険性がある.

C．家族内のメンタルヘルス

a．幼児・児童虐待

1960 年頃から米国で子どもの奇妙な骨折が，しばしばみられるという指摘から始まり，最近わが国でも同様の現象が増加している．①身体的虐待，②性的虐待，③ネグレクト（育児放棄），④心理的虐待に分類される．増加の理由として，①少子化，核家族化による育児不安，②離婚率の上昇と家族離散，③地域社会の育児支援体制の不備などが指摘されている．厚生労働省によれば，2015 年度に児童相談所において扱った子ども虐待件数が 10 万件を超えた．2000 年には 1 万 7,725 件，2001 年 2 万 4,792 件，2002 年 2 万 3,738 件，2003 年 2 万 6,569 件，2004 年 3 万 3,408 件，2005 年 3 万 4,472 件と毎年増加し，ついに 2015 年は 10 万 3,260 件に達した．そのうち「心理的虐待」が 4 万 8,693 件を占めている．「身体的虐待」が 2 万 8,611 件，「ネグレクト」が 2 万 4,438 件，「性的虐待」が 1,518 件であった．2015 年上半期に全国の警察が，児童虐待の疑いで児童相談者に通告した件数も 2 万 4,511 件で，前年同期に比べて 42.3 ％増加した．同じような傾向はヨーロッパ先進国でもみられ，英国でも深刻な問題をかか

えている．そのほかに米国，韓国，中国でも増えているという報告がある．わが国でも 2000 年 11 月から「児童虐待の防止に関する法律」が施行され，増加に歯止めをかける努力がなされている．予防や対策については，隣人や周辺地域との関連が薄れるなかで，早期に親や子どもへの支援を行う．自治体，児童相談所の役割も重要である．

b．ドメスティック・バイオレンス（夫婦・パートナー間の暴力，DV）

2001 年 10 月より「配偶者からの暴力の防止及び被害者の保護に関する法律」が施行された．配偶者（事実婚を含む）から身体的な暴力を受けている人を保護し，被害者への接近禁止などの保護命令を裁判所に申し立てることができる．暴力の中身は，①身体的暴力，②精神的暴力，③社会的暴力，④性的暴力，⑤経済的暴力，⑥子どもを巻き添えにした暴力などが含まれる．虐待の内容では，子どもの面前で配偶者や親族らに暴力をふるう「面前 DV」が 1 万 1,627 人で，前年より 4,354 人（59.9 ％）増えた．

2 精神疾患とカウンセリングおよび治療

精神異常の表現形式として，さまざまな行動異常がある．行動異常とは，日常生活で異常な行動をとることである．通常行動異常とみなされるものは，人格の異常が表現されているとみなされる精神的動機や背景に基づく行動異常に限られる．精神は主観的には体験として自覚され，客観的には行動として表現される．体験は言葉として表現されてはじめて他者に伝達される．この過程において，さまざまな障害が発生する．たとえば，言語障害，体験認識の欠如やその表現を拒否する場合などさまざまである．行動は他人によって観察され，意欲に基づいてなされるものであり，その人のこころを伝達する．

行動異常の概要をまとめると，①漠然と夜遅くまで起きていて，朝は遅くまで寝ている．②寝付きが悪く，眠りが浅い．③朝素早く起床できず，何時までもベッドの中でぐずぐずしている．④朝起床時の行動が杜撰で，のろくて時間がかかる．あるいは一定の順序でしないと気がすまない．⑤

出勤, 登校時間になると, 頭痛や腹痛など身体の不調を訴える. また, そのために遅刻, 欠勤, 不登校などがみられる. ⑥突然退社したり退学したりする. 頻繁に転職することも多い.

行動異常には直接的な要因のみでなく, 個人の人格が大きな決定因子として関与しており, 人格には, 認知, 思考, 気分, 感情, 意欲, 課題解決および対人的態度など層状構成を示す.

人格の構成要素としては, 次のような点が挙げられる.

①注意力, 集中力および持続力, 精神的視野の広さ, 対象認知の的確さ, 認知力の柔軟さ, 刺激に対する迅速な反応性, 持続性, 弾力性および安定性, 行動力とその柔軟さ.

②気分, 感情の安定性, 強力な意思力とその持続性.

③責任感, 自立性, 他人への配慮, 共感性, 協調性.

④他者や周囲への興味と関心, 趣味や生きがい, 世界観.

臨床的には, 人格の類型が経験的に分別されている. 一部を挙げると, 分裂病質, 循環病質, てんかん病質, あるいは無力性格, 強迫性格, 妄想性格, ヒステリー性格, 執着性格などである.

精神的に健康でない大学生がどのくらいいるかについて正確なところはわからないが, 前出の1995年度の「学生の健康白書1995─基本編─」によれば, 国立大学39校(在籍学生数:男子13万3,451人, 女子5万8,821人, 男女合計19万2,272人)において, 疾病分類として, 国際基準であるICD-10を用いた成績によると, 各疾患別有病率は, 学生1,000人当たりにして, 統合失調症(精神分裂病)のカテゴリーに属する学生が0.85, 躁うつ病のカテゴリーが1.05, 神経症が2.44, 摂食障害が0.50, 人格障害が0.78となっている. 大学生の統合失調症, 躁うつ病の有病率は, 一般にいわれている有病率より低いようである. 当然のことながら, 性差を認めたのは摂食障害のみで, 女性に多かった.

休・退学生ならびに死亡学生について, 同報告書によれば次のとおりである. 89国立大学の全在籍学生数45万6,927人のうち休学学生数7,327人(1.60%), 退学・除籍学生数の合計は6,343人(1.39%), 死亡学生

数 183 人（0.04 ％）である．

A．パーソナリティ障害 personality disorder

　パーソナリティ障害は最近注目されてきており，しかも治療・援助が困難な部類に入る．1980 年代に，明確な人格障害として分類された．自分が何者かというアイデンティティが定まらない状態をさす．その症状の特徴は，全般的に気分，対人関係，自己像が不安定で，極度の不安，抑うつ，いらいら感，空虚感などにより，衝動的，非現実的で不適切な怒りと攻撃性のある言動をとることである．たとえば，不安になると時間にかまわず自分の周囲の人に電話をかけ，もしその依頼や相談に対する対応が気に入らないと，次にはいたずら電話や嫌がらせをするとか，全く反対の行動をとる．衝動的な自虐行為，家庭内暴力，自殺願望をほのめかし，相手かまわず異性への依存と脅迫を繰り返す．過食，万引き，無謀運転，セックス，浪費などの行動もみられ，周囲の関係者を疲労困憊状態に陥れる．自我統合の障害による自己概念，対象概念のもろさ，不安耐性の欠如，衝動コントロールの欠如など，自我の脆弱性が顕著である．表 43 に米国精神医学会の DSM-5 と WHO の「国際疾病分類」ICD-10 によるパーソナリティ障害の診断基準を挙げた．

クラスター A：

　妄想性パーソナリティ障害は客観的には理解できない思考や行動をして，自己開示しないタイプである．

　スキゾイドパーソナリティ障害は比較的多いタイプで，一人で行動し，友人も持たず，一人で暮らすことを望む傾向がある．

　統合失調型パーソナリティ障害は，病的でない範囲で妄想に没頭するタイプである．

クラスター B：

　反社会性パーソナリティ障害は，少年期から非行，暴力，犯罪を繰り返し，利己的な成人になり，嫌われ者，厄介者といわれるタイプである．

　境界型パーソナリティ障害は，感情的で移り気，感情の不安定，対人関

234　Ⅵ　メンタルヘルス

表43　DSM-5 および ICD-10 によるパーソナリティ障害の診断基準

DSM-5 分類
　クラスター A
　（1）　妄想性パーソナリティ障害
　（2）　スキゾイド（統合失調質）パーソナリティ障害
　（3）　統合失調型パーソナリティ障害
　クラスター B
　（1）　反社会性パーソナリティ障害
　（2）　境界性パーソナリティ障害
　（3）　演技性パーソナリティ障害
　（4）　自己愛性パーソナリティ障害
　クラスター C
　（1）　回避性パーソナリティ障害
　（2）　依存性パーソナリティ障害
　（3）　強迫性パーソナリティ障害

ICD-10 分類
　（1）　妄想性パーソナリティ障害
　（2）　統合失調質パーソナリティ障害
　（3）　非社会性パーソナリティ障害
　（4）　情緒不安定性パーソナリティ障害
　　　　　a．衝動型
　　　　　b．境界型
　（5）　演技性パーソナリティ障害
　（6）　強迫性パーソナリティ障害
　（7）　不安性（回避性）パーソナリティ障害
　（8）　依存性パーソナリティ障害
　（9）　他の特定のパーソナリティ障害
　（10）　パーソナリティ障害，特定不能のもの

係，自己像の不安定さが存在し，成人早期に始まる．

　演技性パーソナリティ障害は，自己顕示性が強く，他人の関心を集める
ことに執心するようなタイプである．

　自己愛性パーソナリティ障害は，他人から注目され，自分は特別な存在
であると考え，有名人との関係を吹聴し，他人の思惑を度外視するような

タイプである.

クラスターC：

　回避性パーソナリティ障害は，人付き合いが苦手で社交性に欠け，他人との関係を避ける傾向があるが，年齢が行くにつれ寛解する傾向がある.

　依存型パーソナリティ障害は，自分で決断できず，身の回りのことも手助けを求めるタイプである.

　脅迫型パーソナリティ障害は，完璧主義で，他人に仕事を任せられず，いつも脅迫的な行動にこだわるタイプである.

B．社交不安障害 social anxiety disorder（SAD）

　社交不安障害は，他者からの注目を浴びるような状況で過剰に緊張し，恐怖を感じてしまい，それが原因で生活に支障をきたすような疾患である.これは不安障害に基づくもので，恐怖症性不安障害，外傷性ストレス障害（PTSD）やパニック障害などを総括した概念である.DSM-5やICD-10に診断基準が示されている.PTSDについては，A．少年期のメンタルヘルスの項で触れた.2008年から「社会不安障害」から「社交不安障害」という名称に変更された.WHOが中心に行ったSADの有病率は，海外では3〜13％，わが国では1〜5％程度とされている.

a．恐怖症性不安障害 phobic anxiety disorders

　不安を感じたときに起こるさまざまな自律神経症状，たとえば，動悸，発作性頻脈，めまい感，意識喪失感などを伴い，結果的に精神的な不安感が，身体的な健康への自信喪失につながっていく状態を呼ぶ.呼吸困難ないしは息切れ，めまい感・ふらつき感，赤面，動悸・頻脈，震え・身震い・手指振戦，発汗，窒息感，悪心，腹部不快感，しびれ感，のぼせ感，胸痛，胸部不快感，頻尿，死の恐怖，狂ってしまう，あるいはどうしていいかわからなくなる恐怖，口渇感，後頭部痛を訴えることもある.このような恐怖から外出ができない状況や，特急電車の中などの密室が怖くなる.広場恐怖（Agoraphobia），外出恐怖，乗り物恐怖などと呼ぶ.社会恐怖症（Social Phobia）には対人恐怖なども含まれる.

b. パニック障害 panic disorders

表44にパニック障害の診断基準を示した．何ら原因と思われるストレスもなく，突然に不安感や恐怖感に襲われ，いろいろな身体的パニック発作症状が起こってくる．これらの症状のうち，少なくとも四つ以上の症状が，4週間に4回以上起こる病態とされている．薬物乱用や内分泌疾患，たとえば甲状腺機能亢進症などは除外する必要がある．本症の発症年齢は，わが国では30歳代前半が多く，女性がやや多いか相半ばする．わが国の有病率は諸外国に比べてやや少なく，0.8％程度といわれている．

パニック発作の制御には，薬物療法（抗不安薬，抗うつ薬）のほかに教育，すなわちリラックス法として自律訓練法，腹式呼吸をはじめとする訓練法などが試みられる．また，行動療法的，認知療法的アプローチもある．

表44　パニック障害の診断基準（DSM-IV-TR，アメリカ精神医学会）

1）パニック発作：予期しないパニック発作の繰り返し
　　1回の発作後次の発作の恐怖が強く，少なくとも一ヵ月間持続する
　　発作と関連した行動の大きな変化
2）次のうち少なくとも4項目の症状がみられ，10分以内に頂点に達する
　　①呼吸促迫ないし呼吸困難
　　②めまい感ないしふらつき感
　　③心悸亢進ないし頻脈
　　④身震いまたは振戦
　　⑤発汗
　　⑥窒息感
　　⑦悪心または腹部不快感
　　⑧離人感ないし非現実感
　　⑨しびれ感ないし知覚異常
　　⑩紅潮（突然の熱感）ないし冷感
　　⑪胸部痛ないし胸部不快感
　　⑫死への恐怖
　　⑬気が狂うという恐怖ないし制御不可能な感覚
3）少なくとも数回の発作中に2）の最初の症状が現れてから10分以内に
　　2）の症状のうち少なくとも四つの症状が突然発症し，急速に増強する
4）症状の発現や維持に関与する器質的因子を認めない（たとえば，甲状腺機
　　能亢進症，アンフェタミン中毒，カフェイン中毒など）

自律訓練法とは，自己暗示によって心身のコントロールを行う方法である．いらいら感，発汗，集中力低下，息苦しさ，不安感，赤面恐怖，対人恐怖，チック，筋肉の硬直などの治療に有効である．深呼吸を行い，全身の筋肉をリラックスさせ，大きく息を吐く自己弛緩，自己開発を促す治療法である．

c．解離性（転換性）障害 dissociative disorders

不安感が高じて強迫的心理状態に陥ることがある．強迫観念と，その不安を打ち消すべく行動する強迫行動に分けられる．心身のわずかな変調を苦にして，そのことにこだわっている状態が主症状の神経症を心気性神経症，あるいは心気症（hypochondriasis）といい，重大な病気でないかと心配して，執拗にそのことを訴えて医療機関を転々とすることが多い．訴えとしては，頭痛，頭重感，肩こり，しびれ，めまい感，注意力散漫，物忘れ，無気力など，心身にわたる不定の愁訴がみられる．性格的基盤として，几帳面で頑張り屋という特徴がみられる．解離性健忘，解離性とん走（フーグ），解離性同一性障害などが含まれる．解離性同一性障害は多重人格といわれる．転換症状といって，心理的葛藤が身体症状に転換されることをいう．憑依障害といって，何かにとりつかれ，自我意識が一時的に障害を受けるような状況もある．最も重い病態である．

ストレスに伴う適応障害もこのカテゴリーに入る．PTSD については前に触れた．

C．気分（感情）障害 mood disorders

長期間持続する慢性の抑うつ状態で，その多くは軽症である．ICD-10では感情障害とも記述されている．その期間は，数日から年余にわたる場合もある．日常生活は何とかやっていけるが，疲労感，抑うつ感が強く，仕事をこなすのに努力を要し，楽しみが見いだせず，不全感をいつも感じて不平をいうことも多い．睡眠障害を訴えることが多い．以前は抑うつ神経症，神経症性うつ病と呼ばれた病態で，性格的な問題ともいわれる．

近年，燃え尽き症候群（burn out syndrome）といって，猛烈に仕事を

し，活動的であった人が，身体的，精神的に極度の疲労に陥り，突然無気力になり，自己嫌悪に陥って仕事ができなくなる状態がみられることは前に述べた．朝起きられない，仕事に行きたくない，飲酒量が増える，いらいらして不安感が増し，突然仕事を辞め，家庭生活も崩壊し，対人関係もぎくしゃくし，最悪の場合は自殺や犯罪，過労死，自殺などの結末をむかえる．ストレスの解消，十分な睡眠と気分転換，休養や適度の運動などが必要である．早期に熟練カウンセラーや精神科医によるアドバイスが有効である．

a．**双極性障害** bipolar disorders

うつ状態（うつ病エピソード）と躁状態（躁病エピソード）という二つの病態を繰り返す疾患である．躁うつ病（manic-depressive psychosis）と呼ばれてきた．

躁病あるいは躁状態（manic state）は，感情が高揚した状態で，爽快気分，感情の高揚を基調にしているが，思考も行動も回転が速くなる．このために日常生活上いろいろな摩擦を引き起こし，逸脱した行為を行う．その程度が強くて，自分でコントロールできない興奮状態になり，さまざまな問題行動がみられる．すなわち，自信や爽快感に満ちているため，自己能力の過信，地位や財産の過大評価など，誇大妄想に陥り，行動も多動になるため，周囲の人といろいろなトラブルを起こす．病識を欠くことが多いが，病識があっても他人の指示に従った行動ができないこともある．極期には統合失調症（精神分裂病）と紛らわしい幻覚，思考障害，意識障害などの発現をみることもある．

うつ病あるいはうつ状態（depressive state）は，全般的な精神活動の抑制による憂うつ気分を基本とした状態で，興味と喜びの喪失，思考力・集中力・注意力・決断力の低下，取り越し苦労，意欲の低下などがみられる．思考の抑止，焦燥感，不安感を伴い，自己評価と自信が失われ，罪悪感，将来への悲観などを訴える．身体的には頭痛，全身倦怠感，食欲低下，性欲低下，睡眠障害などの身体症状を伴う．内因性うつ病のなかで身体症状が強くて精神症状が軽度なために，精神病という病識がなく，内科やそ

の他の診療科を受診していることもある.

　わが国のうつ病患者は100万人以上，12ヵ月有病率（過去12ヵ月に経験した割合）は2.6％といわれている．躁病あるいは躁状態と，うつ病あるいはうつ状態を交互に，周期的に繰り返すことが多いため，躁うつ病あるいは双極性感情障害（bipolar affective disorders）という名称で呼ばれることが多いが，いずれかの病態が優位に現れるかによって躁病，うつ病と単独の病名がつけられる．双極性障害は一般的に若年に発症することが多く，妄想や幻覚を伴うことも珍しくない．家族歴がみられるケースもある.

　性格的に几帳面，真面目，仕事熱心，人当たりも良く，対人的にも調和のとれた人，社会的にも十分適応してきた人が多いという傾向がある．このような人が転勤，配置替え，昇進，退職，過労，身体的疾患の発症やその懸念，家の新築・改築・転居，単身赴任，離別など，心身いずれかの変化を契機として発症することが多い．無口になり，日常的な仕事ができなくなり，仕事や学業が不可能になって，家でベッドから離れられなくなる．劣等感や罪悪感による自責の念が強く，自傷あるいは自殺を企てることもある．心気妄想を抱くこともある．本症患者の自殺率は健常な人より高い．このような状態の人を叱咤激励することは，逆効果を示すことが多いので注意が必要である．まず休養と睡眠を十分とるように指導し，専門医に紹介する時期を逸しないことが大切である.

　うつ病は神経伝達物質のモノアミン類，セロトニン（5-HT）やノルアドレナリンの活性低下によって起こると考えられている．最近，うつ病とn-3脂肪酸との関連が指摘されているが定かではない.

　表45にうつ病の診断基準を挙げた.

　躁うつ病の治療は，坑うつ薬などの薬物療法を中心に，精神療法や生活療法が用いられる.

　(付) いわゆる「現代型（新型）うつ病」：若年期にみられる軽症の抑うつ状態で，その症状の特徴は，職場ではすごく落ち込み，不眠を訴え，上司に責任を転嫁し，それでも，休職中にもかかわらず自宅では元気に行動

240　VI　メンタルヘルス

表 45　うつ病の診断基準（DSM-5）

A．下記の症状のうち，少なくとも 5 項目が 2 週間以上またはほぼ毎日，一日
　中持続．病前からの機能の変化を起こしていること．
　　　これらの症状のうち少なくとも一つは，(1)抑うつ気分，または(2)興味，喜
　びの喪失があること
　　　　　　　注：明らかに一般的身体疾患，または気分に一致しない妄想または
　　　　　　　　　幻覚による症状を含まないこと
　　　①抑うつ気分（悲哀，沈うつ，意気消沈，失望，落胆）
　　　②活動における興味，喜びの減退
　　　③食欲が減退し，体重が著しく減少
　　　④不眠（とくに早朝覚醒）または睡眠過多
　　　⑤精神運動の制止または焦燥
　　　⑥易疲労感または気力の減退
　　　⑦無価値感または過剰あるいは不適切な罪責感
　　　⑧思考力，集中力の減退や決断困難
　　　⑨反復的な自殺念慮，自殺企図
B．その症状を非常に苦しいと感じ，仕事，学業，日常生活に支障がある
C．症状は物質や他の医学的状態（薬物，アルコール，身体的疾患）による精
　神的な影響が原因でない
D．大うつ病性障害の出現が統合失調感情障害や統合失調症，統合失調症様障
　害，妄想性障害，他の不特定な統合失調スペクトラム，他の精神病性障害で
　説明不能
E．躁病や軽躁病エピソードが存在しないこと

（注）基準 A－C は大うつ病を示している．必ず(1)か(2)を含み，⑨だけは毎日あるい
　　は一日中続く必要はない．

し，旅行に行ったりする．病識に乏しいなどの特徴がみられるという．

ｂ．統合失調症（精神分裂病）schizophrenia

　この疾患は，歴史的には 19 世紀末に E.クレペリンが記載したことに始
まり，最も代表的な内因性の精神障害とされている．日本精神神経学会は
2002 年 8 月に，本症の正式名称を統合失調症と変更した．

　思春期に始まり，高校・大学時代は好発期である．多くの場合，本人の
病識が乏しいため治療が困難なことが多い．この病気の特徴は，人格の障
害に伴う感情，意欲の障害と対人的態度の障害である．発症率は約 1 ％

（100 人に 1 人）程度で，男女差はない．世界では約 2,100 万人の患者がいるといわれている．

その症状は，客観的には日常の生活行動や態度の異常として，主観的には内的体験の異常として現れる．初期には感情や意欲が乏しくなり，周囲の出来事に対して興味を失っていく．共感性が薄れ，協調性を失い，感情が不安定になる．一貫性の乏しい行動，孤立，奇行，奇妙な理屈や攻撃的な態度などが目立つようになる．最終的には，幻覚，妄想，作為体験など，特徴的な症状を認めるようになる．最近では本症の軽症化がみられるという．

薬物療法でコントロールできるようになったので，以前ほど深刻なケースは少なくなった．早期発見，早期治療が重要である．

ⅰ）急性型（acute schizophrenia）：症状としては，陽性症状の急激に起こる幻覚，妄想状態，精神運動興奮状態，ときに錯乱・夢幻様状態，支離滅裂な言動などが特徴的である．不穏状態で，急に外に飛び出し，衝動的に乱暴を働き，周囲からみて奇異な行動をとることもある．緊張型によくみられる．急性期の激しい興奮状態や昏迷がおさまり，幻覚や妄想が消失するにつれて陰性症状として自発性減退，無関心，感情の平板化などがみられるようになる．原則として入院治療の必要がある．治療の中心は薬物療法であるが，強い意志発動性障害のために，薬物の服用が困難なことがある．

ⅱ）慢性型（chronic schizophrenia）：妄想型や破瓜型で幻覚・妄想がはっきりしているタイプである．被害・関係妄想，連合弛緩などの独特の思考障害や幻聴，自我意識障害などを呈しながら慢性に経過し，放置すれば次第に感情の平板化，意志発動性の低下により社会生活の中に入っていけない，あるいは入っていこうとしない状態から，ついに人格荒廃にまで至る疾患である．患者はその症状のために苦しみ，追いつめられ，あるいは対人関係が困難となる．脳内の神経伝達物質であるドーパミン活性が過剰状態になったときに本症が発症するという考えがなされている．ストレスや過度の疲労が引き金になって発症することもある．認知機能障害は重

242　Ⅵ　メンタルヘルス

症化する前に，早期に治療を開始することで，コントロールができる疾患となった．最近は軽症例が増えている．

　治療は薬物療法が中心で，生活指導療法，作業療法なども行われる．

D．その他の精神障害

a．アルコール依存症（alcohol dependency）あるいはアルコール精神病（alcoholic psychosis）

　厚生労働省は「健康日本21」の中で，「節度ある適度な飲酒」と「多量飲酒」を明確に定義し，一日平均20ｇ程度の飲酒が適正な飲酒量であり，一日平均60ｇを超える飲酒は多量飲酒としている．酒に含まれる純アルコール量が60ｇというと，だいたいビール中ビン3本，日本酒3合弱，25度焼酎300mlに相当する．

　わが国でのアルコール依存症は，2004年6月の厚生労働省・研究班の調査では，久里浜式アルコール症スクリーニングテスト（KAST）によって男性7.1％，女性1.3％，全体で3.9％となり，この数字から計算すると約450万人と推定される．

　一方，ICD-10の診断基準によれば，有病率は男性1.9％，女性0.1％，全体で0.9％となり，この数字から計算すると約80万人と推定される．米国では約1,000万人（約10％）のアルコール依存症患者がいるといわれている．

　アルコール依存症は，WHOによって提唱された薬物依存症の一型として把握されている概念である．ICD-10による診断基準を表46に示す．すなわち，身体的な離脱症状としては段階的に，ａ）軽度の離脱症状，ｂ）アルコール離脱けいれん発作，ｃ）離脱せん妄状態，ｄ）飲酒間欠時のアルコール幻覚症とされている．また，自分自身および他人を破滅に追い込んでいく飲酒行動の異常としては，ａ）飲酒抑制の障害，ｂ）"負の強化"への抵抗，ｃ）連続飲酒発作の出現，ｄ）飲酒—酩酊—入眠—覚醒—飲酒という飲酒サイクルの繰り返しがみられる．

　1）急性アルコール中毒：普通酩酊と異常酩酊に区分される．普通酩酊

2 精神疾患とカウンセリングおよび治療 243

表46 アルコール依存症候群（Alcohol dependence syndrome：ICD-10)

過去１年間に，次の６項目の内，３項目以上が経験されるか，出現した時だけ
アルコール依存症と診断する
①飲酒への強い欲望または強迫感
②飲酒開始のコントロールまたは飲酒終了のコントロールまたは飲酒量のコン
　トロールが困難
③アルコールを中止または減量したときの生理学的離脱状態．離脱症候群の出
　現や離脱症状を軽減するか避ける意図で飲酒するなどを証拠とする
④耐性の証拠
⑤飲酒のために，他の楽しみや趣味を次第に無視するようになり，飲んでいる
　時間が多くなり，飲酒が生活の中心
⑥明らかに有害な結果が起きているのにアルコールを飲む．例えば，過度の飲
　酒による臓器障害，または大量飲酒による精神障害など
　患者はその害の性質および大きさに実際に気づいていることを確定するよう
　に努める

＊従来は，アルコールへの耐性の増加，精神依存，身体依存がそろって依存と考えてき
　たが，最近は三つそろわなくても，薬物探索行動を中心に依存と考えるようになって
　きている

では，短時間に大量の飲酒をしたことによって起こる高度の意識障害であ
り，異常酩酊では，激しい興奮状態がみられる．

　２）離脱症候群：離脱後７〜８時間後にみられる振戦，24時間以内に
は錯覚，幻覚，軽度の見当識障害などをみる．７〜48時間後にけいれん
発作すなわち離脱発作（withdrawal seizure）がみられることが多い．さ
らに時間の経過とともに，72〜96時間後には振戦せん妄を主症状とする
病態が起こり，離脱症候群のうちでは最も重篤である．粗大な振戦，精神
運動亢進，幻覚，見当識障害，自律神経機能亢進などがその主症状である．
離脱後数週間という比較的長い期間を経過した後では，抑うつ状態をきた
し，振戦，不眠，不安など自律神経症状が波状的にみられるようになる．
認知機能障害をきたすこともあるが，これは脳の前頭葉神経細胞の脱落，
萎縮などが進むことによる．

　本症では飲酒のみで，食事を十分取らないことが多く，栄養障害，ことに
ビタミンB_1欠乏による記憶障害，見当識障害などをみることがある．この

ような症候群を，ウェルニッケ・コルサコフ症候群（Wernicke-Korsakoff syndrome）と呼ぶ．この症候群の特徴は，最近の記憶が著しく失われ，時間の観念が障害され，作話をすることもある．作話症は虚談症ともいわれ，ウエルニッケ・コルサコフ症候群の主要症状である．記憶障害により以前の経験が思い出せないために，空想を実際の経験として話し，自らはその虚偽を意識していない．このような症状は脳器質性疾患，老人性認知症，頭部外傷などにもみられる．

　本症では，自らの意思で飲酒行動をコントロールできなくなり，ついにはアルコールによる健康障害や反社会的行動などで社会的，人間的に信用を失墜してしまうことである．若年期の飲酒開始は，問題行動の原因になり，薬物依存症の始まりとしても注目されていることは，未成年者の喫煙の項で触れた．

　2008年度に厚生労働省研究班が実施したわが国における中学生・高校生の飲酒習慣に関する全国調査によれば，飲酒率は減少傾向を示している．毎週飲酒する中学男子は2.1％（1996年度6.4％），中学女子では1.9％（同3.9％）と減少していた．同じく男子高校生でも6.5％（同13.8％），女子高校生のそれは4.1％（同6.3％）と減少がみられた．その要因としては，未成年者の飲酒防止への社会的取り組みの成果とも考えられる．「健康日本21」では1日平均純アルコールで約60gを超える多量飲酒者を2割減らし，未成年者の飲酒をなくすことを目標に掲げている．

b．老人性認知症 dementia senile：Geriopsychosis

　認知症には脳血管性認知症とアルツハイマー型認知症，レビー小体型認知症があり，アルツハイマー型認知症については，第Ⅴ章においてすでに述べたので，ここでは老人性認知症の一般的な所見について述べることにする．国際アルツハイマー病協会（ADI）は，2016年9月21日の「世界アルツハイマー・デー」に先立ち，「世界アルツハイマー病レポート2015」を発表した．

　WHOが2017年12月に発表した世界の認知症人口は，約5,000万人と推定されているが，2030年までに8,200万人に増加すると予測している．

毎年新たに認知症と診断される患者数は1,000万人に達するという．日本を含むアジア地域が500万人で全体の50％を占め，もっとも多い．次いで，欧州の250万人（25％），北米の170万人（18％），アフリカ地域が80万人（8％）と予想している．認知症は世界中で増加しているが，半数以上（58％）は低・中所得国に集中しており，この割合は2050年までに70％以上に上昇するとされている．

　厚生労働省研究班によれば，わが国の老人性認知症の推定患者数は2012年に約462万人，そして団塊の世代が全て75歳以上となる2025年には，最大で700万人に達し，高齢者のおよそ5人に1人にのぼるとしている．

　認知症の診断基準として代表的なものは，1987年に米国精神医学会が作成したDSM-III-Rである．これは認知症の条件として，以下のAからEまでの5条件を満たすものとしている．

　A：記憶障害

　B：抽象的思考の障害，判断力の低下，失語のような高次皮質機能障害，
　　　人格変化の4項目のうち一つ以上

　C：これらの障害により社会生活に障害が起こること

　D：意識障害でないこと

　E：脳に器質的障害が推定されるか，うつ病が除外されること

　1994年に改定されたDSM-IV-TRでは，認知症そのものの診断基準がなくなり，DSM-5では表47に示すように認知症に共通する条件がアルツハイマー病や血管性認知症の診断基準に含まれるようになった．その共通条件とは，認知領域として複雑な注意力，実行機能，学習および記憶，言語，知覚－運動，社会的認知の一つ以上で以前のレベルより低下し，これらのために日常生活に支障が生ずることとしている．最後に意識障害，うつ病などの精神疾患を除外するとしている．またDSM-IV-TRからは，脳の器質的障害という条件が除かれ，薬物や代謝障害による可逆性認知症も含まれるようになった．

　老人性認知症は65歳以上の高齢者の6～7％に出現するとされ，ほぼ

246　Ⅵ　メンタルヘルス

表47　アルツハイマー型認知症の診断基準（DSM-Ⅴ）（2013）

A．一つ以上の認知領域（複雑性注意，実行機能，学習および記憶，言語，知覚-運動，社会的認知）が，以前の機能レベルから低下している
B．認知機能の低下が日常生活に支障を与える
C．その認知機能の欠失は，せん妄でのみ起こるものではない
D．その認知機能欠失は，他の精神疾患によってうまく説明されない

同数のうつ状態がいると推定されている．85歳以上の高齢者に限れば，4人に1人は認知症高齢者に属するといわれている．

　記憶は銘記→保持→想起→再生という記憶プロセスをたどるが，軽症の認知症では，ごく最近の出来事の記憶が留まりにくいという特徴がある．単なる老化現象では，再生機能は低下しても軽症に留まり，想起，再認，保持機能はほぼ維持されている．ちょっとしたヒントで思い出すことができる．健康人と認知症の中間に位置する軽度認知障害（mild cognitive impairment；MCI）という概念がある．日常生活は支障なく行える程度の認知機能の低下がみられる．また65歳以下の人が認知症と診断されると，若年性認知症と呼ばれる．物忘れがひどくなり，仕事や生活に支障をきたすようになっても，まだ若いという思いで認知症であるとは気づかれず，病院で診察を受けても，うつ病や更年期障害などと間違われることもある．若年性認知症の一部には家族歴があって遺伝する認知症もある．アルツハイマー型認知症の一部も遺伝するといわれており，家族性アルツハイマー病と呼ばれる．

　アルツハイマー型認知症についてはすでに述べたので，ここでは脳血管性認知症（vascular dementia）について解説する．脳血管性認知症は，脳血管性障害の後遺症として発症するが，脳血管障害は大別して，ⅰ）無症候性脳血管障害，ⅱ）症候性脳血管障害に分けられる．

　ⅰ）無症候性脳血管障害というのは，近年になって脳CT撮影や磁気共鳴画像（MRI）の機能が向上したことにより，臨床的に無症状の時期に，脳ドックなどで偶然に発見されるようになり，このような名称が使われるようになったものである．

その定義としては，脳卒中発作の既往が無く，頭蓋内病変に起因すると思われる神経症状を持たないものをいう．無症候性脳出血と無症候性脳梗塞に分けられる．

無症候性脳梗塞の頻度は，検査を行う対象や検査方法によって大きく異なる．特に最近では，MRI によって陳旧性脳出血との鑑別が可能になり，MRI 検査が行われる以前の成績と比較するときには注意する必要がある．CT 検査を用いた場合には，65 歳以上の高齢者の約 18 ％に無症候性脳梗塞を認めるという．平均年齢が 64 歳を示すグループを，本態性高血圧群と正常血圧群とに分けて MRI で検索した成績の報告では，高血圧群で 47 ％，正常血圧群で 15 ％に病的変化がみられたという．諸外国での報告でも，10 ％前後に無症候性病変を認めている．

危険因子として，高血圧，脂質異常症，糖尿病，高尿酸血症，喫煙，多血症，脳卒中の家族歴などが挙げられる．

脳血管性認知症は，以前は脳動脈性痴呆といわれていたが，後になって，単に脳動脈硬化症が存在するだけでは認知症は出現せず，大小の梗塞が多発してはじめて認知症が出現することを根拠に，多発梗塞性認知症（multi-infarct dementia）という名称が用いられるようになった．脳梗塞以外の血管病変，たとえば，脳出血や脳虚血による白質の脱髄でも認知症を生じること，脳血管障害の原因は脳動脈硬化だけにとどまらないことなどの理由から，現在では脳血管性認知症という用語の方が好んで使われる．血管性認知症は，知能の低下が目立つ "まだら認知症" が多い．症状が軽くなったり重くなったり，日によって変化し，感情の抑制が効かず，激しい感情の変化を示す特徴がある．人格は保たれ，感情も残り，対人関係も比較的維持できる場合が多い．ただ，人格や感情が残っている一方で抑制が効かないため，性格の短所が強く表面化してしまうということがある．意欲や自主性の低下といったうつ症状も認めることが多い．脳の小血管の小さな梗塞をラクナ梗塞と呼び，脳梗塞の約 40 ％を占め，病型として最も多い．生命予後に関しては良好である．高齢者の場合は，高血圧の管理が重要である．

248 Ⅵ　メンタルヘルス

　福岡市に隣接する糟屋郡久山町の 40 歳以上の住民を対象にして，1961
年から現在まで継続している心血管病の前向き疫学調査（prospective
epidemiological study）によれば，脳血管障害として一般的な脳出血や脳
梗塞による死亡率および発症率は，近年は減少傾向にある．この減少傾向
は，高血圧の適切な管理や治療による影響が大きいという．しかし，最近
は脂質異常症，肥満，耐糖能異常者が有意に増加してきており，このよう
な代謝異常が脳梗塞の新しい危険因子となることから，今後の推移を見守
る必要がある．また，大量の飲酒や喫煙が，今後これらの疾患にどのよう
に影響するかについても同様である．

　わが国の 2016 年度の全死亡者数は約 130 万 8,000 人で，死因別では，
①悪性新生物 37 万 3,000 人（28.5 ％），②心疾患 19 万 8,000 人（15.1 ％），
③肺炎 11 万 9,000 人（9.1 ％），④脳血管性疾患 10 万 9,000 人（8.4 ％），
⑤老衰 9 万 3,000 人（7.1 ％）という順になっている．悪性新生物による
死亡は一貫して増加を示し，1981 年（昭和 56 年）以降，常に死因順位第
1 位を保っている．1980 年（昭和 55 年）までは脳血管性疾患による死亡
が第 1 位を占めていたが，その死亡率は昭和 45 年をピークに低下し，
1981 年（昭和 56 年）には悪性新生物にかわって第 2 位に，さらに 1985
年（昭和 60 年）には心疾患とかわって第 3 位に低下した．1951 年当時の
脳血管性疾患による死亡は，脳出血 26 に対し脳梗塞 1 の割合であったが，
1965 年頃から逆転した．つまり，脳出血による死亡は急激に減少し，脳
梗塞による死亡はそれほど顕著な減少を認めなかったために逆転現象をき
たしたと考えられる．脳血管性疾患による死亡の減少は，発症率の減少に
よることが久山町の調査からも明らかに示されている．脳梗塞についても，
男女ともに近年減少傾向にあるが，これも高血圧の管理が進歩したことに
よると思われる．

　脳梗塞・血栓症の成因として，急激な血圧低下，脱水による血液濃縮が
挙げられる．したがって，血圧が低下する睡眠中に起こることも少なくな
い．血圧降下薬の飲み過ぎも誘因になる．

　脳出血の誘因としては，過労，神経的な興奮，ストレス，高温の風呂へ

の入浴，過激なスポーツ，寒冷など血圧が上昇しやすい環境が挙げられる．

　脳血管性認知症は，小血管の閉塞による多発性脳梗塞（ラクナ梗塞）による場合が多い．その半数は発作の既往が全くない無症候性脳梗塞から認知症に進展したもので，今後は無症候性脳梗塞の予防や治療に力を入れる必要がある．最近レビー小体型認知症（DLB）の割合が増加しているという．これは進行性の認知機能低下と，繰り返して起こる幻視，パーキンソン症候群，症状の動揺などの特徴がみられる．

　ちなみに，久山町でのアルツハイマー型認知症危険因子の解析では，年齢と「長谷川式簡易知能評価スケール」（改訂 1991；HDS-R）の低値と並んで，「日常生活動作の低下」が上位になった．活動的な老人はアルツハイマー型認知症にかかりにくいという傾向がみられている．

　HDS-R は認知症の診断を正確・適切に，また，できるだけ簡単に行うために作られたものである．できるだけ短時間に，制限時間を設けず，個別面接で用いることができ，正常な老人と認知症の老人を選別できる設問形式を採用している．

　この他の老人性認知症の症状としては，第Ｖ章のアルツハイマー型認知症の項を参照されたい．認知症老人を抱え，家族が介護するときの問題点は，介護の長期化，徘徊など異常行動への対応，介護者自身の高齢化，ケアシステムの不備などの要因が重なって，ストレスがたまって疲労困憊状態になることである．この対策としては，なるべく複数による介護，地域の公的介護サービスの有効利用，相談に乗ってもらえる保健師，看護師，ケースワーカー，ホームヘルパーなどを身近で探すことなどである．公的介護保険制度がスタートしたが，まだまだデイサービスやショートステイなどは利用しにくい状況にある．最近地域支援事業が創設され，認知症予防・支援活動に重点が移ってきている．危険因子として遺伝性危険因子のアポリポたんぱく E 4 遺伝子型のほか，抑うつ，糖尿病，喫煙，メタボリックシンドロームなどが挙げられ，防御因子として知的活動，運動，野菜の摂取，n-3 脂肪酸の摂取と n-6 脂肪酸の取り過ぎの抑制などがいわれている．

（付）自殺 suicide

　戦前と戦後の 1960 年代までは，自殺が大学生の死亡原因の第 1 位を占めていた．男女別にみると，男子では 1980 年度に第 2 位になっているが，女子では 1987 年度まで第 1 位を占めていた．最近は若者全体の自殺者が減少し，大学生においても自殺死亡率が低下し，事故死，ことに交通事故死が増加している．わが国での自殺者は，1978 年から 1997 年までは年間 2 万人台前半で推移していた．ところが，1998 年に初めて 3 万人を突破して，一時 3 万人を切った時期もあったが，2003 年の 3 万 4,427 人をピークに，2010 年からやっと 3 万人を切るようになった．

　以降漸減傾向を示し，2016 年には 2 万 1,897 人まで減少してきている．年代別の死因順位をみると，男性では 10 歳から 45 歳まで，女性では 15 歳から 34 歳までにおいて自殺が第 1 位を占めている．男性の 45〜49 歳では死因第 2 位，50 歳〜54 歳では第 3 位を占めている．一方，女性では 35 歳〜49 歳で第 2 位，50 歳〜54 歳で第 3 位となっている．

　わが国の 2017 年版の自殺対策白書によると，2015 年度の若者（15〜39 歳）の自殺は世界一で，人口 10 万人あたり 18.5（男性 27.0，女性 11.2）となっている．世界的にみると，WHO の 2016 年度の報告では，韓国が高く 28.5，ロシア 20.1，日本は 19.5 であり，比較的高い国に属する．アジアではインド 15.7，中国 10.0 となっている．「幸せの国」ブータンが意外に高くて 11.7 である．先進国ではカナダ 12.3，米国 13.4，ドイツ 13.4，フランス 15.1 などとなっている．WHO の報告によれば，毎年 80 万人が自殺しているという．交通事故や不慮の事故による死亡とともに今後ともに注意していく必要がある．

　自殺の原因としては，経済不況によるリストラ，事業の不振，将来への不安などが主なものである．15〜25 歳代の死因としては，「自殺」が「不慮の事故」とともに常に上位を占めている．小・中・高校生の自殺者は 1979 年（昭和 54 年）の 380 人をピークに，最近は 200 人以下で推移していたが，2011 年に 200 人を超え，2014 年度は小学生 7 人，中学生 54 人，高校生 171 人，合計 232 人であった．自殺した児童生徒の置かれていた状

況についての分析では，大半が明らかでなく，家庭不和，精神障害，厭世^{えんせい}などが目立つ．思春期から青年期にみられる自傷行為が自殺の予測因子とみなされている．不景気による就職難で自殺する若者が 2010 年で 159 人，2011 年も 150 人に達した．2008 年のリーマン・ショック後の景気後退，東日本大震災，円高など企業の新卒者の採用の絞込みが影響し，徐々に増えてきている．

　自殺者には，事前に何らかの予告や前兆がみられるという．たとえば，孤独を好み，無口になり，いらいらして反抗的になり，「死にたい」という意思表示をもらすこともあり，身辺整理や遺書的なものを書くこともある．そのようなサインを読み取ることは，両親や兄弟姉妹や友人はもちろんのこと，ベテランの精神科医，カウンセラー，ホームドクター，あるいは担任の教師のように，日頃身近につき合っている人にとってはさほど難しいことではない．「死ぬ権利」を主張する者に如何に対処するかは難しい問題であるが，「自殺の罪悪」，「生きる喜び」，「残される者の悲しみ」など，積極的に介入すべき時には介入する勇気が求められる．そして根気よく，時間をかけて話を聞くことが大事なことで，拙速な説得や助言は望ましくない．「いのちの電話」もその役割を果たすことができるであろう．

　うつ病発症の増加や自殺率の上昇には社会的・経済的要因が大いに関連している．すなわち，健康問題はもちろん，就職難や失業，倒産，リストラ，生活苦，離婚，頻繁な転居，家族構成の変化（少子化），マスメディアの影響などが挙げられる．うつ病の約 10 ％が自殺を企てるという報告がある．うつ病の人には，無理強いをせず，むやみに叱咤激励せず，安静・休養をさせることが大切である．ちなみに自殺企図が多いのは，①うつ病，②統合失調症，③アルコール依存症である．人格障害の場合は，死ぬ気がないのに周囲の関心を引くために自殺を企てることがある．「リストカット」が繰り返されるケースもある．子どもの自殺企図は，本当に死にいたる場合があるので特に注意が必要である．

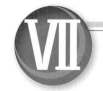

学校保健

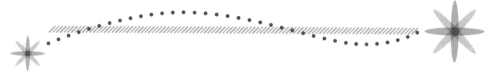

　子どもは将来の生産人口になるばかりでなく，社会・経済の担い手ともなる．この小児人口が年々減少しつつある．このような事実は，小児医療の動向にも影響を及ぼし，小児医療現場における小児科医の減少として現れている．すなわち，小児人口の減少や疾病予防などによって病気そのものも減少してきている．これに伴って小児科の開業医も減少して，夜間の急病に対応してもらえる医師が近くにいないという現実がある．このことは小児医療費にも反映してきている．少子化の影響は，過食や運動不足による肥満児の増加，食事内容の欧米化による脂質異常を示す子どもの増加，学校での勉強や塾通いなどの過大なストレスにより，小児の消化性潰瘍やアレルギー疾患（喘息，アトピー性皮膚炎，アレルギー性鼻炎，アレルギー性結膜炎，食物アレルギー，アナフィラキシー）の増加，心身にいろいろな問題を抱える子どもの増加，不登校児の増加にもつながっていると考えられている．少子化対策については国も力を入れているが，晩婚化対策，保育所・幼稚園・学童保育などの施設充実，経済的な支援策も含めた子育て支援策が急がれる．

　生活習慣病の予防のために，幼・小児期における正しいライフスタイルの教育が大切であることは論をまたない．そのために保育園・幼稚園のみならず，学童期における保健指導・保健教育を，子どもだけでなく両親に対しても行う必要がある．

　「心身ともに健康な国民を育成する」ことは，国民教育の一つの目的で

あることは，教育基本法にも明示されている．

1 学校保健の意義と目的

学校教育法では，健康で安全，幸福な生活のために必要な習慣を養い，心身の調和のとれた発達を図ることを学校教育の一つの目的として掲げている．学校保健とは，文字通り「学校における保健教育および保健管理」を意味する．

学校とは，小学校，中学校，高等学校，大学，高等専門学校，盲学校，聾学校，養護学校および幼稚園とされている．そして学校においては，学生，生徒，児童および幼児ならびに職員の健康の保持・増進を図るために健康診断を行う他に，保健に必要な措置を講じなければならないとされている．

前にも述べたように，15〜19歳の年齢層では，5〜14歳の年齢層についで死亡率が低い．死因の主要なものは，学童期（5〜14歳）では，①悪性新生物，②不慮の事故，③自殺の順になっている．青年期（15〜29歳）では，①自殺，②不慮の事故，③悪性新生物の順になっている．2015年（平成27年）の15〜19歳の年齢層における死亡者数は1,220人（男子836人，女子384人）であり，予防が難しい自殺と不慮の事故が746人と死亡全体の約61％を占めていた．2012年度の中学校新学習指導要領の改正により，保健体育の選択科目であった武道・ダンスが必修となった．このことによる事故を懸念する意見もあり，ことに柔道の初心者に事故が多いという指摘がある．最近，体育祭で行われる組み体操で事故が多発して，問題となっている．

2 学校保健の沿革

わが国の学校保健は，1872年（明治5年）以来約145年の歴史があり，児童・生徒の健康保持・増進にとって大きな役割を果たしてきた．第2次

世界大戦の敗戦による食糧難を経て，朝鮮戦争特需による経済復興，そして，その後の目ざましい経済発展につれ，最近では児童・生徒の体格は，欧米のそれに近づきつつある．疾病構造にもその変革は明らかで，結核，トラコーマなどの疾患，寄生虫卵保有者の急速な減少などを認める一方で，近視，むし歯などは増加している．心臓病，腎臓病など先天性疾患や慢性疾患の早期発見とその対策，ストレスや生活環境の変化に伴う気管支喘息，アトピー性疾患などの増加への対応，情緒障害や不登校児の増加，肥満児や運動不足による骨・筋肉系疾患の増加とその予防対策，公害や農薬そのほかの食品添加物による健康障害の知識や教育の普及なども重要となる．最近，学校給食が原因と思われる病原性大腸菌，ノロウイルス，カンピロバクターによる集団食中毒が全国的に発生し，いろいろな問題を提起した．年度によって増減はあるが，2014年（平成26年）の学校給食による食中毒の件数は2件，211人であった．2013年の4件，1,535人に比べて著しく少なかったが，2件ともにノロウイルスによるものであった．学校での給食と食中毒の問題は，将来にわたって学校保健の中心的テーマであり続ける．従来の学校保健は，どちらかといえば児童生徒の疾病・異常の早期発見とその事後措置など，健康の回復と維持に重点が置かれていた．今後は，これらはもちろん大切な事項であるが，もっと積極的に児童・生徒の心身の健康増進をはかり，環境・公衆衛生の健康に及ぼす影響の研究，体育，スポーツ，学校給食などの関連分野にも細心の注意を払い，総合的，積極的な学校保健の構築を目指す必要がある．

　学校保健は，第2次大戦前には学校衛生と呼ばれ，明治30年代に旧文部省に学校衛生課が設置され，公立学校に学校医制度が公布された．そして，身体検査，感染症予防，環境衛生や安全管理を中心とした学校環境・衛生管理が充実されてきた．一方で，社会政策の一環として学校給食が導入され，栄養面で児童生徒の健康面に果たした役割は計り知れないものがある．

　1947年（昭和22年）に学校教育法が公布され，「健康・安全で幸福な生活のために必要な習慣を養い，心身の調和を図ること」ということがそ

の目的とされた.

1958 年には学校保健法が制定され, 1960 年にかけて新教育課程基準による新学習指導要領により, ほぼ現在の学校保健の制度的体系が整備された.

1972 年 12 月には, 保健体育審議会の「児童生徒等の健康の保持増進に関する施策について」という答申が出され, その序文に, 「学校保健を推進し, 児童生徒の健康の保持増進を図ることは, 心身ともに健康な国民の育成を期する教育の目的の達成に大きな役割を果たすものであり, また, あらゆる教育活動の基盤を培うものである」とうたい, 学校保健の一層の充実を目指すこととなった.

1977 年 7 月および 1978 年 8 月には, 小・中・高等学校の新しい学習指導要領により, 健康・安全の保持増進を含む広義の体育の位置づけが行われた.

1978 年 4 月に日本学校安全会法施行および学校保健法の一部を改正する法律によって, 学校における法制上の安全管理の充実・整備がはかられた. その後日本学校給食会と統合, 改組を繰り返し, 現在の独立行政法人日本スポーツ振興センターとなっている.

3 学校保健の内容

A. 保健事業

1995 年および 1998 年に学校保健法施行規則の一部改正が行われ, 健康診断の実施方法や内容の取扱いについて改正がなされた.

厚生労働省が感染症新法を制定したことから, 1999 年（平成 11 年） 4 月から学校における定期健康診断の見直しが行われた. 保健事業には健康観察, 健康診断, 救急措置, 感染症の予防措置などが含まれている.

a. 健康観察:教師や養護教諭による子どもたちの健康状態の観察や把握が重要で, その必要性が高いことはいうまでもない. 健康上の異常を自分から訴えない児童生徒では, 親とともに客観的に観察して判断のできる

立場にある者の役割は大きい．そして医療上必要な情報を学校医や保護者に提供することも重要な仕事である．

その内容としては，子どもの発育状況，一般状態，たとえば顔色や外観，行動などをよく観察し，身体に異常な所見がないか，行動に異常なところはないかなど，注意深く観察する．必要があれば養護教諭に連絡して休養室で休ませたり，家庭に連絡して帰宅させたり，医師への受診を勧めたりする事態もでてくる．

b．健康相談：学校においては健康相談を実施することが望ましい．健康相談は気楽な雰囲気で，どんな些細なことでも相談できるような環境を整える．健康相談では，健康診断によって発見された疾病異常者に対して観察を継続し，生活指導や治療，矯正，保護などが適切に行われているかどうかを確認し，体力・運動能力テストの結果も健康診断の結果と併せて活用することにより，児童・生徒らの保健管理や保健指導が適切に行われるようにする．

c．健康診断：健康診断は，学校での保健事業の中でも最も重要な仕事である．学校保健法による健康診断には，次の3種類がある．

1）就学時健康診断：就学4ヵ月前（11月30日）までに健康診断を実施する必要がある．正確にいえば，この健康診断は学校長によって行われるものでなく，教職員の健康診断とともに市町村教育委員会によって行われるもので，児童が就学に適するかどうかを調べることを目的としている．就学に必要な指導も同時に行われることが多い．学校教育法の規程によって行うが，その具体的な内容は，学校保健法の健康診断の方法および技術的基準に基づいて実施される．その目的を要約すると次の通りである．

a）学校教育における子女の健康の問題について，保護者および本人の認識と関心を深める．

b）疾病または異常を有する就学予定者については，入学時までに必要な治療をし，あるいは生活を規正するなどによって，健康な状態で入学できるようにする．

c）盲者，聾者または病弱者，身体虚弱者，もしくは知的障害，肢体不

自由，その他，心身に障害のある者については，特殊教育諸学校への就学，もしくは特殊学級への編入，または就学義務の猶予，もしくは免除などを指示して，心身の状況に応じた適正な就学ができるようにする．

d）この健康診断の結果をふまえて，義務教育が円滑に行えるようにする．以上がその主要な目的である．

就学時健康診断の検査項目は，i）身体計測および栄養状態，ii）脊柱および胸郭の疾病，四肢，骨，関節の疾患および異常の有無，iii）視力および聴力，iv）眼の疾病および異常の有無，v）耳鼻咽頭疾患および皮膚疾患の有無，vi）歯および口腔の疾病および異常の有無，vii）その他の疾病および異常の有無．以上の各項目である．その詳細については学校保健法施行規則に記載されている．

2）児童・生徒・学生の定期健康診断：学校長あるいは学校設置者の責任のもとに毎年6月30日までに実施する．さらに必要がある時，たとえば，感染症や食中毒の発生時，結核・寄生虫病その他の疾患の有無を知る必要があるとき，卒業時など，臨時に必要な事項について健康診断を行うように決められている．

学校保健安全法に決められた定期健康診断の項目は次のようなものである．i）身長および体重，ii）栄養状態，iii）脊柱および胸郭，四肢，骨，関節の疾患および異常の有無，iv）視力および聴力（聴力検査は幼稚園児，小学1～3年生，5年生，中学1，3年生，高校1，3年生），v）眼の疾患および異常の有無，vi）耳鼻咽頭疾患および皮膚疾患の有無，vii）歯および口腔の疾患および異常の有無（むし歯，歯周疾患，歯列・咬合異常など），viii）結核の有無（胸部X線間接撮影は高校および大学新入生のみ）：2012年（平成24年）4月1日の文部科学省の学校保健安全施行規則の改正によって，教育委員会に設置された結核対策委員会の意見を聞くことなく精密検査を行うことができるとした．ix）心臓の疾患および異常の有無（心電図検査は小・中・高校入学時），x）尿検査，xi）その他の疾患および異常の有無．

この他に肺活量，背筋力，握力などの機能検査を項目の中に加えてもよ

い．なお，2016年度（平成28年）から寄生虫検査，座高測定の必要性が見直され削除された．そして四肢の状態が追加された．

大学（短期大学を含む）における定期健康診断の場合は，検査項目に特例が設けられており，a）座高，c）脊柱および胸郭の疾病および異常の有無，d）視力，色覚および聴力，g）歯および口腔の疾患および異常の有無，j）尿検査，k）寄生虫卵の有無については，検査の項目から除くことができ，これらの検査を実施するか否かは大学当局の運営に委ねられている．ただし，検尿については腎臓疾患の早期発見の目的から，受検率を高めるよう努力することが望ましいとされている．検査の方法ならびに技術的基準については，学校保健法施行規則に従って行う．小学校で義務付けられていた色覚検査が2003年度から定期健康診断から削除された．保護者の同意があれば今でも色覚検査はできるが，希望調査すら実施していない学校がほとんどという．しかし，就職健康診断で，色覚異常の有無を求める企業・施設が，一部ではあるが存在する．ことに服飾・デザイン関係や医療機関，運輸関係に多い．

臨時の健康診断については，次のような場合に，特に必要と認めるならば，随時必要な検査項目について行う．

a）伝染性感染症または食中毒が発生したとき．

b）風水害などにより，感染症発生の恐れがあるとき．

c）夏期休暇の直前　または直後．

d）結核や寄生虫病，あるいはその他の疾病について検査の必要性を認めるとき．

2009年（平成21年）4月からメキシコおよび米国から始まった新型インフルエンザの流行後，学校での感染拡大を防ぐ方法として臨時休校，学級閉鎖，うがいや手洗いの励行などにより，やがてこの感染は沈静化し，平成23年4月1日以降は「インフルエンザ（H_1N_1）2009」として通常の季節性インフルエンザとなった．

2007年（平成19年）に高校生や大学生を中心に麻疹が大流行した．学内の対策として，麻疹の予防接種を，未接種者や未罹患の者に積極的に実

施するように勧奨している．2016年8月から9月にかけて，関西国際空港や兵庫県の保育園で麻疹の集団感染が発生し，その後，関東地方でも報告が相次いでいる．カンボジア，モンゴル，マレーシア，シンガポールなどで流行しており，免疫のない若い人では注意が必要で，ことに流行地に旅行するときには気をつける．

3) 職員の健康診断：学校設置者が責任者となって，毎年定期的に行う．検査項目，検査方法および技術の基準については，学校保健法施行令・施行規則に従って実施する．検査の主要な項目は次のとおりである．i) 身長および体重（省略可），ii) 視力および聴力，iii) 結核の有無，iv) 血圧（水銀血圧計の使用は不可），v) 尿検査，vi) 胃の疾病および異常の有無（原則40歳以上で40歳以下は任意，40歳以上でも妊娠中の女子は除く），vii) 貧血検査，肝機能検査，血清脂質検査，心電図検査（35歳および40歳以上），便潜血反応など，viii) その他の疾病および異常の有無，ix) 喫煙者においてはその本数に応じて喀痰検査を実施する．

職員の健康診断については，労働安全衛生法に準拠して実施する．2014年（平成26年）6月に労働安全衛生法が改正・公布された．その骨子は，①特別規則対象外の化学物質のリスクアセスメントの義務化，②ストレスチェックおよび必要な場合は面接指導を義務化，③受動喫煙防止のための適切な措置の義務化，④重大な労働災害を繰り返す企業などへの改善勧告，公表制度の創設などである．国家公務員については，人事院規則に基づいて実施される．検査項目が次々に追加されてきて，たとえば40歳以上の職員で便潜血反応，喫煙者における喀痰検査などが加わった．教職員のうちで結核患者や結核を発病する恐れがある者については，X線直接撮影および喀痰検査を行い，さらに必要な内科的検診や検査を追加して行う．さらに，健康にとって危険な作業に従事する者については，特別定期健康診断を実施するように義務づけられている．検査の対象となる業務は次のようなものである．

a) 放射線，紫外線，超音波，タイプ，重量物運搬，調理・配膳，計器監視などの業務従事者．

b）粉じん，騒音，振動，異常気圧などの業務従事者．

c）高熱・低温物体の取扱業務，深夜作業，病原体などの業務従事者．

d）自動車などの運転業務従事者．

e）VDT 作業従事者．

f）海外渡航時（6ヵ月以上）

d. 事後措置

　健康診断の結果に基づく事後措置として，3週間以内にその結果を保護者に知らせて，必要にして十分な処置を行うように規定されている．事後措置の内容は，次のような項目である．ⅰ）疾病の予防措置を行う，ⅱ）必要な医療を受けるように指示する，ⅲ）必要な検査，予防接種などを受けるように指示する，ⅳ）療養に必要な期間，休学するよう指導する，ⅴ）養護学校への就学，または特殊学校への編入について指導と助言を行う，ⅵ）学習または運動・作業の軽減，停止，変更などを行う，ⅶ）修学旅行，対外運動競技などへの参加を制限する，ⅷ）机または腰掛けの調整，座席の変更および学級編成において適正に処理する，ⅸ）その他，発育，健康状態などに応じて適当な保健指導を行う．

　小・中学校の児童生徒が伝染性疾患や，あるいは学習に支障をきたす疾病にかかって，治療費の払えない場合がある．たとえば，生活保護を支給されている所帯の児童などに対し，いわゆる学校病として次のような疾病に限って地方公共団体は医療に必要な経費を援助することになっている．

①トラコーマおよび結膜炎

②白癬・疥癬および膿痂疹

③中耳炎

④慢性副鼻腔炎

⑤むし歯（乳歯では抜歯により，永久歯ではアマルガム充填または銀合金インレーによりそれぞれ治療できるものに限る）

⑥寄生虫病（虫卵保有を含む）

B．感染症の予防

　1999年（平成11年）4月から実施され，平成17年の一部改正，さらに平成18年の施行規則の改定，平成21年，平成24年にも一部改正・見直しが行われた．学校で予防する必要がある感染症の種類としては次のような病気が挙げられている．

　1）第一種感染症：結核を除く感染症法の第1類，第2類の疾患が相当し，治癒するまで出席を停止する．患者が発生した時には，原則として入院措置をとり，直ちにまん延を予防する措置を講じる．

　2）第二種感染症：飛沫感染をするため，学校において流行する可能性が高い感染症で，出席停止の基準は感染性が認められなくなるまでとなっている．したがって個々の感染症によって対応が異なる．

　インフルエンザ：発症後5日を経過し，かつ解熱後2日（幼児にあっては3日）を経過するまで．

　百日咳：特有の咳が消失するまで，または5日間の適正な抗菌性物質製剤による治療が終了するまで．

　麻疹：解熱した後3日を経過するまで．

　流行性耳下腺炎（おたふく風邪）：耳下腺，顎下腺または舌下腺の腫脹が発現した後5日を経過し，かつ，全身状態が良好になるまで．

　風疹：紅斑性発疹が消失するまで．

　水痘：すべての発疹が痂皮化するまで．

　咽頭結膜熱（プール熱）：主要症状が消退した後2日が経過するまで．本症はアデノウイルスの感染により高熱，頭痛，咽頭痛，結膜炎症状が数日間続く．空気感染のほかにタオルや水道の蛇口などからも感染する．最近はプール開き直後から大流行がみられる．

　結核：伝染のおそれがなくなるまで．精密検査に関する変更は前に触れた．

　髄膜性菌性髄膜炎：症状により学校医その他の医師において感染のおそれがないと認められるまで．

　3）第三種感染症：腸管出血性大腸菌感染症，流行性角結膜炎，急性出

血性結膜炎，およびその他の感染症：伝染のおそれがなくなるまで．

第三種感染症は，特に学校で発生してまん延しやすい感染症のため，学校としての対策が必要である．「その他の感染症」としては溶連菌感染症，ウイルス性肝炎，手足口病，伝染性紅斑，ヘルパンギーナ，マイコプラズマ感染症，流行性嘔吐下痢症，アタマジラミ，伝染性軟疣属腫（水いぼ），伝染性膿痂疹（とびひ）などがある．さらに平成18年よりコレラ，細菌性赤痢，腸チフス，パラチフスが追加された．学校で流行が起こった場合，その流行を防ぐため，必要があれば学校長が学校医の意見を聞いて適切な措置をとる．

児童・生徒を感染源と呼び，感染しやすいかどうかは感受性がそれぞれ異なるために，易感染性の予測は難しい．免疫力のある者は感染に対して抵抗力が高い．感染症のまん延には，感染源，感受性，伝染経路の三つのルートのうちのどこかを断てば，まん延をくい止めることが出来る．学校のように集団生活をし，衛生観念の比較的低い幼児・児童・生徒においては，保護者は勿論，教師，学校医などが日常的に十分その対策を講じておく必要がある．

a．感染源に対する対策

病原体を保有し，周囲の健康な人に感染させる源となるのは，発病している患者だけでなく，病原体を保有していても一見健康に見える保菌者，すなわち健康保菌者も感染源としては重要である．時には動物を介して感染が広まることもある．学校への出席を停止する期間のおおまかな基準が示されている．

校長は，第一種もしくは第二種感染症患者と同居している者，またはこれらの感染症にかかっている疑いがある者については，予防処置の実施状況によって，学校医やその他の医者が，伝染のおそれがないと認めるまでは出席を停止させることができる．消毒その他の事後措置を適宜行うことはいうまでもない．

第一種または第二種感染症が発生した地域から通学する者については，その発生状況により，必要と認めたときには学校医の意見を聞いて，適当

な期間を出席停止にさせることができる.

第一種または第二種感染症の流行地を旅行した者については，その状況によって必要と認めたときには，学校医の意見を聞いて適当と認める期間出席を停止させることができる.

出席停止については，法に基づいて報告する必要がある．報告の内容は，次の事項を記載した書面をもって行う.

1. 学校の名称.
2. 出席を停止させた理由およびその期間.
3. 出席停止を指示した年月日.
4. 出席を停止させた児童，生徒，学生または幼児の学年別人員数.
5. その他参考となる事項.

b．感染源としての保菌者に対する対策

前項に含まれる疾患群で，回復期にあるがまだ菌を保有している者，無症状に経過している健康保菌者，感染後もまだ発症していない潜伏期にある保菌者も含まれる．これらの者に対しては，学校長がしかるべき出席制限，消毒，その他適当な処置を行う.

c．感染者に接触した者に対する対策

感染者に接触した者は，その病気の潜伏期が経過するまでは，出席停止を含めて，十分な行動の制限，健常者との接触について注意する必要がある．ことに第一種感染症では，接触者も一定期間隔離が必要なこともある.

第一種，第二種感染症の発生・流行地域から通学している者については，その発生状況によって必要と認められるときには，学校長は学校医の意見に従って，適当な期間出席を停止させることができることはすでに述べた．インフルエンザなどの大流行がみられた時などには，一時的に学級閉鎖，学校閉鎖などの措置がとられることもある．臨時休校の基準については，感染症の種類や，地域での流行状況などが一様でないため，一律には定められていない.

d．感染源となる動物などの駆除対策

感染症の発生した時はもちろんのこと，平常から学校の衛生環境には注

意が必要である．ことに学校給食による感染症の集団発生には常日頃から厳重な注意が求められる．

患者が発生した時には，発病者の隔離，出席停止措置，学校長は地区教育委員会にその事実を報告する．また，感染や汚染の恐れのある場所や器具などの消毒，感染予防のための予防接種などの措置が迅速に行われなければならない．またその時期に，十分な保健教育を行うことも大切なことである．

予防接種とは，種々の感染症に対し弱毒化した菌体，死滅化した菌体，毒素などの抗原を注射などで接種して，その病原体に対して免疫を獲得することを目的に行うものである．現在，日本で法律に基づいて行われている予防接種の一覧を，表48に挙げた．先進諸国に比べて公的接種ワクチンの種類が少なく，いわゆるワクチン・ギャップが問題となっている．2013年（平成25年）3月に予防接種法の改正が行われ，新たにA類疾病にHib感染症，小児肺炎球菌感染症，ヒトパピローマウイルス感染症，B類疾病に高齢者肺炎球菌ワクチンの接種が可能となった．これらの接種法の多くは皮内または皮下注射によるが，現在，ポリオについては，厚生労働省の薬事・食品衛生審議会の部会が2012年4月に，ウイルスの病原性をなくした不活化ポリオワクチンの製造販売を承認し，同年9月1日から導入され，公費で経口投与が始まった．生ワクチンは病原性が残っているため，副作用が問題となっていた．平成23年Hibワクチン，小児用肺炎球菌ワクチンなどによる副作用，すなわち少数例ながら死亡例や接種した局所の疼痛などが報告されている．ヒトパピローマウイルス（HPV）に関しては，2010年厚生労働省が「ワクチン接種緊急促進事業」により，対象ワクチンに子宮頸がん予防ワクチンを追加し，接種事業を助成した．これにより，2013年（平成25年）3月31日までは，事業の対象者（おおむね中学1年生から高校3年生相当の女子）は無料もしくは低額で接種を受けられた．2013年4月1日以降も予防接種法に基づく定期接種としての接種は続けられていた．その後，接種のあと体中の痛みや体調不良を訴えるケースが多数報告され，後遺症が残った例もでたことから，厚生労

266　Ⅶ　学校保健

表 48　予防接種の種類と接種時期

種　類	接種の時期	法　律
定期予防接種：A 類疾病		
種　痘	当分接種を行わない	
ジフテリア 百日咳　（DTP 混合ワクチン） 破傷風	Ⅰ期：生後 3 〜90ヵ月未満 Ⅰ期追加：Ⅰ期初回接種終了後 6ヵ月以上の間隔を置く Ⅱ期：満 12 歳（DT トキソイド）	予防接種法
急性灰白髄炎（ポリオ）	生後 3 〜90ヵ月未満（6 週間以 上の間隔で 2 回経口投与）	
麻疹　（MR ワクチン） 風疹	Ⅰ期：生後 12〜24ヵ月未満 Ⅱ期：小学校入学前 1ヵ年（既 に麻疹または風疹に罹患した者 は未罹患のワクチンを単独接種）	改正感染症法
B.C.G.	原則として 6ヵ月未満児にツベ ルクリン反応なしで直接接種. 再接種は廃止	改正感染症法
Hib 感染症	生後 2 〜60ヵ月未満	改正予防接種法
小児肺炎球菌感染症	生後 2 〜60ヵ月未満	改正予防接種法
ヒトパピローマウイルス感染症	小学 6 年〜高校 1 年・女子	改正予防接種法
B 型肝炎	生後 2ヵ月より 3 回接種	改正予防接種法
臨時予防接種：流行または流行の恐れがあるとき：B 類疾病 　コレラ：特定な国に渡航するときに必要なことあり 　インフルエンザ：65 歳以上または他の疾患を有する希望者. 子 　　　　　　どもの接種は任意 　日本脳炎：流行時に希望すれば定期接種が可能 　ワイル病：任意 　その他発生・まん延を予防するために特に必要があると認められ 　る伝染病		予防接種法

働省は定期接種としての公費接種は継続するものの，全国の自治体に対し
て積極的な接種の呼びかけを中止した．そしてその後の接種率は激減した．
世界的にこのような副作用の報告はなく，WHO は HPV ワクチンを原因

として疑う根拠に乏しいと，日本の方針転換を疑問視している．

疾病予防としては，日頃から栄養面に注意して基礎体力をつけ，病気に対する抵抗力をつけておくことが望まれる．予防接種の多くは，約1週間間隔で，2〜3回に分けて接種される．これは重篤な副作用を避けるということが目的でなく，このほうが免疫能を高めるうえで有効なためである．したがって，途中で中断することなく，最後まで接種を受けなければならない．また，予防接種を受けてからその効果が発現するまでには，1〜2週間から2〜3ヵ月を要することを理解しておく必要がある．

予防接種は，1994年の法律改正で義務から勧奨に変わるなど大きな変更があった．厚生労働省の調査によれば，接種の対象が12〜15歳の女子から，乳幼児の男女を対象にするよう変更になった風疹では，経過措置の期間に乳幼児期を過ぎていて，風疹の接種受診率が12〜15歳の女子で低く，これらの女性が妊娠した時の風疹感染による先天性風疹症候群の増加が心配されている．

ポリオのワクチンは，対象者のほぼ全員が受けているが，現在は不活化ワクチンに変更され，定期接種となった．新たに導入されたジフテリア・百日咳・破傷風の混合ワクチンの接種率もかなり高い．予防接種の効果は，免疫能の未熟な子どもや，免疫能の低下した高齢者には特に有効な手段である．わが国の予防接種体制が国際水準にくらべて遅れているという指摘がなされているが，厚生労働省も最近やっとインフルエンザ菌b型（ヒブ），小児用肺炎球菌，ロタウイルス，子宮頸がんのワクチン接種を決めた．インフルエンザ菌b型（ヒブ）と小児用肺炎球菌ワクチンは0〜4歳児が対象である．子宮頸がんワクチンについては前に述べた．わが国での制度上の問題として，混合ワクチン製剤が少ないこと，また同時接種が控えられていることなど，子どもへの負担や経済的負担が大きいことが挙げられる．

伝染経路に対する対策としては，病原体によってその感染経路が異なり，接触による感染，昆虫媒介による感染，水による感染，土壌を介しての感染，食物による感染などが挙げられる．これらの感染ルートのいずれかを

268　Ⅶ　学校保健

遮断することが大切になる．このためにも日頃から保健衛生教育を十分に施すことが重要となる．代表的な感染ルートを挙げると，次のような疾病がある．

①接触感染—結核，インフルエンザ，百日咳などの空気感染，プール熱などの接触感染．

②経水感染—消化器系の伝染性感染症（赤痢，疫痢，コレラ），急性灰白髄炎，流行性肝炎（ウイルス性肝炎），泉熱，ワイル病，寄生虫症（鈎虫症，日本住血吸虫症）．

③経土感染—破傷風．

④食物感染—細菌性食中毒，寄生虫症，腸管出血性大腸炎．

⑤昆虫媒介感染—発疹チフス，日本脳炎，急性灰白髄炎．

　なお，腸管出血性大腸菌による集団食中毒の予防については，「家庭用衛生管理マニュアル」，「大量調理施設衛生管理マニュアル」および「食中毒処理要領」などを参照して，万全の対策をとることが望ましい．国立感染症研究所感染症情報センターが発表する「症候群サーベイランス」や，インターネットの感染症流行の情報を活用することも有用である．

C．学校の環境衛生管理

　学校施設として必要な機能および環境を確保するために，文部科学省は学校施設の①高機能かつ多機能で弾力的な学習環境の整備，②健康的かつ安全で快適な施設環境の確保，③地域の生涯学習やまちづくりの核としての施設の整備という基本的方針を挙げ，急激な社会の変化に対応するように努めている．

a．校地・校舎および運動場

　校地は児童・生徒の安全・衛生環境・交通の便などを考慮して選定する必要がある．シックハウス症候群の原因物質として，ホルムアルデヒド，トルエン，キシレン，パラジクロロベンゼンなど化学物質の定期的検査の実施と実態調査が行われており，総トリハロメタンの検査も含めて学校内での取り組みが始まっている．2004年2月からはエチルベンゼンおよび

スチレンの二つの物質が追加された．校舎は，その形状・構造・面積・採光・通風などはもちろんのこと，防寒・防暑・防音・防じんなどにも注意する．このような条件をクリアするためには，児童・生徒数に応じた敷地の広さ，校庭の整備，十分に広い運動場などが求められる．教室の採光も大事な項目である．図書館の充実もまた重要な事項である．運動場には水飲み場・手洗い場・足洗い場などの設備も整える必要がある．飲料水の水質検査などは，水道水を使用する場合には検査項目からはずしていいが，井戸水や学校専用の簡易水道水などを使用する場合には，十分な水質検査を定期的に行う．プールの設備についても，足洗い・シャワー・洗眼設備・うがい場などを完備し，空気中の二酸化炭素，塩素ガスの検査，照度の測定なども明確化した．運動場の芝生化も推進する方向にあるが，その維持・管理は簡単ではない．

b．体育館などスポーツ施設

最近は生涯学習の充実がさけばれ，それに伴って学校と地域とのコミュニケーションをはかる上でも，文教施設のインテリジェント化が望まれるようになった．また，2011年3月の東日本大震災と津波によって，児童・生徒の避難が遅れ，多くの犠牲者がでた一方で，学校が応急避難場所として果した役割も大きかった．学校がこのような役割を果たすためにも，校舎の耐震対策，防災機能の確保が急がれる．学校体育施設としても，健全な児童・生徒を育てるうえで，体育館やその他のスポーツ施設の整備は必要である．東京電力福島原発事故で放出された放射能汚染が原因で，運動場で遊び学べなかった被災地の子ども達にも，広い体育館が必要なことが痛感された．もちろん被災した学校の再建が必要なことはいうまでもない．運動場や学校周辺の汚染された表土の除染作業も急がれるべきである．

教科としての体育授業や保健体育に使用される他に，クラブ活動や運動部活動にもその施設が活用される必要があるが，さらに，施設を地域住民に解放することにより，地域住民の身近な生涯スポーツ活動の場としての役割が期待されている．この一方で，学校内や通学路周辺での凶悪犯罪を防ぎ，学校安全の点検・確保が求められる．

c．机・椅子・黒板（白板）

　最近は児童・生徒の身体的成長がほぼおさまり，机や椅子の高さの調整も大きな問題とはならず，学校保健安全法で座高検査を省略する動きがでている．黒板による白墨の粉じんは，教師のみでなく児童・生徒にも悪い影響が考えられるが，今後は白板の使用・普及が望まれる．

D．学校における健康教育の充実

　学校における健康教育の充実は異論のないところである．

　最近の学校を取りまく環境は，都市化，情報化，核家族化，少子化など社会環境の急激な変化によって，現在の子どもは体を動かすことも少なく，精神的ストレスも増大し，家庭内での教育環境の低下など，子ども達の心身の健全な発達に，さまざまな悪影響を及ぼしている．このような理由から，心身の健康の保持増進を図るために必要な知識および実行についての能力を習得させる教育，つまり健康教育がますます重要になる．

　生活習慣病の低年齢化が指摘されている現在，生涯を通じて健康で充実した生活を送るための基礎を培うことは大切なことである．学校保健，学校安全，学校給食などのほか「体育」，「保健体育」，「道徳」，「ボランティア活動」などの教育活動全体を通じて，正しいライフスタイルをこの時期に身につけることは重要なことである．

a．学校保健の充実

　文部科学省は学校保健法を2009年（平成21年）4月1日より学校保健安全法という名に変えた．学校保健分野の充実とともに学校安全に関する事項が加わった．児童・生徒の事故・災害を防止し，学校環境の安全整備，救急体制や危機管理，感染症などへの対策などが盛り込まれている．その要点を挙げると，次のような事項が重視されている．

　1）喫煙・飲酒・薬物乱用防止に関する指導の推進：この事項の詳細については第Ⅵ章を参照されたい．

　2）性に関する指導の充実：身体的発達の各段階における性に関する正しい科学的知識，性教育を行う．さらに性感染症，ことにエイズに関する

正しい知識を教育する.

3）学校歯科保健活動の推進：乳歯から永久歯に生え替わる6〜13歳の年齢期は，歯科保健にとって重要な時期である．歯科保健についての良い習慣を身につけるように努める.

4）定期健康診断の在り方の見直し：最近は生活習慣病の低年齢化など，児童・生徒の健康状態や疾病構造の変化がみられ，集団検診の技術的進歩などとも相まって，1987年度から学校における健康診断の在り方，内容についての見直しが行われた．すなわち，①尿糖検査の実施（任意），②心臓疾患および異常の有無に関する検査の際のエックス線検査の任意化，③視力検査の簡素化と色覚検査の省略，④小・中学校における結核検診の際の集団X線間接撮影の廃止などが主な改正点である.

5）児童生徒の健康状態サーベイランス事業（定点継続調査）

1991年度から，一定の地域の児童・生徒の健康状態を経年的に観察する定点継続調査を実施し，社会環境や生活様式の変化に伴う健康問題の実態を把握することに努めている.

6）心の健康に関する相談活動の充実

最近の子どもは，心因性の頭痛や腹痛，不快感などいろいろな症状を訴えて保健室を訪れるということは前に述べた.

適切なカウンセリングや心の健康に関する教育・保健指導などの必要性が指摘されている．思春期の悩みに対する支援事業も大切である.

7）学校環境衛生活動の推進

2009年4月の学校保健安全法に基づいて，学校環境衛生基準の改善・推進が行われたことは前に述べた．環境教育の一環として，ゴミ処理の際のリサイクルの促進などについての意識や関心を高める必要がある.

8）不慮の事故や傷害事故の防止

少・青年期の死亡原因として，不慮の事故や自殺が大部分を占めることはすでに述べたが，校内暴力や家庭内暴力，児童虐待への対応など多くの課題が残されている.

9）スポーツ医学，スポーツ障害に関する基本的知識の普及

272　Ⅶ　学校保健

10）学校保健に関与する教職員

　養護教諭，学校医，学校歯科医，学校薬剤師などの配置と内容の充実がはかられている．

E．学校における安全教育の充実

　安全教育は安全学習と安全指導とに分かれる．安全指導の中には，交通安全教育も含まれ，交通安全意識と交通マナーの向上に役立つ教育と実践を教える．近年の交通事故の増加などに伴う傷害や，急病の際の応急処置の知識や技能の習得，簡単な心肺蘇生術の実践なども大切である．1995年1月の阪神・淡路大震災や2004年10月の新潟県中越地震，2007年3月の能登半島地震，2011年3月の東日本大震災，さらには2016年4月24日，熊本県を中心に起こった震度7以上の大地震とその後の余震など，自然災害への対応も学んでおく必要がある．突発的な自然災害は，国・公・私立の幼稚園から大学の校舎の被害のみならず，休校や全国学力テストの中止など，甚大な影響がでた．このような教訓を活かし，防災教育も充実する必要がある．学校の管理のもとに置かれている児童・生徒などの災害によって生ずる医療費，障害見舞金，死亡見舞金などの支給を，その保護者に対して行う制度として災害共済給付制度がある．

　学校災害としては，挫傷，骨折，捻挫，挫創，切傷などが主要なものである．当然ながら突然死もこの給付制度の対象になる．

　学童の突然死については，独立行政法人日本スポーツ振興センターの調査がある．1999年（平成11年）から2008年（平成20年）までの10年間の突然死の発生状況は，年間35〜83件で推移しており，合計で567件，死亡全体の56.8％を占めていた．1993年（平成5年）から2002年（平成14年）までの10年間と比べると（全死亡438件，突然死数271件）大幅に減少している．日本体育・学校健康センターが調査したところによると，1981年の134件，1984年の155件がピークで，その後徐々に減少し，2004年は57件となっている．いずれにしても年間に120〜150人程度で，その80％程度が心疾患を基礎疾患として持っている．先天性心疾患，心

筋症，不整脈などが比較的多い．2011 年の文部科学省の文部科学白書に
よると，今回の東日本大震災による死亡者数は，2017 年 12 月現在 1 万
5,894 人，行方不明者 2,546 人である．2012 年 7 月末までに幼稚園から大
学までの在学者の死者は 617 人，行方不明者は 111 人となっている．両親
ともに死亡または行方不明になった 18 歳未満の子どもは 229 人にのぼる
という．なお 2015 年（平成 27 年）2 月に報告された文部科学省の委託事
業「学校事業対応に関する調査研究・調査報告書」によれば，突然死 152
件の内訳は，授業中 42 件，通学中 9 件，休憩時間中 26 件，特別活動 13
件，学校授業 8 件，部活動 48 件，寄宿舎内 4 件，課外活動 1 件，不明／
未回答 1 件であり，授業中と部活動が多数を占めた．AED の適正配置の
必要性が指摘されている．

F．学校給食の充実

　学校給食は児童生徒の心身の健全な発達を目指し，1954 年度に学校給
食法が制定された．児童生徒の心身の健康や発達に役立ち，さらに国民の
食生活の改善に寄与する目的で，学校教育活動の一環として実施されるよ
うになった．食事内容の充実やその方法の改善が加えられ，米飯給食の推
進も行われている．1992 年度に「学校給食指導の手引き」が全面的に改
訂され，①食事内容が一層多様化してきていること，②食事環境の改善が
進んでいること，③児童・生徒の新しい健康問題（肥満傾向，食物アレル
ギー，やせ願望による少食化）に対処するため，個人個人への対応が必要
なこと，④給食指導をより効果的に進めるため，学校栄養職員の研修会な
どへの積極的な参加が求められている．2005 年 4 月から栄養教諭制度が
始まり，同年 7 月には食育基本法が施行された．2006 年 3 月からは食育
推進基本計画がスタートした．食育に関する関心を高め，朝食を食べない
子どもをなくし，その他の若者でも朝食をとる者を増やすことをうたって
いる．また学校や家庭における食育の推進，食品の安全性についての知識
の普及，食文化の継承なども触れられている．1954 年（昭和 29 年）に制
定された学校給食法が 2008 年（平成 20 年）6 月に初めて改正され，翌年

4月から施行された．その骨子は，年齢別の摂取カロリーの設定，塩類・ビタミンを含む栄養バランスの基準範囲の設定，地場産物の活用などである．学校給食の普及率は，小学校では98.8％，中学校では76.5％であり，2013年（平成25年）5月現在，約965万人の児童生徒が学校給食を受けている．

近年，学校を中心とする集団食中毒が全国的にまん延し，対応策として給食施設の改善，調理実施上の改善，学校給食関係者の意識改革などが進められている．特に今後は，ノロウイルスによる食中毒に注意が必要である．

G．高等教育機関の教育施設整備の充実

大学に関していえば，時代の変化に対応した教育研究基盤の整備充実をはかる見地から，教育・学術の振興，社会の国際化・情報化の進展，大学の地域への開放など，開かれた大学を目指していろいろな事業を遂行する必要がある．そのために施設の整備や老朽化・狭隘化した施設の改築および改修整備など，多くの課題をかかえている．キャンパスの再開発，移転統合なども進められており，省エネルギー・省資源対策の推進もなされなければならない．大学がより広いキャンパスを求めて郊外に移転し，都市中心部の活気が失われているという指摘もある．学問の府としての良好な環境で勉学・研究が推進されることはもちろん重要である．進学率の増加による学生数の増加は，今後は18歳人口の減少で避けられるが，一方では留学生の増加もあり，彼らの快適な住居や生活環境を整えるには，官民ともに協力して，国際化社会でのわが国の貢献の実をあげなければならない．奨学金支給の問題も含めて検討すべき課題は多い．最近わが国の大学が，世界ランキングで低下してきているのは何故か，検証が必要である．

H．保健体育

文部科学省が2016年（平成28年）3月に公表した平成27年度の学校保健統計調査では，全国の国・公・私立の幼稚園，小・中・高校から，発

3 学校保健の内容 275

表 49 小・中・高校生における経年的身体発育の推移

男子身長（cm）						女子身長（cm）				
年度／年齢	1948年	1960年	1985年	2014年	2015年	1948年	1960年	1985年	2014年	2015年
8歳	117.4	121.9	127.5	128.0	128.1	116.4	121.1	126.9	127.4	127.3
11歳	130.4	136.2	143.2	145.1	145.2	130.8	138.1	145.5	146.8	146.7
14歳	146.0	155.1	163.8	165.1	165.1	145.6	150.7	156.3	156.4	156.5
17歳	160.6	165.0	170.2	170.7	170.7	151.4	153.7	157.6	157.9	157.9

男子体重（kg）						女子体重（kg）				
8歳	22.0	23.2	26.5	27.0	26.9	21.3	22.7	26.0	26.4	26.4
11歳	28.2	30.7	36.5	38.4	38.2	28.2	32.3	37.8	39.0	38.8
14歳	38.9	45.3	53.0	53.9	53.9	40.1	45.3	49.8	50.0	49.9
17歳	51.7	56.1	61.5	62.6	62.5	49.1	50.4	52.8	52.9	53.0

育状況については約70万人，健康状態について約335万人を抽出し，その成績を分析・報告している．表49に子ども世代（2015年），父母世代（1985年），祖父母世代（1960年）の成績を比較・表示した．8歳，11歳，14歳および17歳の男女児童生徒の2015年度の身長を親の世代と比較すると，父母世代と今の時代の子どもとの間には大きな差異はみられないが，祖父母との間には顕著な差異を認める．その理由としてもっとも考えられるのは，食糧・栄養の改善に尽きると思われる．最近，肥満児の増加が問題とされるが，表50に示したように，むしろ減少ないし変化がないように思われる．戦後この統計を取り始めた1948年度の成績と比較すると，身長・体重ともに著しい成長・増加がみられる．

視力は裸眼視力1.0未満の割合が，幼稚園で平成22年度26.43％，平成27年度26.83％（以下同じ），小学校29.91％，30.97％，中学校52.73％，54.05％，高等学校55.64％，64.79％であり，毎年わずかずつ増加している．喘息の割合は，前述の父母世代と現在の子ども世代を比較すると，幼稚園児が0.70％から2.14％，小学生が0.93％から3.95％，中学

276　Ⅶ　学校保健

表50　肥満傾向児の年次推移

男子肥満度 （%）	2006 年	2010 年	2014 年	2015 年	女子肥満度 （%）	2006 年	2010 年	2014 年	2015 年
8 歳	8.63	7.20	7.57	6.70	8 歳	7.41	6.90	6.24	6.31
11 歳	11.82	11.09	10.28	9.87	11 歳	9.95	8.83	8.56	7.92
14 歳	11.20	9.37	8.16	7.94	14 歳	9.20	7.89	7.68	7.14
17 歳	12.90	11.30	10.69	10.22	17 歳	9.67	8.14	8.25	7.75

（注）肥満度＝［実測体重（kg）－身長別標準体重（kg）］／身長別標準体重（kg）× 100
　　　（%）：肥満度 20 % 以上の者の割合

生が 0.67 % から 3.00 %，高等学校で 0.24 % から 1.93 % と，各年代で増加傾向が明らかである．環境の悪化が影響している可能性が否定できない．

　むし歯の被患率は幼稚園 36.23 %，小学校 50.76 %，中学校 40.49 %，高等学校 52.49 % で，いずれも低下傾向が顕著である．

　1983 年度から毎年 5 月〜10 月にかけて小学生から大学生（6 歳〜19 歳）ならびに成人を対象に，基礎体力の測定が行われている．6 歳〜11 歳は，①握力，②上体起こし，③長座体前屈（膝を伸ばして床に座り，背中を壁などに付けた状態から指先を前に押し出すようにする動き），④反復横とび，⑤ 20 m シャトルラン（往復持久走），⑥ 50 m 走，⑦立ち幅跳び，⑧ソフトボール投げが行われ，12 歳から 19 歳では①から④までは同じ種目で，⑤持久走，⑥ 20 m シャトルラン，⑦ 50 m 走，⑧立ち幅跳び，⑨ハンドボール投げの記録を調べている．2014 年度の調査結果からわかったことは，基礎的運動能力である走力，跳力，投能力などは，ほぼ横ばいか，やや向上していた．しかし，握力とボール投げの成績は下がっていた．一方で，以前と比べて女子の体力向上が著しかった．

　法令改正で 1996 年から初めて実施された心電図検査は，2015 年度の成績では，幼稚園児 2.35 %，小学生で 2.35 %，中学生で 3.17 %，高校生で 3.33 % が心電図検査で異常を指摘されている．

VIII 将来への展望
―健やかな生活を求めて

　わが国は，21世紀には間違いなく世界一の超老齢社会に突入する．高齢化に伴ってみられる重大な変化は，少子化による労働人口の減少である．高騰するわが国の医療費，特に老人医療費の延びは顕著なものがある．医療保険制度や介護保険制度が将来どのように推移するのか定かではないが，負担するのは働き盛り世代，すなわち現在の青・壮年者である．疾病構造の変化は，社会構造や文明の進歩につれて変化してきている．たとえば，第2次大戦後の栄養状態の劣悪な時代には，肺結核に代表される結核症が死亡原因の第一位であった．その後，栄養をはじめとする結核に対する予防，治療法が進歩して結核は激減した．しかし，最近になって若者や老人の間に結核患者が再び増加してきている．さらに，社会全体の衛生環境が改善される一方で，新しい重篤な感染症の流行など，誰もが考えていなかった事態が発生してきた．1996年度に全国的にみられた病原性大腸菌「O-157」の集団発生がある．さらに最近では，ノロウイルスの集団感染や鳥インフルエンザ，新型インフルエンザ，デング熱，重症熱性血小板減少症候群，ジカウイルス感染症などのウイルス変異によるパンデミックな流行が危惧される．この他にも世界的な規模でみられるようになった死亡率の高い新興・再興感染症のまん延がある．すなわち，エイズやエボラ出血熱，米国における西ナイル・ウイルス感染症などがその例である．

　疾病の病因解明は分子レベルで進んだが，新たに倫理的な問題を提起した．医学の進歩によって恩恵を受けるばかりでなく，社会的な差別や脳

VIII 将来への展望—健やかな生活を求めて

死の問題のような重い課題が，医療関係者のみでなく，一般の人にも身近な問題となってきた．

地球温暖化や大気汚染，オゾン層の破壊などの環境破壊は，直接的に健康に対して影響を与える．このような問題は，世界的な取り決めによって解決が図られなければならない．

喫煙，飲酒，シンナーや不法な薬物を使用する若者の低年齢化が懸念されている．このような風潮は国際的な問題であり，性犯罪や暴力犯罪などが増加する原因として捉えられなければならない．性行為感染症（STD）の低年齢化の懸念も広がっている．若い世代からの「健康教育」の重要性が指摘されなければならない．

食糧が豊富になり，栄養問題は解決されたかにみえたが，文明が進化して，運動不足や飽食による肥満症，高血圧や心臓病，糖尿病，高尿酸血症など，いわゆる生活習慣病が新たな問題となってきた．高齢化に伴う骨粗しょう症による骨折，老人性認知症などによる「寝たきり老人」の増加は医療費の高騰につながるし，自分自身の問題として考えても，老後の生活不安の根源をなすものである．若い間からいわゆる生活習慣病をきたさないようなライフスタイルの確立と，健康増進に努めることは，社会的な使命である．一方で，世界では飢餓に苦しむ人たちが，いまだに多くいることも事実である．

情報化，高度化した複雑な管理社会に生きるとなれば，個人的にも多くのストレスがかかる．テクノストレス症候群という新しい病態は，人間対人間の関係から，人間対器械という新しい疾病構造をつくりだした．そして「こころの問題」を抱える人が増える状況は整っているといえる．がんの克服は人類最後の残された課題である．PETやCT，MRIなど画像診断技術，遺伝子診断の進歩，化学療法，分子標的療法，がんワクチンの開発研究も進んでいる．ワクチンによる予防，ES細胞やiPS細胞の臨床応用が将来への明るい希望を与えてくれることを期待する．

このテキストが，将来の自分自身の健康問題のみならず，わが国の社会がより良い方向にむかう礎として，多少の貢献をすれば喜ばしい．

参考文献

1) 宮田尚之：私の健康観，宮田教授退官記念事業会編，1974

2) Dyerberg J, et al：Eicosapentaenoic acid and prevention of thrombosis and atherosclerosis? Lancet 2：117-119, 1978

3) Hennekens CH, et al：Lack of effect of long-term supplementation with beta carotine on the incidence of malignant neoplasms and cardiovascular disease. N Engl J Med 334：1145-1149, 1996

4) Omenn GS, et al：Effects of a combination of beta carotine and vitamin A on lung cancer and cardiovascular disease. Engl J Med 334：1150-1155, 1996

5) J. グッドマン：タバコの世界史．和田光弘，森脇由美子，久田由佳子訳：平凡社，東京，1996

6) U. S. Public Health Service：Smoking and Health. Report of The Advisory Committee to the Surgeon General of the Public Health Service. U.S. Department of Health, Education, and Welfare. Public Service Publication, No.1103, 1964

7) 和田　直編：喫煙と大気汚染の医学．金原出版，東京，1970

8) 厚生の指標　国民衛生の動向. 2011/12 年，第 58 巻 第 9 号，2011, 2015/16, 第 62 巻 第 9 号，2015, 2016/17, 第 63 巻 第 9 号，2016, 2017/18, 第 64 巻 第 9 号，2017, 厚生労働統計協会，東京

9) 平山　雄：予防ガン学．その新しい展開．メディサイエンス社，東京，1987

10) 平山　雄：喫煙と死亡率．病態生理 7：695-705, 1988

11) 平山　雄：タバコと心臓病．循環科学 10：472-476, 1990

12) 一杉 正治：タバコと禁煙．臨床成人病 22：57-63, 1992

13) 健康と喫煙（喫煙と健康問題に関する報告書）厚生省編：健康体力づくり事業財団発行，東京，1987

14) 浅野 牧茂：たばこの健康学．大修館書店，東京，1987

15) Gong YL, et al：Cigarette smoking in China. Prevalence, characteristics, and attitudes in Minhang district. JAMA 274：1232-1234, 1995

16) Weng XZ, et al：Smoking prevalence in Chinese aged 15 and above. Clin Med J (Engl) 100：886-892, 1987

17) Cheng IS, et al：Tobacco smoking among 847 residents of East Beijing, People's Republic of China. Asia Pac J Public Health 4：156-163, 1990

18) Yao CH, et al：Risk factors of cardiovascular diseases in Beijing. Clin Med J (Engl) 101：901-905, 1988

19) Vartiainen E, et al：Mortality, cardiovascular risk factors, and diet in China,

Finland and the United States. Public Health Rep 106 : 41-46, 1991

20) Qun WW, Dobson AJ : Cigarette smoking and sick leave in an industrial population in Shanghai, China. Int J Epidemiol 21 : 293-297, 1992

21) Chapman S : Tobacco control. Br Med J 313 : 97-100, 1996

22) Wolf PA, et al : Cigarette smoking as a risk factor for stroke. JAMA 259 : 1025-1029, 1988

23) Abbott RD, et al : Risk of stroke in male cigarette smokers. N Engl J Med 315 : 717-720, 1986.

24) Olds DL, et al : Intellectual impairment in children of women who smoke cigarettes during pregnancy. Pediatrics 93 : 221-227, 1994.

25) Olds DL, et al : Prevention of intellectual impairment in children of women who smoke cigarettes during pregnancy. Pediatrics 93 : 228-233, 1994

26) 喫煙と健康（喫煙と健康問題に関する報告書）第2版，保健同人，東京，1993

27) Fontan ETH, et al : Environmental tobacco smoke and lung cancer in nonsmoking women. A multicenter study. JAMA 271 : 1752-1769, 1994

28) 小泉武夫：酒の話，講談社現代新書，東京，1992

29) 「アルコールと健康」研究会編：お酒の健康科学，金芳堂，京都，1996

30) 特集：アルコール関連問題．保健の科学 34 巻 11 号，1992

31) Renaud S, de Lorgeril M : Wine, alcohol, platelets, and the French paradox for coronary heart disease. Lancet 339 : 1523-1526, 1992

32) Rimm EB, et al : Prospective study of alcohol consumption and risk of coronary disease in men. Lancet 338 : 464-486 1991

33) Lazarus NB, et al : Change in alcohol consumption and risk of death from all causes and from ischaemic heart disease. Br Med J 303 : 553-556, 1991

34) Colditz GA, et al : Moderate alcohol and decreased cardiovascular mortality in an elderly cohort. Am Heart J 109 : 886-889, 1985

35) Moore RD, Pearson TA : Moderate alcohol consumption and coronary artery disease. A review. Medicine 65 : 242-267, 1986

36) Yano K, et al : Coffee, alcohol and risk of coronary heart disease among Japanese men living in Hawaii. N Engl J Med 297 : 405-409, 1977

37) Rhoads CG, et al : Coronary risk factors and autopsy findings in Japanese-American men. Lab Invest 38 : 304-311, 1978

38) 平山　雄：アルコールと発癌，臨床成人病 22：511-517，1992

39) 海外渡航の疾病予防と対策．海外赴任および旅行者のために．臨床成人病 第 11 巻 増大号，1996

40) 厚生省保健医療局・エイズ結核感染症課監修，小早川隆敏編著：感染症マニ

ュアル―その予防と対策―．マイガイア KK，東京，1996

41) 特集・感染症 '99「感染症新法」下における感染症への対応．日本内科学会雑誌 88(11)，1999

42) White NJ, Noste F：Advances in chemotherapy and prophylaxis of malaria. Current Opin. Infect. Dis. 6：323-330, 1993

43) WHO malaria Unit：Global malaria control. WHO Bull 71：281-284, 1993

44) Zastrow K-D, et al：Reisekrankheit Malaria-Einschleppungen nach Deutschland. Gesundh Wes 55：136-139, 1993

45) Center for disease control and prevention：Estimates of future global tuberculosis morbidity and mortality. MMWR 42：961, 1993

46) 厚生労働白書．生涯にわたり個人の自立を支援する厚生労働行政．平成 13 年版，厚生労働省／監修，ぎょうせい KK，東京，2001

47) Hedberg CW, et al：An international foodborne outbreak of Shigellosis associated with a commercial airline. JAMA 268：3208-3212, 1992

48) 森下玲児ほか：大学における輸入感染症―最近経験したマラリア症例を中心に―．第 32 回全国大学保健管理研究集会報告書．511-515，1994

49) 森下玲児：国立大学等保健管理施設協議会編：海外渡航時の健康管理．学生と健康 改訂第 2 版，南江堂，東京，p. 34-37, 2001

50) 竹本泰一郎・齋藤寛編：公衆衛生学．第 2 版，講談社サイエンティフィク，東京，1994

51) 万木良平：環境適応の生理衛生学，朝倉書店，東京，1989

52) Miller PM, et al：Drinking, smoking, and illicit drug use among 15 and 16 year olds in the United Kingdom. Br Med J 313：394-397, 1996

53) Webb E, et al：Alcohol and drug use in UK university students. Lancet 348：922-925, 1996

54) Lowry, R, et al：The effect of socioeconomic status on chronic disease risk behaviors among US adolescents. JAMA 276：792-797, 1996

55) Stunkard AJ：The pain of obesity. Writers House INC., New York, NY, 1976

56) 高橋三郎，花田耕一，藤縄昭訳：DMS-III-R 精神障害の分類と診断の手引き．医学書院，東京，1988

57) 学生のメンタルヘルスに関する特別委員会編：大学におけるメンタルヘルス～教職員のためのガイドブック～，国立大学保健管理施設協議会，1992

58) 長谷川和夫ほか：老人の痴呆審査スケールの一検討．精神医学 16：956-969，1974

59) 加藤伸司ほか：改訂長谷川式簡易知能評価スケール (HDS-R) の作成．老年精神医誌 2：1339-1347，1991

60) 山下　格：[新版] 精神医学ハンドブック. 医学・保健・福祉の基礎知識. 日本評論社, 東京, 1997

61) 平成 5 年度　我が国の文教施策「文化発信社会」に向けて, 文部省編, 1993

62) Youth Risk Behavior Surveillance-United States（YRBSS）, 1993, MMWR 44：1995

63) 特別企画　大震災とこころのケア. こころの科学, 65：16-87, 1996

64) 放射線安全管理の実際. 日本アイソトープ協会編集・出版, 2006 年 3 月

65) 日本アイソトープ協会：CT における患者線量の管理. 丸善, 2004

66) 西澤かな枝ほか：CT 検査件数及び CT 検査による集団実効線量の推定　日医放会誌　64：151-158, 2004

67) 石口恒男：CT と X 線被曝. 日本医師会雑誌 第 134 巻 第 9 号, 1732, 2006

68) Eaton, DK, et al：Youth Risk Behavior Surveillance...United States, 2005, MMWR, June 9, 2006, P.1-108.

69) 特集：わが国の予防接種の現状と今後. 日本医師会雑誌 第 135 巻 第 10 号, 2007

70) 日本高血圧治療ガイドライン作成委員会：高血圧治療ガイドライン 2009（JSH 2009）日本高血圧学会 編　ライフサイエンス出版, 2009

71) 朝日新聞特別報道部著：プロメテウスの罠, Gakken, 東京, 2012 年

72) 広瀬　隆：第二のフクシマ, 日本滅亡. 朝日新聞出版, 2012 年 2 月

73) Nair H, et al：Global burden of respiratory infections due to seasonal influenza in young children：a systematic review and meta-analysis. Lancet 378：1545-1555, 2010

74) http://www.mhlw.go.jp/

75) http://www.mext.go.jp/

76) http://www.soumu.go.jp/

77) http://www.who.int/

78) http://www.cdc.gov/

79) http://www.nih.go.jp/

80) http://www.wada-ama.org/

81) http://www.cnpp.usda.go.jp/

82) http://www.Kurihama-alcoholism-center/

83) https://forth.go.jp/

84) https://idsc.nih.go.jp/

85) https://www.e-stat.go.jp/

86) https://www.alic.go.jp/

87) http://www.memorva.jp/

88）http://tokuteikenshin-hokensidou.jp/news/2016
89）http://www.maff.go.jp
90）http://list.wada-ama.org/
91）https://www.oecd.org/edu/
92）http://www.meti.go.jp/
93）https://ja.wikipedia.org/
94）https://www.env.go.jp/
95）https://www.niid.go.jp/niid/ja/vaccine-j/

日本語索引

あ

アイデンティティ
225, 226, 233
悪性新生物 18, 39, 248, 254
悪性中皮腫 160
悪玉コレステロール 33
足尾銅山鉱毒事件 194
アスピリン喘息 185
アスベスト 160
アセトアルデヒド 76, 208
アトピー性皮膚炎 87, 181
アパシー 225
アメーバ赤痢 125
アルコール 76
　　　吸収と代謝 75
　　　効用とその害 77
アルコール依存症 80, 242
アルコール性肝炎 76
アルコール精神病 242
アルコール脱水素酵素 76
アルツハイマー型認知症
244
　　　診断基準 246
アルツハイマー病 204
アルデヒド脱水素酵素 76
アルマアタ宣言 9
アレルギー 180
アレルギー疾患の要因 183
アレルギー性鼻炎 184
安静時酸素摂取量 45
安全教育 272

い

硫黄酸化物 158
胃がん 18
医食同源 28
移植片対宿主反応 166, 181

イタイイタイ病 194
一次救命処置 55
一酸化炭素 159
1類感染症 95
遺伝子組み換え食品 92
遺伝子工学 195
遺伝子診断 196
遺伝子操作とその影響 209
遺伝子治療 202
遺伝子導入法 203
遺伝子病 195
医療被曝 172, 173
飲酒 216, 227
　　　効用と害 75
インスリン感受性 43
インスリン抵抗性 206, 208
インスリン非依存性糖尿
病 47, 48
インターフェロン療法 123
咽頭結膜熱 262
インフルエンザ
21, 151, 259, 262

う

ウイリアム・オスラー 4
ウイルス 135
ウイルス性肝炎 100, 122
ウイルス性出血熱 95
ウイルスベクター 196, 202
ウェルニッケ・コルサコ
フ症候群 244
うつ状態 238
うつ病 238, 251
　　　診断基準 240
ウラン加工施設 168
運動強度 46
運動と突然死 54

運動療法 48

え

エイコサペンタエン酸 34
エイズ 6, 94, 115
エイズ関連症候群 121
栄養学 28
栄養摂取量 32
栄養バランス 33
エキノコックス症 104
エクスタシー 217
エジプト住血吸虫症 104
エタノールの薬理作用 80
エネルギー量 28
エボラ出血熱 113
エリスロポエチン 195

お

黄熱病 108
オウム病 135
オーバートレーニング症
候群 50
オゾン層 154, 192
オゾン層破壊 154, 193
おたふく風邪 262
温室効果ガス 154, 186, 191
温暖化防止 191

か

海外渡航時の健康管理 97
介護保険制度 14
外出恐怖 235
外傷性ストレス障害 235
貝原益軒 28
解離性障害 237
解離性同一性障害 237
カウンセリング 231

日本語索引　285

過換気症候群　86
覚せい剤　219, 229
学童の突然死　272
確率的影響　170
過呼吸症候群　225
過使用症候群　49
過食症　221
家族性アルツハイマー病
　　　205, 246
学校給食　255, 273
学校教育法　254
学校災害　272
学校における健康教育　270
学校の環境衛生管理　268
学校保健　253
　　意義と目的　254
　　沿革　254
　　充実　270
　　内容　256
家庭内暴力　233, 271
家庭内離婚　23
過敏性腸症候群　83
花粉症　184
カラ・アザール　112
カリニ肺炎　122
カロリー量　28
がん遺伝子　195, 199, 201
環境白書　91
環境ホルモン　161
肝硬変　54, 76, 122
患者一対照試験　60
感染型食中毒　137
感染症　91, 262
感染症新法
　　　106, 115, 143, 256
感染症の予防　262
肝臓がん　18
肝蛭症　103
冠動脈疾患　78
広東住血線虫症　104
カンナビス　217
カンピロバクター　135, 145

カンピロバクター属感染
　症　145
がん抑制遺伝子
　　　71, 195, 201, 203, 209

き
気管支喘息　184
記述疫学　59
寄生虫症　102
季節性インフルエンザ
　　　22, 259
基礎代謝量　45
喫煙　216, 227
　　健康への影響　69
　　病態生理　67
喫煙と健康　56
喫煙率　7, 27, 60, 63, 65,
　　　74, 217, 227
機能性胃腸症　84
気晴らし食い症候群　221
気分障害　237
救急蘇生法　55
急性アルコール中毒　242
急性呼吸促迫症　152
急性ストレス障害　225
狂牛病　129, 130
狂犬病　136
京都議定書　155
恐怖症性不安障害　235
拒食症　86, 220
ギラン・バレー症候群　145

く
熊本水俣病　194
クラミジア　135
クリプトスポリジウム症
　　　101
クリミア・コンゴ出血熱
　　　95
クロイツフェルト・ヤコ
　ブ病　129
クロストリジウム・ディ

フィシル　148

け
警告反応期　82
珪肺　160
ゲートウェイ・ドラッグ
　　　216
血液ドーピング　54
結核　8, 94
血管性認知症　245
健康科学　4
健康観察　256
健康キャリア　124
健康教育　3, 102, 270
健康寿命　28, 31
健康食品　3, 31
健康診断　257, 261
健康相談　257
健康づくり運動　26
健康日本21
　　　25, 31, 66, 74, 81

こ
公害病　158, 194
　　歴史　194
光化学オキシダント　159
光化学スモッグ　159, 192
後期高齢者　12
合計特殊出生率　15
高血圧　48, 84
　　運動療法　48
高血圧と遺伝子　208
膠原病　181
公衆被曝　173
甲状腺がん　166
合成麻薬　220
後天性免疫不全症候群
　　　6, 115
校内暴力　213
高比重リポ蛋白　44
高病原性鳥インフルエン
　ザ　150

高齢化	15, 216	自殺	250	食糧自給率	92
高齢化社会	15	脂質	29	女性アスリート3徴候	49
コカイン	217	脂質異常症	31, 37, 48, 81,	視力	258
五月病	225		128, 208, 247	新型インフルエンザ	
国際アルツハイマー病協会		シックハウス症候群	268		21, 95, 151, 259
	244	児童虐待	230	心気症	237
国際オリンピック委員会	50	自動体外式除細動器	55	心気性神経症	237
国際原子力機関	167	死の灰	163, 165	神経性過食症	221
国際糖尿病連合	7	脂肪肝	76	神経性大食症	221
国際放射線防護委員会	161	死亡率	18	診断基準	223
国民医療費	12	社会的入院	14	神経性無食欲症	220
国民栄養調査	7, 30	若年性認知症	246	診断基準	222
国連児童基金	116	社交不安障害	235	神経伝達物質	239, 241
骨髄移植	165, 176, 202	就学時健康診断	257	新興感染症	94, 153
骨粗しょう症	39, 47, 49	住血吸虫症	104	心疾患	18
予防	40	重症急性呼吸器症候群	151	腎症候性出血熱	110
骨軟化症	39, 156	重症熱性血小板減少症候		心身症	88
コホート研究	60	群	153	新生児死亡率	19
5類感染症	95, 96	熟年離婚	23	人畜共通感染症	105, 135
コレラ	98	出生率	15, 23	心的外傷後ストレス障害	
婚姻	22	出生前診断	197, 198		224
		出席停止	262, 264	シンナー	219, 278
さ		受動喫煙		じん肺症	159
細菌性下痢	97		7, 27, 57, 66, 72, 260	心肺蘇生術	55
再興感染症	94	寿命と遺伝子	209	じんま疹	180
最大運動	46	少子化	15		
最大酸素摂取量	46	小頭症	153	**す**	
最大脈拍数	46	脂溶性ビタミン	41	水痘	262
サルモネラ菌	137, 138	条虫	103	髄膜性菌性髄膜炎	262
サルモネラ菌による食中		情緒障害	255	睡眠病	111
毒	138	食育基本法	273	水溶性ビタミン	41
酸化窒素	159	食塩摂取量	18, 25, 42	スキンケア	182
三酸化硫黄	158	職業被曝	173	スチューデント・アパシ	
酸性雨	158, 187	食行動異常	86, 221	ー	225
三大感染症	94	食事と健康	28	ストレス	82, 253
三大死因	18, 94	食生活指針	33	ストレスチェック	82, 260
3類感染症	95, 139	食中毒	137	ストレスと健康	82
		食品医薬品局	57, 66	ストレスと疾病	82
し		食物アナフィラキシー	182	スピロヘータ	135
紫外線	41, 154, 159, 260	食物アレルギー	182	スポーツ	46, 48
ジカウイルス感染症	153	食物過敏症	182	スポーツ障害	48
しきい値	170, 177	食物繊維	36	スポーツの功罪	48

日本語索引 *287*

せ

生活習慣病	4, 14, 25, 30, 208, 253
予防	30
性行為感染症	126
青少年危険行動	218
成人病	4, 30
精神分裂病	240
性的虐待	221, 230
世界アンチ・ドーピング機構	50
世界禁煙デー	58
世界人権宣言	2
世界保健機構	2, 5
石綿肺	160
赤痢	97
摂食障害	220
節約遺伝子	208
セロトニン	239
善玉コレステロール	44
先天性風疹症候群	267
旋毛虫症	103

そ

躁うつ病	238
相関調査	59
双極性感情障害	239
双極性障害	238
造血幹細胞	196
総コレステロール	33
躁状態	238
象皮症	105, 112
即時型アレルギー	180

た

第一～三種感染症	262
ダイエット	42, 221
ダイオキシン	161, 188
大気汚染	157
大気汚染と健康	157
大気汚染物質の種類	157
胎児性アルコール・スペ	

クトラム障害	81
帯状疱疹	121
対人恐怖	235
大腸がん	18
大腸菌	138
対立遺伝子	201
多価不飽和脂肪酸	33, 34
脱法ハーブ	220, 230
たばこ	56
たばこと健康	6, 57
たばこの害	57
多発梗塞性認知症	247
炭化水素類	159
炭素酸化物	159
たんぱく質	29

ち

チェルノブイリ原発事故	166
遅延型アレルギー	181
地球温暖化	150, 186
影響	187
原因	186
地球温暖化と健康	186, 190
地球サミット	158, 186
チクングニア熱	154
窒素酸化物	159
児童虐待	230
中心静脈栄養療法	223
中東呼吸器症候群	152
中毒性表皮壊死症	185
腸炎ビブリオ	98, 137
腸炎ビブリオによる食中毒	137
腸管出血性大腸菌	139, 268
腸管出血性大腸菌感染症	140
腸管病原性大腸菌	139
長寿遺伝子	209
長寿と高齢化	17
腸チフス	98
直接監視下短期治療	120

つ

つつが虫病	112

て

定期健康診断	88, 256, 271
低比重リポタンパク	34
低用量ピル	129
適正飲酒量	81
テクノストレス眼症	87
デザイナーベビー	199
テロメア	209
テロメラーゼ	209
デング出血熱	109, 191
デング熱	109, 191
電子たばこ	57
電磁波	180

と

東京電力福島原発事故	193, 269
統合失調症	223, 232
同時多発テロ事件	224
糖質	29
糖尿病	48, 195, 206
運動療法	48
動脈硬化	33
動物媒介性疾患	191
ドーピング	50
ドーピングと健康	50
毒素型食中毒	137
特定健診	14
ドコサヘキサエン酸	34
突然死	54, 272
原因疾患	54
ドメスティック・バイオレンス	231
ドラッグ	66, 216, 228
トランス脂肪酸	34, 36
鳥インフルエンザ	95, 150
鳥インフルエンザ・ウイルス	150
トリパノソーマ症	111

な

内科的スポーツ障害	49
内臓脂肪症候群	14
南米出血熱	95

に

新潟水俣病	194
2型糖尿病	48
2類感染症	95
ニコチン	68
ニコチン置換療法	72
二酸化硫黄	158
二酸化窒素	159
西ナイル・ウイルス感染症	277
西ナイル・ウイルス熱・脳炎	149
日本住血吸虫症	104
乳がん	19
乳児死亡率	19
乳幼児下痢症	141, 148
乳幼児突然死症候群	54
認知症	204, 244
診断基準	245
妊婦の喫煙	68

ね

寝たきり老人	278
熱帯熱マラリア	106

の

脳血管疾患	18
脳血管性認知症	244, 246
脳梗塞	34, 54, 247
乗り物恐怖	235
ノロウイルス	147, 255
ノロウイルス感染症	147

は

パーキンソン症候群	249
パーソナリティ障害	233
診断基準	234

肺炎	18
バイオテロリズム	95
バイオマス	193
肺がん	18
肺吸虫症	103
肺ジストマ症	103
梅毒	126
白衣高血圧	86
白血病	121, 162
パニック障害	236
診断基準	236
パラチフス	98
パリ協定	155
バンクロフト糸状虫症	112
阪神・淡路大震災	224, 272
ハンタウイルス肺症候群	110
ハンチントン病	199

ひ

ピーターパン・シンドローム	226
非確率的影響	170
ビタミン欠乏症	42
ヒトゲノム	196, 204
ヒト免疫不全ウイルス	6, 115
被曝線量	163, 171
肥満	48, 275
運動療法	48
肥満傾向児	276
肥満児	255, 275
肥満症	206
百日咳	262
病原性大腸菌	138, 142
食中毒	138
標準体重	44
日和見感染	122
ピル	127
広場恐怖	235
ピロリ菌	144, 197

ふ

フィラリア	105, 112
風疹	262, 267
プール熱	262, 268
ブドウ球菌による食中毒	138
不登校	213
不登校児	213, 253
不法薬物	216, 227
浮遊物質	158
浮遊粒子状物質	157
フラミンガム研究	70
フランスの逆説	78
プリオン病	129
不慮の事故	65, 218, 250
分析疫学	60

へ

平均寿命	11
閉塞性血栓血管炎	70
米飯給食	273
ペスト	93
ペット病	136
ヘリコバクター・ピロリ感染症	144
ベルゴニー・トリボンドの法則	175
ヘロイン	217
ベロ毒素	141

ほ

放射線障害	162
分類	169
歴史	164
放射線の人体への影響	161
放射線被曝	173
放射線被曝と妊娠	177
放射免疫測定法	207
飽和脂肪酸	33, 78
保健事業	256
保健体育	274
保健大憲章	2

日本語索引　289

勃起機能障害　86
ポリフェノール　78

ま
マールブルグ病　95
麻疹　259, 262
マラリア　8, 94, 105, 106
マリファナ　217
慢性閉塞性肺疾患　69
マンソン孤虫症　103
マンソン住血吸虫症　104

み
未婚率　23
水俣病　194

む
無月経　49, 221
無作為化制御比較試験　60
無酸素性作業閾値　46
むし歯　255, 261
無症候性脳血管障害　246

め
メタボ健診　14
メタボリックシンドロー
　ム　14
メッツ　45
メルドニウム　50
メンタルヘルス　213

も
燃えつき症候群　230, 237

モラトリアム　225
モントリオール議定書　155

や
薬剤アレルギー　185
薬物依存症　222
薬物乱用　117, 236
やせ症　220

ゆ
有酸素運動　46
ユニセフ　116, 219
輸入肝炎　100
輸入感染症　91, 125, 191

よ
溶血性尿毒症症候群　142
幼児・児童虐待　230
養生訓　28
幼線虫症　105
幼虫移行症　105
四日市喘息　194
予防医学　3, 4
予防接種　265
　種類と接種時期　266
予防接種法　95, 265
4類感染症　95, 106, 110

ら
ライフスタイルと健康　25
ラクナ梗塞　247, 249
ラッサ熱　114

り
リーシュマニア症　112
リケッチア　135
離婚　23
離婚件数　24
リストラ　250
離脱症候群　243
離脱発作　243
リポプロテインリパーゼ
　47
流行性耳下腺炎　262
緑黄色野菜　39
旅行者下痢症　97, 138

れ
レジオネラ　146
レジオネラ肺炎　146
レビー小体型認知症
　244, 249
レプチン　206
レプトスピラ症　135

ろ
老人医療費　12
老人性認知症　244, 249
老衰　18
ロタウイルス　148

わ
ワクチン　108, 265
ワクチン・ギャップ　265

外国語索引

A

A 型肝炎 100
AD (Alzheimer's disease) 204
AD (atopic dermatitis) 181
ADH (alcohol dehydrogenase) 76
ADI (国際アルツハイマー病協会) 244
AED (Automated External Defibrillator) 55
aerobic exercise 46
AIDS (acquired immunodeficiency syndrome) 6, 115
air pollution 157
alcohol dependency 242
alcoholic psychosis 242
ALDH (aldehyde dehydrogenase) 76
allergic rhinitis 184
amebiasis 125
AN (anorexia nervosa) 220
analytical epidemiology 60
ARC (AIDS related complex) 121
ARDS (acute respiratory distress syndrome) 152
asbestosis 160
ASD (acute stress disorder) 225
AT (anaerobic threshold) 46
ATL (Adult T-cell Leukemia) 121
Avian influenza virus 150

B

B 型肝炎 122
BA (bronchial asthma) 184
bipolar affective disorders 239
bipolar disorders 238
BLS (Basic Life Support) 55
BMT (Bone Marrow Transplantation) 165
BN (bulimia nervosa) 221
BSE (Bovine Spongiform Encephalopathy) 129
Burgada 症候群 55
burn out syndrome 230, 237

C

C 型肝炎 123
Campylobacter jejuni/coli 145
Case-Control Study 60
CDC (Centers for Disease Control) 65, 94, 107, 149, 218
Chagas disease 111
CHD (Coronary Heart Disease) 78
Chikungunya fever 154
CJD (Creutzfeldt-Jakob disease) 129
Clostridium difficile 148
CO 159
Cohort Study 60
COP3 155, 186
COP21 155, 186
COPD (chronic obstructive pulmonary disease) 69, 160
Correlation Study 60
creeping disease 102

D

D 型肝炎 124
Dash 食 43
dementia senile 244
dengue fever 109
depressive state 238
descriptive epidemiology 59
DHA (docosahexaenoic acid) 34
Dietary Approaches to Stop Hypertension 43
dissociative disorders 237
disturbance 49
DLB 249
DOTS (Directly Observed Treatment, Short Course) 120
drug allergy 185
DS86 163
DSM-IV-TR 220, 245
DV (domestic violence) 231

E

E 型肝炎 100
eating disorder 86, 220, 221
Ebola hemorrhagic fever 113
Ecstasy 228
ED (erectile dysfunction) 86
EHEC (Enterohemorrhagic E.Coli) 139, 143
emerging infectious

外国語索引 291

diseases 94
EPA (eicosapentaenoic acid) 34
EPEC (Enteropathogenetic Escherichia Coli) 139
ES 細胞 212, 278

F
FAD (Familial AD) 205
FAO (国連食糧農業機関) 180
FASD (fetal alcohol spectrum disorders) 81
FAT (female athlete triad) 49
FCTC (Framework Convention on Tobacco Control) 27
FD (functional dyspepsia) 84
FDA (米食品医薬品局) 7, 57, 66
food poisoning 137
Framingham Study 70
French paradox 78

G
Gateway Drug 216
genetic engineering 195
Guillain-Barré syndrome 145
GVHD (Graft versus host reaction) 166, 181
Gy (グレイ) 161

H
HAART (Highly Active AntiRetroviral Therapy) 118, 122
HBV (B 型肝炎ウイルス) 122
HCs (炭化水素類) 159

HDL (high density lipoprotein) 44
HDS-R 249
HFRS (renal syndrome with hemorrhagic fever) 110
HIV (human immunodeficiency virus) 6
HLA (Human Leukocyte Antigen) 165
H. pylori；Hp (Helicobacter pylori infection) 144
HPAI (High Pathogenic Avian Influenza) 150
HPS (Hantavirus pulmonary syndrome) 110
Huntington disease 199
HUS (hemolytic uremic syndrome) 139, 142
hyperventilation syndrome 86
hypochondriasis 237

I
IAEA (国際原子力機関) 167, 174, 180
IBS (irritable bowel syndrome) 83
ICD-10 18, 225
ICRP (International Commision of Radiological Protection) 174
identity 225
IDF (International Diabetes Federation) 7
IFN 療法 123
IOC (国際オリンピック

委員会) 50
IPCC (Intergovernmental Panel on Climate Change) 188, 191
iPS 細胞 196, 212
ISAAA 210
IVH (intravenous hyperalimentation) 223

L
larval nematodiasis 105
Lassa fever 114
LDL コレステロール 34
legionellosis 146
leishmaniasis 112
leptin 206
low density lipoprotein 34
LPL (Lipoprotein lipase) 47
LSD (lysergic acid diethylamide) 228

M
malaria 105
manic state 238
manic-depressive psychosis 238
maximal exercise 46
MDMA (3,4-methylenedioxymethamphetamine) 217
MERS (Middle East respiratory syndrome) 152
MERS コロナウイルス 152
Met (metabolic equivalent) 45
MIM (多国間マラリア・イニシアチブ) 9
mood disorders 237
MRI (磁気共鳴画像) 246

mSv（ミリシーベルト）
162, 171
multi-infarct dementia
247

N
NIDDM 208
NIH 9
NO 159
NO_2 159
non-stochastic effect 170
norovirus infection 147
Nox 159
NSAIDs（non-steroidal
anti-inflammatory
drugs） 185

O
O-157 141
OECD 172, 216
overuse syndrome 49

P
panic disorders 236
PCR 法 123, 197
personality disorder 233
PET 172
PHC（Primary Health
Care） 9
phobic anxiety disorders
235
pill 127
PM（Particulate Matter）
158
PM2.5 158
psychosomatic disease
88
PTSD（Post Traumatic
Stress Disorders） 224
PUFA（polyunsaturated
fatty acid） 34

Q
QT 延長症候群 55

R
R（レントゲン） 162
rabies 136
RCT（Randomized
Controlled Trial） 60
reemerging infectious
diseases 94
RIA（radioimmunoassay）
207
rotavirus infection 148

S
SAD（social anxiety
disorder） 235
SARS（severe acute
respiratory syndrome）
151
schizophrenia 240
scrub typhus 112
SFTS（severe fever with
thrombocytopenia
syndrome） 153
SIDS（Sudden Infant
Death Syndrome） 54
silicosis 160
SJS（Stevens-Johnson
症候群） 185
SO_2 158
SO_3 158
SPF（Sun Protection
Factor） 156
SPM（Suspended
Particulate Matter） 157
STD（sexually transmit-
ted diseases） 122, 126
stochastic effect 170
stress 82
student apathy 225
suicide 250

Sv 161

T
TEN（toxic epidermal
necrolysis） 185
traveler's diarrhea 97
trypanosomiasis 111
tuberculosis 130

U
UNAIDS（国連合同エイ
ズ計画） 6, 116, 219
UNEP（国連環境計画）
187
UNICEF（国連児童基金） 8
Universal Declaration of
Human Rights 2

V
$V \cdot O_2$ 45
$V \cdot O_2$ max 46
vascular dementia 246
VDT（visual display
terminal） 87

W
WADA（World Anti-
Doping Agency） 50
Wernicke-Korsakoff
syndrome 244
WHO（World Health
Organization） 2, 5, 266
withdrawal seizure 243
Wuchereria bancrofti 112

X
X-SCID（X-linked
severe combined
immunodeficiency） 196

Y
yellow fever 108

外国語索引

YRBSS (Youth Risk
  Behavior Survey
  System)　　65, 127, 218

Z

Zika virus disease　　153
zoonosis　　135

著者略歴：

昭和 35 年 3 月　京都大学医学部医学科卒業　同 36 年 4 月　京都大学医学部付属病院において実地修練後，京都大学医学部内科学教室入局

昭和 36 年 5 月　第 30 回医師国家試験合格，6 月 20 日医師免許証取得

昭和 37 年 4 月　京都大学大学院医学研究科博士課程入学，43 年 11 月 25 日京都大学大学院医学研究科博士号授与

昭和 43 年 7 月～45 年 7 月　米国ウイスコンシン大学内科（血液学教室）留学

昭和 45 年 10 月　京都大学助手

昭和 54 年 6 月　京都大学講師

昭和 61 年 5 月　京都大学医学部助教授・京都大学保健診療所長

平成 4 年 4 月　京都大学保健管理センター教授・所長

平成 11 年 3 月 31 日　京都大学保健管理センター教授停年退官

平成 11 年 4 月 1 日　ラクト健診センター所長

平成 17 年 4 月 1 日　医仁会武田総合病院健康管理センター所長

平成 28 年 3 月 31 日　同退職

平成 28 年 4 月 1 日　公益財団法人京都健康管理研究会中央診療所・臨床研究センター勤務，現在に至る

主要著書：

1．胃切除後（消化器疾患）貧血．病態血液学．脇坂行一監修，内野治人，刈米重夫編集，南江堂，東京・京都，1977

2．ビタミン B_{12} の生理作用，ビタミン B_{12} 欠乏症と代謝異常．ビタミン学 [II] 水溶性ビタミン．日本ビタミン学会編，東京化学同人，東京，1980

3．消化器疾患の病態生理：消化管．肝臓および胆道．膵臓，代謝疾患の病態生理：糖尿病．高脂血症．痛風．チアミン欠乏症．病態生理よりみた内科学（第 1 ～ 3 版）内野治人編，金芳堂，京都，1981～1991

4．ビタミンと貧血．栄養性貧血．清水盈行編，第一出版 KK，東京，1982

5．巨赤芽球性貧血．内科学（第四版），上田英雄，武内重五郎 総編著，朝倉書店，東京，1987

6．貧血．病気と食事療法．日本薬剤師会編，薬事日報社，東京，1988

7．膵の生化学診断．最新内科学大系，第 53 巻，膵疾患 1，膵炎．山村雄一，吉利和監修，中山書店，東京，1992

8．患者指導のための病気と栄養（第 1 版）血液疾患と栄養，糸川嘉則，松倉茂，清野裕編著，南山堂，東京，1995

9．a）貧血．今日の診療のために　ガイドライン，日経メディカル開発，東京，2003 年

　　b）栄養機能食品 今日の診療のために　ガイドライン，日経メディカル開発，東京，2007 年

　　c）栄養療法―食事指導を中心に―　今日の診療のために　ガイドライン，日経メディカル開発，東京，2008 年

10. Vitamin B_{12} Absorption Studies with Plastic Whole Body Counter in Patients with Gastroenterological Operation. "Vitamin B_{12}" ed. by B. Zagalak and W. Friedrich, Walter de Gruyter, Berlin, 1979, P.945-948.

11．ノーベル賞と医学の進歩・発展　ビタミン B_{12} の発見と臨床，最新医学 69（1）2014

12．悪性貧血　血液疾患診療ハンドブック（改訂 3 版），医薬ジャーナル，吉田彌太郎編，大阪・東京，2015 年

その他　多数

これからの健康科学　第5版

1998 年 4 月 20 日	第 1 版第 1 刷
2001 年 4 月 10 日	第 1 版第 2 刷
2003 年 2 月 5 日	第 2 版第 1 刷
2005 年 9 月 20 日	第 2 版第 2 刷
2007 年 9 月 10 日	第 3 版第 1 刷
2012 年 3 月 20 日	第 3 版第 2 刷
2013 年 1 月 31 日	第 4 版第 1 刷
2016 年 5 月 25 日	第 4 版第 2 刷
2018 年 2 月 20 日	第 5 版第 1 刷 ©

著　者　森下玲児　MORISHITA, Reiji

発行者　宇山閑文

発行所　株式会社金芳堂

　　　　〒606-8425 京都市左京区鹿ヶ谷西寺ノ前町 34 番地

　　　　振替　01030-1-15605

　　　　電話　075-751-1111(代)

　　　　http://www.kinpodo-pub.co.jp/

印　刷　創栄図書印刷株式会社

製　本　有限会社清水製本所

落丁・乱丁本は直接小社へお送りください. お取替え致します.

Printed in Japan
ISBN978-4-7653-1747-4

JCOPY ＜(社)出版者著作権管理機構 委託出版物＞

本書の無断複写は著作権法上での例外を除き禁じられています. 複写される場合は, そのつど事前に, (社)出版者著作権管理機構(電話 03-3513-6969, FAX 03-3513-6979, e-mail: info@jcopy.or.jp)の許諾を得てください.

●本書のコピー, スキャン, デジタル化等の無断複製は著作権法上での例外を除き禁じられています. 本書を代行業者等の第三者に依頼してスキャンやデジタル化することは, たとえ個人や家庭内の利用でも著作権法違反です.